リハビリテーションの歩み

その源流とこれから

上田 敏

日本障害者リハビリテーション協会顧問

医学書院

序にかえて

日本リハビリテーション医学会が生まれた決定的瞬間
１９６３年４月　阪大講堂で何が起こったか

本書の発行から50年前の１９６３（昭和38）年４月２日、大阪での第16回日本医学会総会のさなかのこと。当時大阪市中之島にあった大阪大学（阪大）医学部講堂で、日本整形外科学会（日整会）の主導による「リハビリテーション学会」の設立発起人会が、水町四郎氏（関東労災病院院長、前 横浜市大教授）の司会で開かれていた。日整会の「リハビリテーション委員会」の委員長であり、この学会設立計画を推進してきた水野祥太郎氏（阪大教授）は、医学会総会の委員として多忙で、欠席されていた。

私は当時31歳。東京大学（東大）沖中内科に籍を置きつつ、数年前から高齢者のリハビリテーションに取り組んでいた。その日は傍聴者として、階段教室の上のほうで、服部一郎先生（九州労災病院内科部長兼リハビリテーション・センター部長）とともに、手に汗を握って成り行きを見守っていた。リハビリテーションとは総合的なものであるべきで、整形外科はもちろんだが、それだけではなく、内科、神経内科、小児科、耳鼻科（言語障害）、精神科（臨床心理を含む）など、広い範囲の総力を集めた、まさに総合的なリハビリテーションの学会を作りたいと念願し、そのためのささやかな努力を進めてきていたところだったからである。

短い議論のあとに、満場一致でほぼ整形外科単独の「リハビリテーション学会」の設立が決議され、水町座長が「これをもってリハビリテーション学会の設立が決定されました」と宣言した。

その瞬間、私はシンシンと地の底に引き入れられていくような、奇妙に身体化した絶望感にとらわれたのを鮮明に記憶している。「とうとう来るべきものが来てしまった」（怖れていた最悪の事態が現実化してしまった）という思い、「これまで自分がしてきたことは全部無駄だったのか」という思いが一気に押し寄せてきたのである。

ところが意外なことに次の瞬間、一つの質問をきっかけに、その決定がくつがえされ、急転直下、整形外科と内科その他の科が手を組んで、共同で「日本リハビリテーション医学会」の結成に向かうことになったのである……。

本書では、このエピソードに象徴されるような、わが国に「リハビリテーション医学」という新しい医学が50年前に誕生する前後の入り組んだ事情、１００年前にまでさかのぼっての、世界的な視野を含めたその歴史的背景、そしてその後の今日に至る50年間の歩みを概観してみたい。これからのリハビリテーション医学を担う人々に歴史を知っていただき、今後のさらなる発展に向けて役立てていただく、「温故知新」（古きをたずねて新しきを知る）を願ってのことである。

公的な歴史の中に適宜「自分史」や、時には「秘話」も披露しつつ書いた。

なおここで、本書の読み方について一言したい。それは、「リハビリテーションとは何か」という、本来はいちばん大事なことを、構成の関係で最後の6章で論じるようにしたことである。本書を読まれるような方にとっては「リハビリテーションとは何か」ということは考えるまでもない自明のことかもしれない。しかし現実には、「リハビリテーション」の理念と実際についてはさまざまな理解の仕方があるのであり、本書の大きな目的の一つは、歴史を振り返ることを通じてその理解を深めていただくことにある。

それは例えば、「『リハビリテーション』とは『総合リハビリテーション』であり、『リハビリテーション医学』はその一部をなす」ということであり、「リハビリテーションの目的はクライエント（患者・障害者・利用者）の、可能なかぎり最も高い『参加』（ＩＣＦ概念）を実現することである」ということでもある。

このように本書にとって6章は重要なので、まず6章を先に読んでから、それを念頭に置きつつ1章以下の「リハビリテーションの歩み」をたどるという読み方もよいと思われる。

いずれにせよ、日本と世界の、リハビリテーションの「源流」をたどりつつ、その「これから」を考える旅にようこそ！　ご一緒に50年前、１００年前からの「歩み」をたどりつつ、常に「これから」を念頭において考えるという旅に出ましょう。

目次

〈章扉写真〉

【2章】

•「晩年の高木憲次氏」
社会福祉法人日本肢体不自由協会編『高木憲次─人と業績』（社会福祉法人日本肢体不自由協会発行 １９６７年）より

•「昭和18年臨時東京第三陸軍病院建物配置図」
独立行政法人国立病院機構相模原病院提供

【4章】

•「服部一郎氏（１９８９年）」
産業医科大学リハビリテーション医学 和田 太・他編「九州におけるリハビリテーションの歩み」（第49回日本リハビリテーション医学会学術集会会長 蜂須賀研二発行 ２０１２年）より

装丁 糟谷一穂

第1章

現代的リハビリテーション医学が生まれた年

50年前の日本

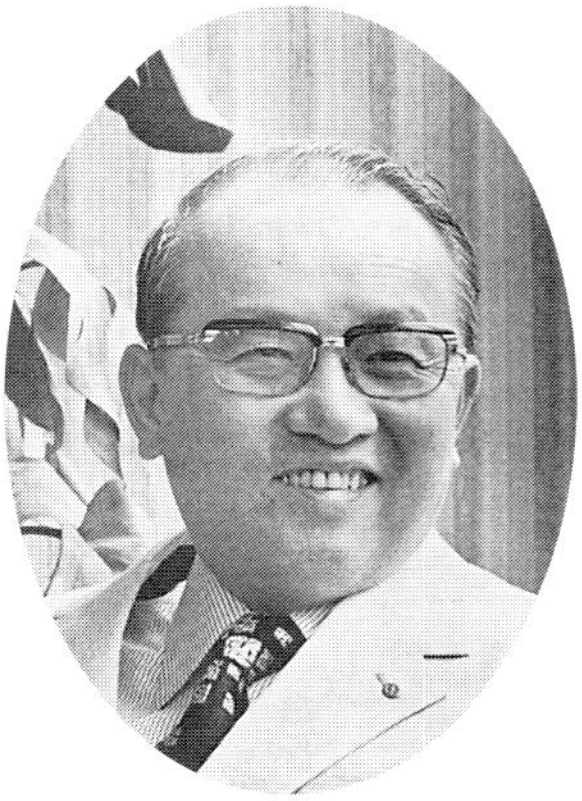

水野祥太郎氏（1974年）

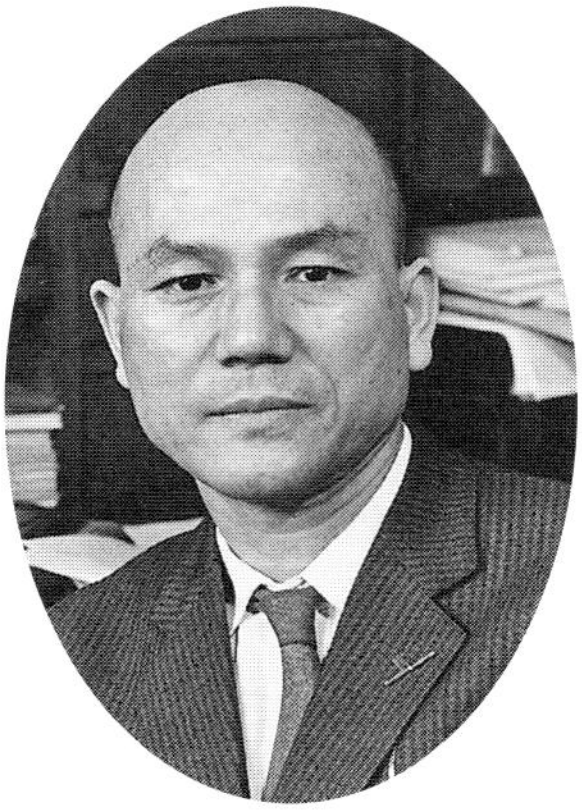

冲中重雄氏（1961年）

２０１３（平成25）年に、リハビリテーション医学の「臨床・教育・研究」の三大部門が、期せずして同時に50周年を迎える。

50年前の１９６３（昭和38）年は、日本のリハビリテーション医学の生誕の年ともいうべき、「記念すべき年」であった。この年にリハビリテーション医学の（医学全般に共通することだが）「三位一体」を形作る「臨床・教育・研究」のそれぞれの面で、次の三つの決定的なことが起こったのである。

①日本リハビリテーション医学会の創立（９月29日）〈研究発表と医師の教育〉

②日本初の理学療法士・作業療法士学校の開校（国立療養所東京病院附属リハビリテーション学院、５月１日）〈リハビリテーション専門職の教育〉

③大学病院におけるリハビリテーション診療部門の開設（東京大学医学部附属病院リハビリテーション部、７月１日）〈大学病院における臨床〉

第二次世界大戦の敗戦（１９４５年）から18年しか経っておらず、新幹線も高速道路もなく「豊かさ」など実感できなかった時代に、今から思えばよくやったものである。

幸いなことに、私はこの三つすべてに直接関係していた。以下に、それぞれの経過を振り返ってみたい。

日本リハビリテーション医学会創立まで――

二つの流れが融合して

リハビリテーションの学会設立の動きは、実は二つのものが同時に並行していた。

一つは日本整形外科学会の「リハビリテーション委員会」（委員長　水野祥太郎　注1）が推進してきた計画で、それまでも整形外科学会総会に並行して、研究会方式で開催されてきた「リハビリテーション懇談会」（通称。正式名称は「療育更生医療懇談会」）を母体に、それを発展させて学会としようというものであった。発起人などからみると、全く整形外科だけのものではなく、一応内科の人なども含まれていたが、圧倒的に整形外科主導の感が拭えなかった。これが「序にかえて」で述べた、１９６３年４月２日にいったん設立が議決されたものである。

もう一つの動きは、次に述べる「内科系リハビリテーション懇談会」である。

この二つを比較すると、あきらかに整形外科側が先行しており、内科系側ははるか遅れてそのあとを追っている状況であった。

第２章に詳しく述べるように、当時は疾患像・障害像の大きな転換期であった。寿命の延長、高齢化によってさまざまな慢性疾患が増え、同時に抗生物質をはじめとする治療技術が進歩して、死亡が激減した。こうして、生命は救われたが脳卒中ならば片麻痺や言語障害、心疾患ならば心機能の低下が残り、障害とともに生きていかなければならない患者さんたちが急激に増えてきた時期であった。これらの疾患の多くは内科の担当であったため、私自身を含め、多くの内科医がリハビリテーションの必要性を痛感し、学び、手をつけはじめていた。そのなかで、私や服部先生を含め多くの人がリハビリテーションとは総合的なものであることに気づき、整形外科だけではなく、内科、神経内科、小児科、耳鼻科、精神科など広い範囲の専門家を集めた総合的な学会を作りたいと考えるようになっていた。

しかし、昭和初期からの「肢体不自由児療育」や戦争中の戦傷兵に対するリハビリテーションの長い歴史をもつ整形外科には、学問的な知識の集積の面でも、技術レベルの面でも、従事者の数の面でも大きな差があることは否めなかった。

このような二つの流れが、対立に至ることなく、大同団結し融合して、一つの「日本リハビリテーション医学会」の創立に至ることができたのは、実に幸いなことであった。

◎内科系リハビリテーション懇談会

「内科系リハビリテーション懇談会」は、前年からの準備の末に、4月4日に大阪で第1回の集まりを行うことが決まっていた。その発起人は、大島良雄（東大物療内科教授 注2）、冲中重雄（東大第三内科教授 注3）、勝木司馬之助（九大教授）、木村 登（久留米大学教授）、砂原茂一（国立療養所東京病院院長 注4）、服部一郎（注5）の六氏であった。

開催についてのご案内

これを準備したのは服部先生と私であり、私が事務局を担当した。私が起草し、沖中先生の校閲、他の発起人のご賛同を経て決定した趣意書である「内科系リハビリテーション懇談会（仮称）開催についての御案内」は次のようなものであった。

「前略　ようやく春の訪れの近さを感じさせる季節となりましたが、先生には御健勝のこととお慶び申しあげます。

さて、近年内科領域においてもリハビリテーションへの関心が次第に高まってきております。失われた機能の回復と残された機能の最大限の発揮を通して、あるいは慢性疾患の適切な管理によって、患者を意義ある社会人として復帰させるというリハビリテーションの理念そのものは医学の歴史とともに古いものでありますが、それが明確な目標として追求されるに至ったのは比較的近年のことであります。わが国においても整形外科学の分野ではすでに大きな進展がみられているにもかかわらず、他の領域での発展にはなお不十分なものがあったかに思います。しかし近年の慢性疾患の増加、また老人病ないし成人病対策の重要性が広く認識されるにつれ、内科その他の分野でもリハビリテーションの必要性が痛感されるに至りました。また厚生行政の立場からも大きな課題として取り上げられはじめております。

このようなとき、従来それぞれの分野でリハビリテーションに取り組んで来られた方々の間に緊密な連絡と協力の態勢を確立し、力を合わせてこの課題に対処することが必要ではないかと考えます。

そのため差し当たり私どもが発起人となって、今春の医学会総会の機会に懇談会を開催し、今後の連絡の方法、知識・経験の交流、その他の問題につきご相談をお願いしたいと思います。なお狭い意味の内科に限らず、小児科、精神医学、耳鼻科（言語療法）その他関連深い分野の方にもお集まり願いたいと考えております。

将来、整形外科領域との協力・提携は当然必要と考えますが、今回は一応内科系内部での連絡強化を目的として集まり、今後のことはその席でご相談したいと思います。

以上の趣旨をおくみとりの上、是非先生のご参加をお願い申し上げます。」

開催までと当日

この趣意書にもあるように、「内科系」とは狭い意味の内科に限らず、「小児科、精神医学、耳鼻科（言語療法）その他関連深い分野」を広く含めたものであった。また当時「神経内科」はまだ独立しておらず、内科の一部であったので名をあげていないが、当然含まれていた。また「将来整形外科領域との協力・提携は当然必要と考えます」と書いたように、いずれは整形外科と一緒に学会を作ることを願っており、けっして自分たちだけで学会を作ろうとは考えていなかった。

この「ご案内」を、できるだけ広い範囲にお送りした。広義の「内科系」だけでなく、「ご参考までに」として、整形外科系のリハビリテーション関係の主だった方々にもお送りした。整形外科中心のリハビリテーション学会の計画のうわさも伝わってきていたので、中心人物である大阪大学の水野祥太郎教授には特に丁重な手紙とともにお送りした。

水野先生からは、日本医学会総会準備のお忙しいなかを、「二つ別個にやる必要はないと考えます」という趣旨の短いお返事をいただいた。それには丁重に「お忙しい中をお手紙有難うございました。ご意見は発起人にお伝えします」とお返事したものの、内心では「これは、『そちらはやめろ』という意味か、『一緒にやろう』という意味か?」とはなはだ不安であった。

このような状況で臨んだ4月2日の整形外科側の発起人会であったから、「序にかえて」に述べたような私の緊張感もご理解いただけるであろう。

4月4日の大阪での内科系懇談会は砂原先生の司会で行われ、１５０人近くの参会者を得て盛会であった。冲中先生をはじめとする発起人がこもごもリハビリテーションの重要性を語り、参会者からも活発な発言が相次いだ。整形外科学会側からも多田富士夫氏(東京都小平市 緑成会整育園園長)がオブザーバーとして出席され、協力して日本リハビリテーション医学会を設立することが合意された。その2日前の、ほぼ整形外科側単独の「リハビリテーション学会」設立宣言とは大きな違いであった。

2日前にいったい何が起こったのか。それをお話する前に整形外科学会側の動きをみておこう。

◎整形外科側の学会構想

図書館で日本整形外科学会誌のバックナンバーを繰って、毎年掲載されている「日本整形外科学会総会評議員会議事録」をみていくと、整形外科主導の学会創立に至る「底流」がみえてきて興味深い。特に水野先生は「リハビリテーション委員会」委員長として毎年委員会報告をなさるので、それを追っていくことで、当時の整形外科側のものの見方、考え方、感じ方までよくわかり、非常に面白い。

「リハビリテーション委員会」と「リハビリテーション懇談会」

それによると、整形外科学会の「リハビリテーション委員会」は、１９５９年に水野先生が日整会会長に就任された年に先生の発意で創設されたものである。委員長は最初から水野先生で（その後１９６８年に土屋弘吉横浜市大教授に交代）、リハビリテーション技術者養成、その身分制度の確立、更生医療・育成医療指定医の指定基準、リハビリテーション施設・設備の基準策定などが大きな検討テーマであり、東京オリンピック後のパラリンピック（１９６４年）開催についても早くも１９６１年から話題となっている。

リハビリテーション学会設立の話が評議員会議事録に出てくるのは、前年の１９６２（昭和37）年の第35回日整会総会評議員会で、多田富士夫氏が「療育更生医療懇談会の席上で、この懇談会を発展させて学会という形にもっていきたいという意見が出ました」（おそらく水野先生からであろう）と述べ、「必ずしも容易ではないと思いますが、とりあえず発起人の方々に集まっていただいて検討してみたいと思います」と報告されたのが初めてである。

それが１９６３年３月31日の、第36回日整会総会評議員会での水野委員長の報告のなかの、「リハビリテーション懇談会（療育更生医療懇談会の通称　筆者注）が学会として（に発展して　筆者注）明後日に発足する予定である」という言葉につながることになる。１年かけて準備されたわけである。

私の整形外科学会「見学」

実は、私は当時の整形外科学会を傍聴に行ったことがある。それは３年前の１９６０（昭和35）年４月、リハビリテーションに興味をもって勉強しはじめて一年余り、実際の診療に着手するのを３か月後に控えた時点のことであった。その年の整形外科学会はちょうど水野先生（当時は大阪市立大学医学部教授）が会長で大阪で開かれた。幸い同時期に大阪で内科学会と循環器学会があったので、後者への発表を兼ねて行くことができた。大阪では自分の発表をすませるともっぱら整形外科学会を傍聴し、水野会長が情熱を込めて「リハビリテーション」をテーマとして企画した学会の会長講演やシンポジウムなどに聞き入った。

並行して開かれていた「療育更生医療懇談会」にも出席した。学会と懇談会の二つを聞いて、やはり、整形外科の分野ではリハビリテーションが盛んに行われていることがわかった。その一方で、それでも内科や神経内科やその他の関連領域ではまだまだやるべきことがあるということもわかった。この経験も、その後私が総合的なリハビリテーションの学会が必要だと考えるようになる一つのきっかけとなった。

整形リハビリテーション学会発起人会で起こったこと

１９６３年４月２日、「序にかえて」で述べた、整形外科中心の「リハビリテーション学会」の創立宣言を聞いて、私が絶望感にとらわれた瞬間の直後に起こったのは、次のようなことであった。

座長の「学会の設立が決定されました」という宣言ののち、一息おいたところで発起人の一人から手があがり、「内科のほうでも学会設立の動きがあるそうですが、それとの関係はどうなんでしょうか」という質問があったのである。

すると座長は、まるでそれを待っていたかのように、「その点については、今日ちょうどこの会場に九州労災の服部先生がおみえになっておられますから、お話をうかがいたいと思います」といって、服部先生を指名したのである。服部先生は立ち上がって、「内科系リハビリテーション懇談会」の趣旨や発起人メンバーなどを説明し、「できることなら整形外科と内科系が手を結んでやっていきたい」という趣旨のことを述べられた。

すると雰囲気が一変し、「それがいい」「そうしよう」という発言が相次ぎ、あれよあれよという間に先ほどの決議は破棄され、整形外科側と内科系側とが一致協力して、学会設立に向かうことが決議されたのである。まるで狐につままれたような気持ちであったが、それまでの絶望感は吹き飛び、大きな喜びと達成感につつまれたのはいうまでもない。

今にして思えば、水野先生の英断で、「二つの流れを一緒にする」という大方針はすでに決まっていたのであり、おそらく何らかのルートで服部先生にも伝えられていたのだと考えられる。それを知らない私だけが真剣に一喜一憂していたのであった。

実は改めて記録をみると、前述の１９６３年の第36回日整会総会評議員会での水野委員長の報告では、さきほど引用した部分に続いて、「ところが軌を一にしまして内科方面で内科系リハビリテーション懇談会というものが４月４日に行われます。それは将来整形外科領域との協力提携をともにせんと考えているということでございまして、正にリハビリテーションの独立した学会が全日本的に設立されるという機運がここにも動いてきている（傍点筆者）」と述べておられる。すなわち内科側が「趣意書」（開催についての御案内）に述べていた「将来整形外科領域との協力・提携は当然必要と考えます」という意向が確実に伝わり、受け入れられていたのであった。

学会発足の実務的な準備

このように、二つの会で基本的な合意が確認されたのちに必要なのは、実務的な打ち合わせだけであった。整形外科側、内科系側それぞれ三名の打ち合わせ委員が選ばれ、東京（上野公園内精養軒）で何回か会って会則や人事を詰めていった。整形外科側には小池文英《ふみひで》先生（整肢療護園園長 注6）、多田富士夫先生がおられた。内科系側には服部先生、芳賀敏彦先生（清瀬リハビリテーション学院学院長補佐）がおられ、私も若輩ながらその一人であった。新幹線もなく、国内航空も未発達な時代であったから、服部先生ははるばる九州小倉（現 北九州市）から、おそらく夜行列車を乗り継いで来てくださったのだと思われる。打ち合わせはスムーズに進み、波乱もなく創立総会を迎えることができた。ただ、最後の段階で、服部先生が理事を辞退され、評議員にとどまることになったのは残念であった。

なお、この準備の過程で重要な変化があった。それは新学会名が、それまで整形外科・内科系のどち ら側でも単に「リハビリテーション学会」とだけいっていたのが、「日本リハビリテーション医学会」となったことである。「日本」がつくのは当然として、「リハビリテーション」か「リハビリテーション医学」か、このたった2字が大きな違いなのである。当時すでにラスク（⬇122頁）の教科書の“Rehabilitation Medicine”は日本にも知られていたし、「リハビリテーション」とは職業・教育・社会などの分野を含む総合的なものであり（➡２７６頁）、われわれはその医学的な分野を担当するのだということが関係者全員に理解された結果であった。

◎日本リハビリテーション医学会創立総会

このような経過を経て、１９６３年９月29日、当時東京文京区本郷の東大赤門脇の構内にあった学士会分館（通称 赤門学士会館。２０１０年閉館）で「日本リハビリテーション医学会」創立総会が開かれた。

これは、総合的なリハビリテーション医学の学会として、関係する医学の全科を含む１００人の発起人（内世話人12人）が呼びかけたもので、64名が出席して行われた。会は学会創立を決議し、会則を決定し、水野祥太郎氏を初代会長に選出した。他の役員は、監事２名（相沢豊三、天児民和）、常任理事２名（小林太刀夫、小池文英）、理事７名（大島良雄、冲中重雄、勝木司馬之助、砂原茂一、多田富士夫、稗田正虎、水町四郎）、幹事５名（津山直一、松本 淳、佐々木智也、石川 中、上田 敏）が決定された（以上のうち幹事を除く役員12名が世話人であった）。発起人１００人は全員評議員となった（幹事を除く役員全員を含む）。ちなみに役員のなかで、当時私は最年少であり、また現在では唯一の生き残りである。

評議員の専門別内訳は、整形外科33、内科・神経内科37、小児科５、精神科８、外科８、耳鼻科・言語療法５、眼科１、公衆衛生・行政３であった。

会員

学会の会員は通常の医学会とは多少異なり、医師に限られてはおらず、「医師並びに理事会で特に認められたもの」（会則第６条）であった。これはリハビリテーション医学には多職種が関与することを考慮したものであった。手続きとしては医師以外の入会希望者は「評議員２名の推薦を必要とする」（同第７条）と定められていた。内規としては「大学卒あるいはそれと同等以上の者」とされた。

１９６４年５月15日現在の会員数は４９４名、うち医師以外は10名であった。なお同年７月12日に大阪で行われた第１回総会（水野祥太郎会長）時の会員は５４８名（うち医師以外14名）、１９６５年４月10日の第２回総会（東京、大島良雄会長）時の会員は７６８名（うち医師以外21名）であった。

清瀬のリハビリテーション学院と理学療法士・作業療法士資格制度

1963年の5月1日には、日本の理学療法士・作業療法士の最初の教育機関として、清瀬の国立療養所東京病院附属リハビリテーション学院（以下、清瀬の学院）が、開校した。学院長は砂原茂一病院長であった。

どうして4月ではなく5月に開校したのか、なぜ一見リハビリテーションとあまり関係のなさそうな結核療養所に付設されたのか、という疑問は当時多くの人がもったと思われる。

整形外科側にとってもこれは大きな驚きだったようで、前述の同年3月31日の評議員会で、水野先生は「厚生省のほうでPT、OTの養成施設が予算化しまして設立されます。その置かれる場所は意外にも清瀬の結核療養所でございます。……（中略）……（厚生省の中での）所管が（これまで関係深い社会局、児童局ではなく）医務局療養所課であることもいささか意外でございます（かっこ内は筆者）」と述べておられる。

私がこのことを知ったのは同年2月半ばのことで、前節で述べた「内科系リハビリテーション懇談会」の準備に忙しかったころのことである。ある日、冲中先生に呼び出され「砂原さんのところで今度リハビリテーションの学校を始めるそうだから、懇談会の発起人に加わっていただくようお願いするように」とのお話があった。「どうして『結核の砂原』がリハビリテーションをやるのか？」と、狐につままれたような感じで砂原先生に電話をかけ、お約束して、２月17日の日曜日に、当時大泉学園におられた先生のお宅をお訪ねした。その様子は別の本〔上田 1987 年、2004 年〕に書いたので略すが、発起人の件はご快諾いただき、「学院のほうにも協力してくれ」と、頼みに行ったのが、逆に頼まれる始末であった。

実は「なぜ結核療養所にリハビリテーション学院を？」というのは、私を含め多くの人の大きな認識不足だったのだが、その点については第２章で述べることにしたい（⬇90頁）。

◎大村潤四郎と厚生省内「リハビリテーション研究会」

実はこの、わが国最初の理学療法士・作業療法士の学校は、一人の「役人らしからぬ役人」、「お役人よりは学者に向いた人」〔砂原 1977 年〕の理想と長年にわたる努力が実を結んだものであった。

その人物は大村潤四郎医師（注7）で、当時は厚生省医務局国立療養所課長（１９６１年から）であった。氏は１９５４年にＷＨＯ（世界保健機関）フェローとしてイギリスの社会保障制度・施設を視察したが、おそらくそのときに、リハビリテーションと理学療法士・作業療法士の必要性を痛感されたのだと思われる。

１９５７年、大村氏の提唱により、厚生省内に部局横断的な私的研究会である「リハビリテーション研究会」が設立され、氏はその座長となった。この研究会には多くの志をもつ人々が参加し、また育ったようである。

たとえば１９６３年に老人福祉法（昭和38年法律第１３３号）が成立し（２０１３年は老人福祉の50周年でもある）、それによって「特別養護老人ホーム」（特養）の制度が確立したときに、「ただ寝かせておくのではなく、特養でもリハビリテーションをして、能力を引き出すべきだ」と熱心に主張し、「リハキチ」とまでいわれた老人福祉専門官の森 幹郎氏も、この研究会のメンバーであったと思われる。氏は私のいた浴風会病院（東京杉並）にもよくこられて話しこみ、１９６６年には特養の実態調査のための研究費をとって、私も動員されて、ご一緒に名古屋、大阪に老人ホームの調査に行ったりしたものである。こういう熱心な方を生んだことも「リハ研究会」の成果の一つであったと思われる。

１９６１年の厚生白書はリハビリテーション技術者の養成の必要性に初めて触れ、１９６２年白書はさらに踏み込んで、「リハビリテーション対策を整備するにあたって、最も基本的なものは、専門技術者の確保である。医師、看護婦のほか機能訓練士、職能療法士、言語療法士、心理療法士、社会事業担当者などの専門技術者を確保し、リハビリテーション施設に配置することは、リハビリテーション施設運営のための必須条件である…（中略）…もっと根本的に専門技術者の養成訓練計画を検討しなければならない段階にきている」と述べている。ここにも「リハ研究会」の大きな影響をみてとれる。

そして決定的だったのは、１９６２年6月に、リハビリテーション研究会が、大村潤四郎代表の名で、厚生大臣宛ての、「医学的リハビリテーションに関する現状と対策」の中間報告書を出したことで

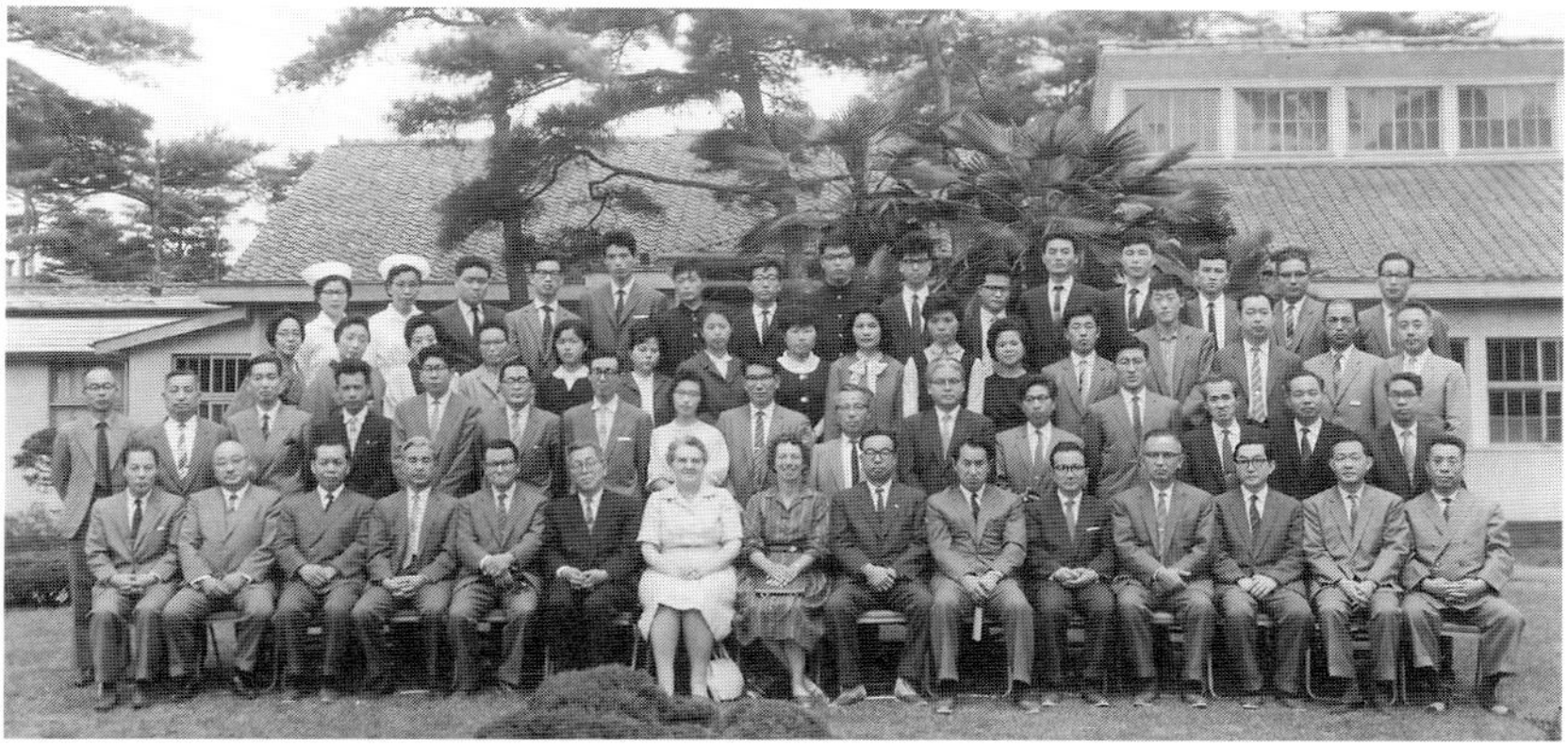

図 1-1　開校日の記念写真（1963 年 5 月 1 日）

ある。それは、機能療法士（理学療法士）・作業療法士の養成所各10か所、言語療法士養成所2か所を5年間に新設する計画を提案したものであった。そして大村氏は養成計画の第一着手として、機能療法士・作業療法士養成施設のための予算を大蔵省に対して請求する。彼の熱意と、経済成長期にあった財政基盤の支え、また当時の池田内閣の社会保障予算の増額方針によって、昭和38年度政府予算の中に4000万円という、そのころとしては多額の予算が承認された。大村氏は「一刻も早く」と考えたのであろう、急遽各種の準備が始まり、1963（昭和38）年4月に入学試験、5月1日の開学式・入学式という異例の発足となったのである。

◎開校の日――蘭学事始とともに

ここに5月1日開校の日の記念写真がある（**図1―1**）。砂原茂一院長・学院長以下の教職員、関係者、それにこの日入学した第一期学生が揃って、臨時の教室兼寮に転用された旧ボイラー棟の前で撮った写真である。意外なことに砂原先生は中央ではなく、前列中央の二人は外国人の女性であり、砂原先生はその向かって左脇におられる。ちなみに、砂原先生の左隣は小池文英先生、その左は島村喜久治副院長・副学院長（注8）、さらに一人おいて左（左端から二人目）は植村敏彦先生（2章参照➡93頁）である。この学院の生みの親である大村潤四郎療養所課長は前列右から六人目におられる。2列目で砂原先生の真後ろに立っているのは芳賀敏彦学院長補佐であり、一人おいてその右は下河辺征平氏（国立身体障害者更生指導所医務課（整形外科）、厚生省社会局技官兼務➡93頁）である。新入学の学生（ＰＴ学科14名、ＯＴ学科5名）は後方の2列にいる。なお、前列右から3番目にいるのが私である。総計62名にのぼるから、かなりの盛会であったし、この学校への大きな期待をうかがわせる。

　この記念撮影の前の開校式兼第一回入学式では、今でも思い出に残る印象深い出来事があった。あいさつに立った砂原学院長が、やおら上着のポケットから古ぼけた薄い岩波文庫を取り出して、あるページを開き読み上げたのである。それは「蘭学事始《らんがくことはじめ》」であり、先生はその有名な一節である「まことに櫓《ろ》舵《かじ》なき船の大海に乗り出《いだ》せんが如く、茫洋《ぼうよう》として寄るべきかたなく、ただあきれにあきれて居たるまでなり」を朗読されたのである。新しい分野に旅立ちする先駆者の不安と恍惚をたくみに表現した名文であり、それを適切に引用された砂原先生の学識もまた見事であった。

　写真に戻ると、中央の二人の女性は、駐日米軍病院の理学療法士・作業療法士で、今後非常勤講師、実習指導者などとして協力してもらうべく招待されたものである。なお、次の年からは理学療法士のコニーネ女史（注9）が、ＷＨＯコンサルタントの資格で学院の理学療法学科アドバイザーに就任した。

彼女は最初の卒業生が出るまで2年間在任し、厳しい教育で多大の貢献をされたが、この時点ではまだ学院との接点がなく出席していなかった。私が彼女と初めて会うのは、この年の10月に世界理学療法連盟事務局長のニールセン女史（M.J.Nielsen）が訪日し、その歓迎会が10月31日に文京区の椿山荘《ちんざんそう》で行われた際のことである。

◎教育内容——専門科目は英語で

この学院は3年制の各種学校であったが、大村潤四郎氏たちがＷＨＯ、ＷＣＰＴ（世界理学療法連盟）、ＷＦＯＴ（世界作業療法士連盟）などの国際機関・専門職団体と連携をとりつつ検討を重ねたものだけに、最初から世界水準に合致する教育をめざしていた。これらの連盟の基本姿勢は「理学療法士の教育は理学療法士の手で」「作業療法士の教育は作業療法士の手で」というもので、基礎・臨床医学は医師が教えてもよいが、理学療法・作業療法の専門科目と実習は理学療法士・作業療法士の手によることを最低基準として求めていた。このような教育を受けた人（あるいはその団体）でなければ国際的な連盟への加盟が認められなかったのである。

当時の日本には有資格者はほとんどいなかったため、窮余の策として、当時は首都圏にまだかなりあった米軍基地の病院に勤務したり、米軍将校の家族として駐留していた有資格者を、パートあるいはフルタイムで雇用し、足りない分は海外から招聘した（多くは米国人、一部英国人）。「病院長よりも高給らしい」という噂があったぐらいである。明治維新後の「おやとい外人教師」さながらであった。

実習も米軍病院（陸軍は座間、海軍は横須賀、空軍は立川）でそのスタッフによって、あるいは東京病院、東京大学病院〔後述のリハビリテーション部（の前身）〕などに有資格者の外国人を派遣するかたちで行った。

これは学生にとっては、授業も実習指導も、試験もレポートもすべて英語ということであり、これもまるで明治維新直後のような話であった。

ただ、1年目は英語・物理・化学・生物・基礎医学・臨床医学・心理学などが中心であったので、英語以外は日本人講師であった。しかしカリキュラム編成も手探りの面が強く、私も1年生の後学期から「臨床神経学」（神経内科学）を依頼されて、週1回（午前中半日）の講義を始めたが、まだ解剖学や生理学が終わっておらず、学生に基礎知識がないため講義を進めるのに困ったことを覚えている。なお、私はこの学院の講義をその後約20年間続けることになる。

ちなみに、この外人講師による実習指導について、津山直一氏（当時東大整形外科助教授 注10）は第38回日整会総会評議員会（１９６５年）で、「（東大などに）外人教師がついて行きまして英語で教育していきます。確かにそれをみておりますとアメリカ流の、必ず教えたことは覚えたかどうかを確認して、その日のうちに試験をして、覚えなかったらもう一度教えて、覚えてから次のステップに進むというような厳格な教育をやっております…」と高く評価しておられる。

◎身分法の制定まで

このような経緯で、裏づけとなる身分（資格）法がないままに発足した学校であったので、身分法の制定は緊急の課題であった。それが間に合わなければ、卒業しても何の資格もないという状態になりかねない。そのためこの節は、開校の時点で終わるのでなく、その後の経過、特に「理学療法士・作業療法士法」の制定に至る経過、そしてそれに基づく第一回国家試験までをフォローしておきたい。

各種調査会の動き

１９６３年３月、学院発足の直前であったが、「医療制度調査会」が「医学的リハビリテーションの専門技術者の資格制度をすみやかに創設する必要がある」旨の答申を出した。その際には、ＰＴには機能療法士または物理療法士、理学療法士、ＯＴには作業訓練士または職能療法士の名称が与えられていた。

学院発足後の同年６月２日に「ＰＴ・ＯＴ身分制度調査打合会」が発足した。日本語名が決まっていないまま、英略語での異例の名称であった。座長は砂原茂一、座長を除く委員は17名で、うち内科４名（相沢豊三、伊藤久次、大島良雄、服部一郎）、整形外科４名（岩原寅猪、小池文英、稗田正虎、三木威勇治）、精神科１名（江副 勉）、公衆衛生１名（勝沼晴雄）、医事法学１名（唄 孝一）、行政機関代表者６名（厚生省医務局長・社会局長・児童局長、文部省初等教育局長・大学学術局長、労働省労働基準局長）であった。

PT・OTの日本語名称決定まで

調査打合会の最初に直面した課題はPT、OTを日本語にどう訳すかであった。それまで整形外科学会では職名としてPTには機能療法師（士）、OTには職能療法師（士）の訳語を用いていたが、内科物理療法学（温泉医学など）ではPT（以下、分野名）に物理療法を、結核医療や精神医療ではPTには理学療法を、OTには作業療法を用いていた。結核のOTについては転換療法という名称もあった。その他に、これまであげた報告書や答申にあったような、機能訓練士、作業訓練士などの名称もあった。

同年12月初めに厚生省医事課はこの問題について、誕生したばかりの日本リハビリテーション医学会に諮問した。それはやはり成立したばかりの学術用語委員会（沖中重雄委員長）に付託された。委員会の構成は委員長を除き、整形外科４名（土屋弘吉、津山直一、稗田正虎、水野祥太郎）、内科３名（大島良雄、砂原茂一、服部一郎）、精神科1名（江副 勉）であった（担当幹事は私であった）。返答を急がれたため集まって議論する時間がなく、委員の意見を集計したものをもって答申に代えることとし、「PTについては理学療法士とするもの６名、機能療法士とするもの３名、OTについては作業療法士とするもの５名、職能療法士とするもの４名」という結果が12月16日に厚生省に答申された。調査会の同年12月17日の厚生大臣宛て答申はこれをも踏まえて、多数決で「PTは理学療法士、OTは作業療法士」とすることになった。

欠格条項・特例受験資格問題など

初め厚生省は第46通常国会（１９６３年１２月〜６４年６月）に「理学療法士・作業療法士法案」を提出・成立させ、１９６４年中に「理学療法士・作業療法士審議会」を発足させる予定であった。しかし、業務独占とするか名称独占にとどめるか、免許を与える範囲をどうするか（養成学校卒業者以外にも広げるか、広げるならどこまでか）、特に視覚障害者にも免許を認めるかどうか（最初の案は認めないことになっていた）が大きな政治問題になり、そのため法案提出は見送られた。

結局、「名称独占とし、一定範囲の経験者に特例受験資格を与える」「視覚障害・聴覚障害を欠格条項としない」などの変更を加えたうえで、1年遅れで、１９６５年２月26日の閣議決定によって、第48通常国会（１９６４年１２月〜６５年６月）に提出された。

国家試験の受験資格をどの範囲まで認めるかは大問題であった。当時は清瀬の学院だけでなく、少しずつ学校が作られはじめてはいたが、それらの学校の卒業生だけでは到底ニーズを満たしえないことは明白であった。また、これまでこの分野を支えてきた人々に資格を認め、ふさわしい処遇のもとに仕事を続けてもらう必要もあった。といって無制限に拡大すれば質の低下を招くことも目にみえている。結局法案では、最初の5年間に限って特例受験を認めることとなり、その受験資格として、「高校卒業以上の教育課程を経て、関連分野の医療機関で5年以上の実務経験をもち、所定の講習を受けたもの」とすることが定められた。

こうして、「理学療法士・作業療法士法」は、１９６５（昭和40）年４月28日に参議院を通過、５月31日に衆議院を通過して成立し、同年６月29日法律第１３７号として公布された。同時に「理学療法士・

作業療法士審議会令」が公布施行され、８月６日に第1回審議会が開かれた（会長は初め三木威勇治東大整形外科教授、その後同氏死去のため砂原茂一氏）。ここでは国家試験（筆記と実地）と養成施設指定基準などが審議された。

特例受験者のために、整肢療護園をはじめ全国各地で講習会が開かれ、またそのための教科書・参考書が緊急出版されるなど、関係者は非常に忙しい思いをした。私なども、教科書執筆や講習会講師で忙しいのに加えて、津山直一先生（当時は理学療法士・作業療法士国家試験委員長）のアイデアで、講習会での実技教育のために16ミリの「理学療法の基礎」の映画４巻を、岩波映画社の協力を得てきわめて短時日のうちに製作するなど、忙しいが充実した日々であった。試験委員としての試験問題作りの仕事もあり、何しろ最初のことなので、かなり緊張した。

一方、清瀬の学院は、第一回卒業生を出す直前の１９６５年12月22日にようやく養成施設第1号に指定され、やっと間に合う（卒業生が受験資格を得る）ような状況であった。

このように、通常みられるような「身分法が制定されたのちに養成校が開校する」のとは逆の順序になったことは興味深い。「役人らしからぬ役人」大村潤四郎氏のやむにやまれぬ「強行突破」作戦の成功だったのかもしれない。しかしこれが「時代の要請」に応えるものであったことも確かであった。

◎第一回理学療法士・作業療法士国家試験

最初の理学療法士・作業療法士国家試験は、１９６６年の2月20日に全国5か所で筆記試験があり、その合格者に対して3月26〜28の3日間に実地試験（東京・大阪）が行われた。当時は医師をはじめすべての医療職の国家試験に実地試験があった時代だったが、特に理学療法士・作業療法士では視覚障害者の受験が認められていたので、その人たちに不利にならないような工夫が要求され、かなり神経を使った。

それと実地試験を担当できる委員がまだ少なかったし、人が違うと結果に差が出るといけないということもあって、私を含む実地試験担当の委員は、東京で2日間の試験が終わるとその日のうちに大阪に移動し、次の朝から1日の試験を行うという、3日連続のハードスケジュールであった。すでに新幹線はできていたし、まだまだ若かった（34歳）のに、かなり疲れたことを覚えている。このような状況がその後数年は続いた。

この第一回試験で、理学療法士１８３名（受験者１２１７中）、作業療法士20名（受験者60中）が合格し、日本最初の資格を得た。清瀬の学院の卒業生は全員合格し（理学療法士14名、作業療法士5名）、残りは特例受験者であった。特例受験者の合格率は理学療法士で１４・０％、作業療法士で２７・３％で、特に理学療法士で非常に低かった。これが火種となって、5年後に第5章で述べる「特例受験資格延長問題」として問題が再燃することになる（➡221頁）。

東京大学病院リハビリテーション部

１９６３年７月１日に、わが国最初の、大学病院におけるリハビリテーション医学の診療施設がオープンした。東京大学医学部附属病院中央診療部運動療法室がこれである。これは３年後の１９６６年には作業療法室その他を加えて拡大し、中央診療部リハビリテーションセンターとなり、さらに４年後の１９７０年には独立してリハビリテーション部となる（現在はリハビリテーション科・部）。その発端の小さな出発点であった。

大学病院は高度の先進的な診療と、医学生と研修医の教育とを行う場である。リハビリテーション医学を科学的な根拠をもった、真に有効な臨床医学としていくためには、そこにリハビリテーション診療部門を置き、「臨床・教育・研究の三位一体」の場とすることが不可欠である。

この年に実現したのはまことにささやかな萌芽であったが、これはその後、前述のように成長しただけでなく、全国の多数の大学に診療部門・講座が設置されることの端緒となった。

私は結局１９６３年から定年退官する１９９２年までの30年近くを、ここを拠点としてリハビリテーション医学の臨床・教育・研究に没頭して過ごすことになる。特に医師卒後研修には力を入れ、全国各地（それこそ北海道から九州まで）から研修にこられた医師は60人以上にのぼり、教育・研究職になった方も少なくなく、地域医療に活躍している人たちも多い。

なお、1984年には専任の部長職（教授）が置かれ、私が初代の専任部長となった（それ以前は、佐々木智也《さとし》先生（注11）が1970〜71年、津山先生が1971〜84年兼任された）。

その出発点

「東大病院にリハビリテーション診療部門を作りたい」というのは、私の以前からの、いわば「悲願」であった。

そもそも私がリハビリテーションにのめりこんだきっかけは、第4章に述べるように、大学病院で多くの神経疾患の患者を診ていて、当時の神経疾患の治療の無力さに深刻な疑問を抱いたことにあった（➡160頁）。1960年以来、浴風会病院（東京杉並）での「手探り・手作りのリハ」の経験を重ね、それなりの手ごたえを感じるようになるにつけても、大学病院の患者さんにもリハビリテーションの恩恵に浴させてあげたいし、そこでやることで学問も技術も一層進歩するはずだ、という気持ちがますます強くなっていた。

そのようなとき、1962年の暮れ近くのことであったが、以前からリハビリテーションに理解があり、私を励ましてくださっていた椿 忠雄先生（脳研究所臨床部門助教授 注12）が「脳研究所の予算の一部を割いてリハビリテーション（理学療法）の機器を買ってあげてもいい」とおっしゃってくださったのである。狂喜したが、どこに置くかが大きな問題であった。冲中内科病室の廊下に置くことも考えたが、狭いし、冬の寒さにはとても対応できない。それに対象者は病院全体にいるはずだから中央施設に置くことが望ましい。

9年前にすでにその萌芽が

思いあまって、1963年2月5日に中央診療部に樫田良精先生（当時副部長、のちに部長、関東中央病院院長）を訪れ、ご相談した。そうすると驚いたことに、以前から中央診療部門にリハビリテーションを含める計画があったので、その予定地の一部を開放してもよいという、すばらしい話に進展したのである。

のちに東大リハビリテーション部15周年記念誌（1978年）に樫田先生ご自身が書いておられるところによれば、次のようであった。

「ある日上田 敏医師が突然検査部長室を訪れ、空いている廊下の一部を患者の運動療法に使わせてほしいとの希望が出された。このとき、私は理学療法室などの青写真を示して、中央診療部の未完成建物部分にリハビリテーションの予定地があることを説明した。初耳だった若きドクターは非常に喜び、その早期実現を希望した。この青写真は昭和29〜30年にかけて作成した中央診療施設の計画図面である。物療内科や整形外科の一部の先生方と相談して東大工学部吉武研究室のメンバーに作っていただいたものであるが、一部の関係者以外はほとんど忘れかけていた。今になって東大リハビリのルーツをさぐれば、このときに前進への点火が行われたのである。リハビリ創設への熱

意のある専門家の出現を待っていた私は、万難を排してこの仕事に力を入れることになった」〔樫田 1978年〕

このように1954（昭和29）年という、当時からみて9年前に、すでに大学病院にリハビリテーション診療部門（当時は「物理療法部」）を置くことが必要だと考えられ、「医療の近代化」をめざす先駆的な医師（樫田）と病院建築の専門家〔吉武泰水工学部教授（のちに神戸芸術工科大学初代学長）とその弟子〕の間で計画が進められ、マスタープランまで作られていたことは感慨深い（予算の関係で着工は遅れていたが）。まさに「時代の流れ」であり、機は熟していたのである。当日は設計図だけでなく、打ちっぱなしで全く内装がなく、「コンクリート・ジャングル」のままで、寝具などの仮置き場となっていた予定地もみせていただき、結構広いことに驚いた。

こうして樫田先生のご尽力で内装のための予算もとれ、現実に4月から、予定地南側の日当たりのいい場所に「運動療法室」の内装工事が始まったのである。

これが実現する過程では樫田先生はもちろん、椿、津山、佐々木（当時 物療内科助教授）の諸先生に大変お世話になった。また冲中内科医局長の桃井宏直先生（のちに東京医科歯科大学教授）にも、事務や他科との折衝に大変ご尽力いただいた。

なお余談であるが、東大リハビリテーション部15周年記念会の際に樫田先生に、「先生は『上田医師が突然訪れた』と書いておられますが、突然ではなく、お電話して『今からうかがっていいですか?』といってからうかがったはずですが?」と申し上げたら、「君、そういうのを『突然』というのだよ」といわれてしまったのである。まことに「根回し」ということを知らない、何でも「当たって砕けろ」

でいいと思っている私の悪い癖を指摘されてしまったのであった。

開所まで――人材の確保

こうして内装ははじまったものの、人の確保も大きな問題であった。整形外科、物療内科のマッサージ師が交代で来てくれることが決まり、またもともと事務部に所属して、この二科以外の入院患者のマッサージを担当していた後藤宣久氏と島田　四氏を次の年の2月から移管してくれることが決まったが、当面は専属が一人もいない。一人でもいいから、どうしても専属の職員、それも近代的なリハビリテーション（理学療法）のできる人を置けないかとお願いして、幸いに4月半ばにその見通しがついた。

そして清瀬の学院の開校の次の日、5月2日に、津山先生の教え子で東大医学部衛生看護学科卒の、整肢療護園で早くから現代的な理学療法・作業療法を担当していた三人が、すでに内装工事が始まっていた中央診療部運動療法室をみにきてくれ、私が状況と構想を説明した。そして間もなくこの三人のうちの一人、福屋靖子さんが理学療法主任としてきてくれることになったのである。残りの二人（鎌倉矩子さんと寺山久美子さん）もやがては加わってくれることになる。

開所式とその後

こうして7月1日の開所を迎えたわけだが、実は私自身は折角のこの開所式に出席できなかった。次の年のアメリカ留学が決まり、フルブライト基金で旅費をいただくための条件となった、日米会話学院

（四谷）での英会話の講習会を休めなかったのである。余談ながらこの講習会は、イングリッシュ・センテンス・パターン方式という、英会話の基本文型（それは同時に英文法の根幹でもある）を徹底して繰り返し叩き込むもので、実に有益で、英語の発音と表現力の向上に非常に役立った。その後この方式は「意味との結びつきが弱い」という理由で批判され、主流ではなくなったというが、少なくとも私の場合は非常に有益であった。

開所式には樫田、椿、佐々木、津山などのこれまでの関係者だけでなく、三木威勇治整形外科教授（当時 附属病院長）と大島良雄物療内科教授（中央診療部長兼務）も出てくださり、お言葉をいただいた。まだ内装が完全には終わっていない状態でのあわただしい出発であった。

こうして当面は理学療法部門だけで出発したが、当然作業療法部門も必要なことは関係者全員の認識するところであった。特に次の年に病院長になられた秋元波留夫精神科教授（のちに国立武蔵療養所長、都立松沢病院長）は（私自身は留学中であったが）、「理学療法だけでなく、作業療法も、それも身体障害対象だけでなく精神障害対象のものもぜひやってほしい」と大きな期待を寄せてくださったそうである。

それに加えて、清瀬の学院からの「理学療法だけでなく、作業療法についても実習病院として利用させてほしい」という要望が加わり、１９６５年2月に、運動療法室前の廊下とその北側の寝具の仮置き場の一部をベニヤ板で仮囲いした、天井もなく裸電球に照らされたバラックのようなところで、身体障害と精神障害の作業療法が細々ながら始まった。専属のスタッフはおらず、学院から派遣の外国人の作業療法士とその通訳兼アシスタントの人々、それに学生だけによる変則的なものであった。アシスタントはいろいろと交代したが、なかにはすでにアメリカで作業療法士資格をとってきておられた矢谷令子さん（のちに日本作業療法士協会会長）がおられ、また精神科の作業療法は黒田（西山）昌子さん（医学部衛生看護学科卒、当時精神科研究生）が担当してくださった。

こういう変則的な状態が１９６６年夏の、東大工学部吉武研究室の陳　慧玉（林　玉子）さんたちの設計施工になる作業療法室、ソーシャルワーカー室、理学療法個別治療室、水治療法室などを加えた立派な内装の完成、リハビリテーションセンターへの昇格、それに伴う作業療法室の正式発足（と鎌倉矩子さんの作業療法主任としての着任）まで1年半近く続いたのである。

その当時のことについて、のちになって矢谷令子さんは「東大リハ部20周年記念誌」に次のような思い出を書いてくださっている。

「決してきれいとも気持ちよいとも云えない古い建物の二階の廊下の隅にＯＴ室は設けられました。『ＯＴは屋根裏や地下室から』と教えられていた者には、まさに廊下とふとん部屋を誕生地とする、日本現代版リハのＯＴ発足は、ふさわしくさえ思えたものでした」と。

◎本章のおわりに――この年「肢体不自由児療育の父」は

なおここで、この年9月の日本リハビリテーション医学会発足時の役員の中に、第2章で詳しくご紹介する「肢体不自由児療育の父」高木憲次氏の名がないことについて一言しておきたい。会則には「名誉会員」の規定もあり、高木氏なら会長や理事でないにしても、名誉会員は順当なところであった。

高木氏は、この学会創立の動きが始まった当時にはご存命であった。氏は6年前（１９５７年）の脳卒中による右片麻痺と言語障害をご自分で克服され、社会活動を再開しておられたのである。ただ、氏はこの年の4月8日、すなわち先に述べた学会関連の二つの会の直後に、二度目の脳卒中発作で倒れて東大病院に緊急入院され、意識回復のないままに4月15日にその74歳の生涯を終えられたのであった。

このように「記念すべき年１９６３年」が高木憲次氏の逝去の年でもあったこと、２０１３年が高木氏ご逝去50周年でもあることは象徴的である。たしかに、１９６３年に一つの時代が終り、一つの新しい時代が始まったのである。

注1　水野祥太郎（１９０７〜８４年）神戸出身。１９３０年府立大阪医科大学（大阪大学医学部の前身）卒。整形外科入局。１９４４年大阪府傷痍軍人職業補導所嘱託。１９４７年大阪市立医専講師、大阪身体障害者特別職業訓練所長兼務（〜１９５２年）、１９４８年大阪市立医科大学（１９５５年大阪市立大学医学部となる）教授、１９４９年国連フェローとしてイギリス、オランダ、西ドイツ、スイス、米国に留学。１９６０年日本整形外科学会会長として第33回総会を主催（テーマ リハビリテーション）、同年9月大阪大学教授。１９６３年日本リハ学会初代会長となり、１９６４年第1回総会を主催。１９６７年からアフガニスタン医療技術援助を開始。１９７０年川崎医科大学教授、１９７２年同学長（〜１９８０年）。

注2　大島良雄（１９１１〜２００５年）北海道出身。１９３４年東京帝国大学医学部卒。岡山医大教授、信州大教授を経て、１９５５年（〜１９７１年）東大物療内科教授。１９６４年日本リハ学会第2代会長となり、１９６５年第2回総会を主催。１９６９年付属病院院長。１９７２年埼玉医大付属病院院長。

注3　冲中重雄（１９０２〜９２年）金沢出身。１９２８年東京帝国大学医学部卒。第二内科（呉建教授）に入局、自律神経の研究で有名。１９４３年同助教授。１９４６年（〜６３年）東大第三内科教授。神経内科、老年医学の発展に努力し、１９６２年には日本最初の老年病学講座を開設し、同講座教授を兼務。１９６１年日本学士院恩賜賞受賞。１９６３〜７３年虎の門病院院長。１９６５年日本学士院会員、１９７０年文化勲章受章。

注４　砂原茂一（１９０８～８８年）三重県出身。１９３３年東京帝国大学医学部卒。１９４４年傷痍軍人（のちに国立療養所）東京療養所長。１９６２年（～７８年）国立療養所東京病院院長。結核を中心に、リハビリテーション、臨床薬理学、人類遺伝学、医学倫理、医療論などについての業績が多い〔砂原・上田 1984 年〕。著書も多いが、なかでも『リハビリテーション』『医者と患者と病院と』（ともに岩波書店１９８０年、８３年）は名著である。なお筆者（上田）は「追悼の辞」のなかで、「私はひそかに、80歳になられ亡くなられるまで、先生の胸の中には活発な『少年の魂』が『老年の知恵』と同居していたのではなかったかと想像している。ある意味では、ファウストの夢を実現した人生であった。うらやましい限りである」と書いている〔上田 1988 年〕。

注５　服部一郎（１９１７～２００９年）福岡市出身。１９４１年九州帝国大学卒業後、内科、なかでも物理医学を専攻。１９４４～４８年九大温泉治療学研究所（別府）に勤務。鉱泥療法の権威となる。１９４８年九州労災病院（小倉）内科部長。１９５８年にはフランスに留学しリハビリテーション技術を学ぶ。１９５９年同病院リハビリテーション部長。１９６４年長尾病院（福岡）院長。

注６　小池文英《ふみひで》（１９１３～８３年）松本出身。１９３９年東京帝国大学医学部卒。整形外科入局。１９４２年整肢療護園医員、従軍をはさんで、１９４７年同医療部長。１９４７～５６年厚生省児童局衛生課技官（その間に１９４９年国連フェローとして渡米）。１９５２年整肢療護園副園長（１９５６年まで厚生省と兼務）。１９５６年国際肢体不自由者福祉協会（現 リハビリテーション・インターナショナル）日本事務局長。１９６３年整肢療護園園長（のち心身障害者療育センター所長）。１９６４年日本肢体不自由児協会理事（１９７２年から常務理事）。１９６８年第５回日本リハビリテーション医学会総会会長。

注７　大村潤四郎（１９１５～８７年）札幌出身。満鉄総裁などを務めた大村卓一の四男。１９３９年東京帝国大学医学部卒。海軍軍医、戦後の無医村勤務を経て１９４８年厚生省入省。１９５４年ＷＨＯフェローとしてイギリスの社会保障制度・施設を視察。厚生省官房科学技術参事官、医務局国立療養所課長、社会保険審査会委員、厚生団常務理事などを歴任。国立療養所課長時代（１９６１～６４年）に理学療法士・作業療法士養成に尽力し、その後も、日本リハビリテーション医学会の社会保険委員会の委員長を１９７３年から長年務めるなど、リハビリテーションの発展と充実に力を注いだ。なお砂原は、氏を「純粋な人で、大変な勉強家。何事にも自分の意見をもち、お役人には珍しく思ったことを率直に表明する人であった」と評している〔砂原 1987 年〕。

注８　島村喜久治（１９１３～９７年）岡山県出身。１９３７年東京帝国大学医学部卒。１９５２年国立療養所清瀬病院院長。１９６２年国立東京療養所と合併し、国立療養所東京病院となり、副院長、リハビリテーション学院副学院長。のち院長・学院長。エッセイストとしても有名。

注９　タリ・コニーネ（Mrs. Tali Conine）イラン生まれ。祖母はプリンセスであったという。ニューヨーク大学などで学び、理学療法士となり、臨床に従事。米軍将校の妻として滞日中、１９６４～６６年ＷＨＯコンサルタントの資

格で国立病院東京病院附属リハビリテーション学院理学療法学部アドバイザーとして教育の質を高めるために努力した。のちにブリティッシュ・コロンビア大学教授。

注10　津山直一（１９２３〜２００５年）神戸出身。１９４６年東大医学部卒。１９５４年東京医科歯科大学整形外科助教授。１９５５〜５７年イギリス、ドイツに留学。１９５８年東大整形外科助教授、１９６５年同教授（〜８４年）。１９８２年第19回日本リハビリテーション医学会総会会長。１９８９〜９４年同学会初代理事長、１９８５年国立身体障害者リハビリテーション・センター総長。１９９２年日本肢体不自由児協会会長など。

注11　佐々木智《さとし》也（１９２２〜２００７年）東京出身。１９４４年東京帝国大学医学部卒。１９６３年当時東大物療内科助教授、のちに東大教授・保健センター所長、第17回日本リハビリテーション医学会総会（１９８０年）会長、佐々木研究所附属杏雲堂病院院長など。

注12　椿 忠雄（１９２１〜１９８７年）東京出身。１９４５年東京帝国大学医学部卒。沖中内科入局。１９５７年東大医学部附属脳研究所臨床部門助教授。１９６５年新潟大学神経内科教授。１９８０年東京都神経病院院長。スモンのキノホルム原因説、新潟水俣病の発見などで有名。

第2章 リハビリテーションの萌芽をたずねて

100～50年前の日本

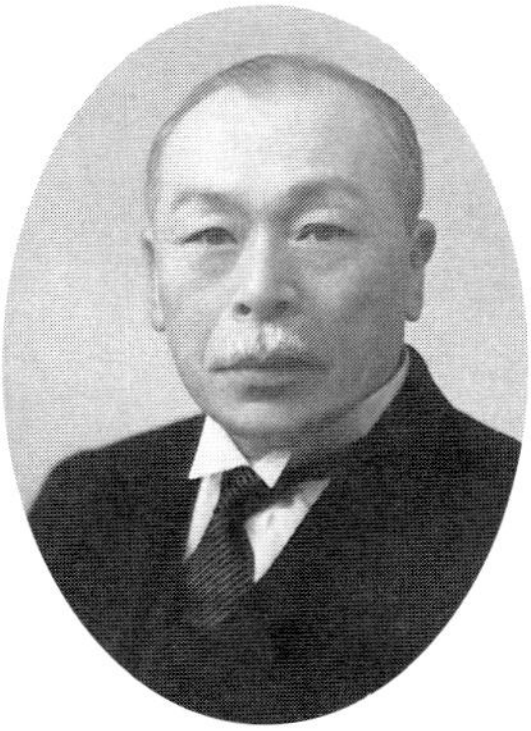

晩年の高木憲次氏

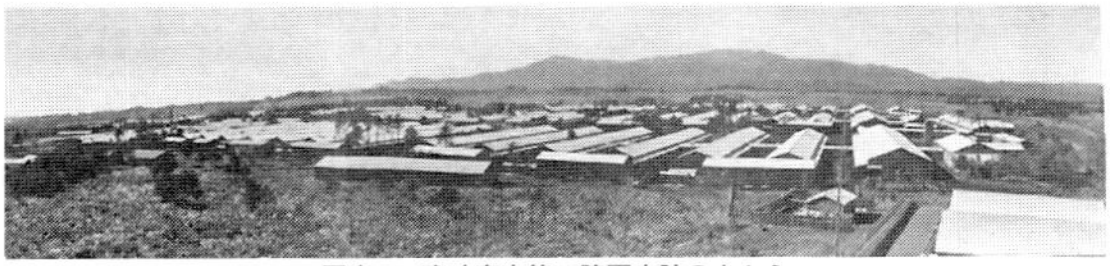

写真１　臨時東京第三陸軍病院の上から

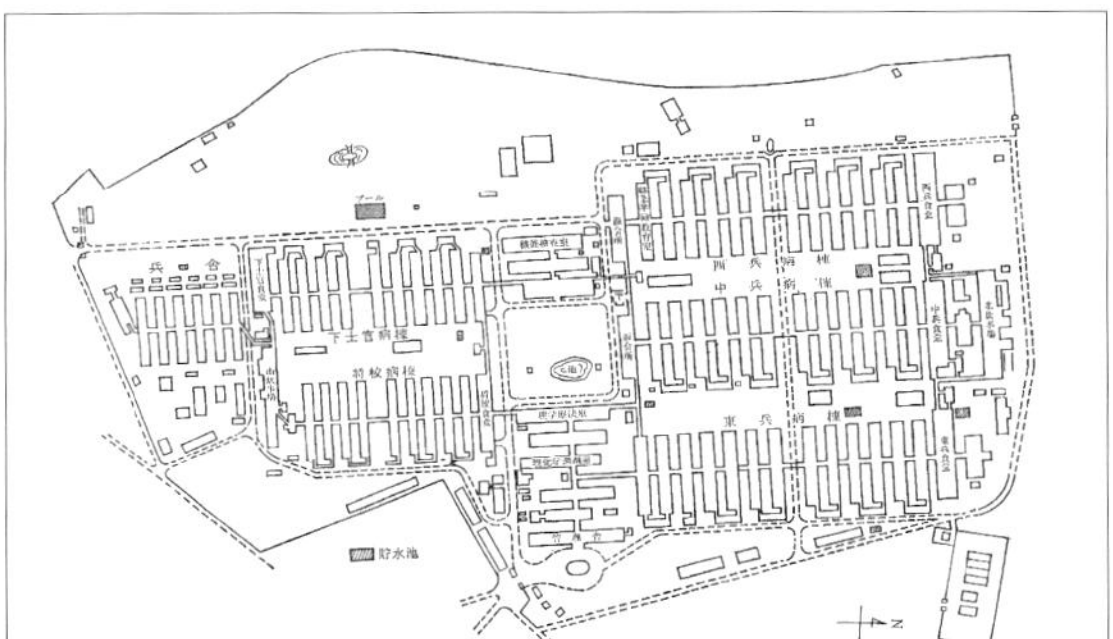

昭和 18 年臨時東京第三陸軍病院建物配置図

前章でみた１９６３（昭和38）年は、次の年（１９６４年）に東京オリンピック（そしてパラリンピック）を控え、その準備に東海道新幹線や東名高速、首都高速などの建設が急ピッチで進められていた（首都高速はごく一部開通）。とはいうものの、高度経済成長は道半ばで、まだ「豊かさ」は実感できず、たとえば自家用車の所有率もまだきわめて低かった。そのような時代に、なぜ「リハビリテーション医学の出発」などということが可能だったのであろうか？

この疑問に答えるために、タイムマシンに乗って、そのさらに50年前、今から１００年前の日本に行ってみよう。そこから時代をくだって、前章の時代に至るまでの、もう一つ前の50年間の、現代リハビリテーションの「前史」をたどってみるのである。

１００年前の１９１３（大正2）年とは、実は明治維新（１８６８年）からまだ50年も経っていなかった時代である。日露戦争が終わって8年。夏目漱石が健在で、ノイローゼに悩まされながらも『行人』を書いた年である（次の年に名作『こころ』を書く。亡くなったのは3年後）。そして「大正デモクラシー」がはじまった時代でもあった〔大正デモクラシーの始点はちょうど１９１３年の憲政擁護運動が桂内閣を倒した「大正政変」、その終点は治安維持法制定の１９２５（大正14）年といわれる〕。

リハビリテーションの対象者の変化——まるで「人の一生」のように

本論に入る前に、本章の節の構成について一言しておきたい。それは、１００～50年前までのこの50年が、奇しくも、わが国のリハビリテーションの主な対象となる障害者が、「小児」から「青年・成人」へ、そして「高齢者」へと、まるで人の一生をなぞるかのように重点を移してきた時代であったということである。そこで、節もそれに合わせた三節構成とした。

いうまでもないが、この三つの時代は、一つの時代が完全に終わって次の時代になるというものではなく、むしろ以前の課題が解決しないうちに新しい課題が加わり、新たな人々がそれに挑戦するという、「連続しているなかでの重点の移動」であることにご留意いただきたい。

「小児の時代」――肢体不自由児の療育を中心に

１９１３（大正２）年の時点で、のちに「肢体不自由児の療育」を提唱し、整肢療護園を設立し、「肢体不自由児療育の父」と呼ばれることになる高木憲次氏（のちに東京大学整形外科教授）は24歳の青年であり、東京帝国大学医科大学医学科の学生であった。この「小児の時代」は、なんといってもこの高木憲次氏の存在が大きいので、ほぼ氏の歩みに沿って、それを通して当時の社会情勢をうかがうかたちで進めていきたい。

◎高木憲次氏の歩み――大正デモクラシーとともに？

高木憲次氏は１８８９（明治22）年、東京市本郷区（現 文京区）弥生町に生まれた。父佐金吾は下谷区（現 台東区）池之端に医院をかまえた、評判のいい開業医であった。氏は獨協中学、第一高等学校（いずれも旧制）を経て、東京帝国大学に入学した（１９０８年）が、「勉強のしすぎ」で体をこわし、３年間休学し、卒業は１９１５（大正４）年であった。

卒業してすぐ東大の整形外科教室（田代義徳初代教授）に入局し、当時医学に実用化されたばかりのX線に非常に興味をもって研究した。

スラム街などの肢体不自由児実態調査と「隠す勿《なか》れ」運動

その一方、氏は肢体不自由児（この語自体が氏が作られたものであることは後述する）にいち早く興味をもち、入局後間もない１９１６年から、その実態調査を思い立った。初めは東大のある本郷（現 文京区）と隣接する下谷（現 台東区）の区役所に申し入れたが、全く相手にされず、やむなく上野・本所・深川などの「スラム街」「貧民窟」に出向いて、住民に直接申し入れた。しかし、当時は障害児・者に対する社会的偏見の強い時代で、家族がその存在を知られること自体（そしてそれによって家族ともども差別されること）を嫌って、調査に拒否的であり、「『余所者《よそもの》』は中に入れない」と暴力を振るわんばかりであったという。

しかし氏は繰り返し訪れ、１９１７年からは小学校の同級生であった末弘《すえひろ》厳太郎《いずたろう》氏（のちに東大法学部教授、日本の労働法の先駆者、第二次大戦後は中央労働委員会委員長として活躍）を伴い、「医師と弁護士が相談にのるから」と説得するうちに、その熱意が徐々に人々を動かし、いろいろと相談をもちかけられるようになった。そうしてだんだんに実情がわかってくると、予想以上に多数の肢体不自由児・者が住んでおり、その状況が予想を超えてはるかにひどいのに驚かされた。

のちに氏は「肢節不完児福利会」（現在の日本肢体不自由児協会の前身）を設立して、その発会式（１９２５年２月９日）に「『隠す勿れ』運動の提唱」の講演をする。当時肢体不自由児は「片輪」や

「不具」などと呼ばれ、「前世の悪業に対する天罰」であるかのような社会的偏見が強かった。そのため、スラム街にかぎらず、両親は恥ずかしがって人前に出そうとせず、学校にも行かせず、家庭内に隠しておく傾向が強かった。それに対しての「隠す勿れ」の提唱であった。

なお、肢体不自由児の実態把握の必要性に関する氏の考えは後年まで続き、１９２７（昭和２）年には板橋区の通称「岩の坂」のスラム街の全数面接調査に成功し、住民の約１%（２９９５人中30人）に肢体不自由児・者がいることを把握し、ドイツの率よりもはるかに高いことを確認した。１９３３〜３４（昭和８〜９）年にも本郷・下谷両区の大規模調査を行っている。

その原点

肢体不自由児に対する高木憲次氏のこのような強い関心には、多感な青年期のある体験が大きく影響していたことが考えられる。すなわち、氏の伝記が述べるところでは、１９０５（明治38）年、一高への入学祝いに祖父の至善が写真機を買ってくれ、16歳の氏はそれをとても喜んで、現在の静岡県富士市にしばしば富士山を撮影に行ったそうである。氏はそこで日本最初の肢体不自由児および知的障害児施設である「富士育児院」（１９０３（明治36）年、富士郡吉原町に渡辺代吉が創立）の障害児たちと遭遇し、渡辺院長とも話し、強い印象を受けた。これが氏を整形外科の道に向かわせたことは十分考えられる。氏は整形外科に入局したのちも装具製作者を伴ったりしてこの施設を訪れて援助し、たいそう喜ばれたとのことである。

「夢の楽園教療所」の説

１９１８（大正７）年11月、本郷小学校の卒後17周年の同級会で、28歳の氏は「『夢の楽園教療所』の説」という「気焔」をあげる。それは肢体不自由児には治療と教育とさらに「職能」（職業能力）が授けられるような施設である「教療所」が必要であるという考えで、後年に氏が提唱する「療育」を先取りするものであった。聴衆はかつての同級生18名だけだったが、高木氏にとっての重要な思想的出発点であった。

氏は１９１８年暮れに創立された東大新人会（当時は穏健な民主主義・社会民主主義などの研究団体、その後１９２１年ごろから急進的な政治団体となる）にも興味をもったが、結局は入会しなかった。しかしこのような氏の社会的関心は、のちのちまで「『主義者』（社会主義者のこと）ではないか？」という疑いの的となり、大学当局から「新人会には興味すらもつな」と注意された。特に職業能力獲得を強調したことから、「労働者に味方する主義」とにらまれ、ドイツ留学（後述）からの帰国後までしばしば私服刑事につきまとわれ不快であった、と日記に書いている。

氏の書いたもののなかに、社会主義的な思想そのものを思わせるものはない。しかし、障害児・者の置かれている劣悪な社会的条件への感受性と、それを解決するための制度的な改革の必要性の認識は鋭く、やはり氏も「大正デモクラシーという時代の児」であったと思わせられるのである。

◎その時代的制約

高木憲次氏の「療育」の思想は後述する「総合リハビリテーション」（⬇276頁）の思想の先取りであったと評せられることがあり、筆者自身もかつて、そのように考えたことがなかったとはいえない。しかし今回、氏の書かれたものや伝記を読み直し、また「総合リハビリテーション」についての考えを深める中で、氏の功績は十分に認め、かつ讃えながらも、その時代的制約を指摘せずに済ませることはできないと考えるに至った。

どのような優れた人でも「時代」を超越できないのは当然であり、その時代的制約を指摘することはけっしてその人の価値を貶《おとし》めることにはならない。また、それを指摘することが後世の者が優れていることにもならないのも自明のことである。

それを前提として指摘するのだが、氏が「肢体不自由児には医療と教育、それに職業能力の獲得が必要だ」と考えたこと自体は正しかったとしても、一番の問題は、それを実現する形態として「施設」しか考えず、「療育」とは事実上「施設入所」と一体化した観念であったことであり、これは「時代的制約」というほかはないものであった。これはのちに氏がドイツでみた肢体不自由児収容施設である「クリュッペルハイム」（後述）に自らの理想の実現形態を見出したことにも表れている。

療育とは何かについての氏の考えは、「療育の理念」と題する東大最終講義のなかに凝縮して述べられている。そこで氏は、「整形外科的疾患においては社会生存の安全性の獲得・快復（筆者注　回復）」が必要であり、それは「適職として選定されたる職種を得る（筆者注　その職につくことができるという意味）に足るだけの機能（肢体の職能）の快復」であり、それには「療育施設内収容が緊要」であるとしている。教育に関しては、（施設収容が）「長年月を要するので…（中略）…床側教育・林間教育・学習補助・養護学級等…（中略）…療育施設内に教育機関が必要なのであって、けっして肢体不自由児に対して特殊教育が必要という意味ではない」と述べている。

高木氏の、このような「療育」の理念を、現在の「総合リハビリテーション」の理念と組織（⬇276頁）と比べると、次の2点で大きな違いがある。すなわち、①総合的なリハビリテーション・サービスの基本は、在宅の障害児・者に対して、その居住する地域社会内で、必要なさまざまなサービスが、サービス間の連携と協力に立って、総合的に提供される（通学・通院・通所を含む）ことであって、病院・施設・学校寄宿舎などへの収容はやむをえない場合に限られる例外的なもので、できる限り短くすべきものである、②総合リハビリテーションを構成するサービスの種類は、（高木氏が考えていた）医療・教育・職業の3分野にとどまらず、社会（福祉）分野を含めた4分野を基本とすることが以前からの国際的認識であった〔WHO 1958, 1969年, 上田・他 2011年〕し、最近ではさらに多種多様なサービスを含むものと考えられている（⬇277頁）、ということである。

もちろんこれは、戦後の福祉の充実（のちにみるように高木氏自身もこれに貢献した）と、その後の社会・経済的な進歩に伴う各種のリハビリテーション・サービスの充実に裏づけられて、理念自体が発展したものであり、このような新しい理念そのものが時代の産物であったことを忘れてはならない。

また、以上のような時代的制約はあったとしても、高木氏の思想は、医療の目的に「職能」を加えたという一点だけをとっても、当時の医学界一般の認識をはるかに超えた「進んだ」ものであった。この点で、現在障害者運動の一部から批判されているような「医学モデル」（➡３０３頁）をすでに（1世紀近く前に！）乗り越えたものであったことは評価されてよい。また大学医学部が数少なく、「教授」という職の希少価値も高かった時代に、「象牙の塔」に立てこもらず、社会問題に近い領域に切り結んだことも優れた見識であった。氏のような先覚者の切り開いた道のおかげで、われわれ後続者が先に進むことができ、今日があるのである。

◎ドイツ留学とクリュッペルハイムとの出会い

１９２２（大正11）年5月、高木憲次氏は1年半のドイツ留学に出発する。神戸から出航した箱根丸には柳田國男（日本民俗学の創始者）、泉 仙助（小児科医、「泉熱」（異型猩紅熱）の発見者）などが同船していた。当時ヨーロッパ（マルセイユ港）まではスエズ運河経由で約2か月を要した。

この留学ではX線、関節鏡などの医学技術の面でも多くの収穫があったが、最大の収穫は何といっても「クリュッペルハイム」との出会いであった。「クリュッペル」とは英語のcrippleと同根で「肢体不自由児」の意味、「ハイム」は家庭であり、「肢体不自由児の家」という意味の施設である。氏は帰国後すぐからこれについてあちこちで語り、また論文を書いた。なかでも１９３４（昭和9）年4月の第9回日本医学会での講演「整形外科学の進歩とクリュッペルハイム」は新聞やラジオでも報じられ、学界だけでなく一般社会にも大きな反響を呼んだ。そのため要望に応えて同年11月に朝日講堂で公開講演を行うことになり、熱狂的な反響を得た（超満員で入れない人が多数にのぼった）という。

話を戻して、高木氏が１９２２年７月にベルリンに到着して間もなくの８月に初めてベルリン郊外ダーレムのクリュッペルハイムを訪ねたときの日記には、これを翻訳して「肢節不完児療教工所」と記している。ここで注目されるのは「療」「教」に加えて「工」が含まれていることで、先に「夢の楽園『教療所』」が職業能力授与までも目的に含めていたのが、ドイツではすでに実現していたことを示している。

当時のドイツは第一次世界大戦の敗戦国であり、極度のインフレに苦しんでいた。しかし一応の戦勝国（日本は英仏側に立っていた）から来た氏にとって、実は学ぶところの多い先進国であった。のちに氏は次のように書いている。

「戦敗国ドイツにおける『クリュッペルハイム』を参観し、啓発されること多大であった。ことに当時約百に垂《なんな》んとする施設が全国に布置されていること、特にベルリン郊外ダーレム、ミュンヘン郊外ハルラヒングのイサール渓やハイデルベルクのネッカー河畔にそびえる壮大な施設と完備せる設備には、驚異の目をみはった」

◎「肢体不自由」の語の提唱

１９２３年12月、高木氏は奇しくも行きと同じ箱根丸で神戸に帰国した。そして１９２４年７月には整形外科助教授となり、早くも同年12月には田代教授の定年退職のあとを継いで、東大整形外科第二代教授となった。まだ34歳の少壮教授であった。

その後、1929（昭和4）年ごろに氏はこれまでの「肢節不完児」などの呼称をあらため、「肢体不自由児」という新しい名称を提唱した。

「肢体不自由児」――橋本龍伍氏との出会いから

これには興味深いエピソードがある。それは氏の患者であった橋本龍伍《りょうご》氏（のちに厚生大臣、文部大臣。当時は20歳代はじめの青年であった）が、高木氏の質問に答えて次のように答えたというのである。

「新名称について別に案はない。しかし名称選定に対して意見はある。僕はなにも、ヤレ具《そな》わらずとか欠けているとか批判されたくない。殊に姿や動作・形を批判されるような名称で呼ばれたくない。自分はただ自分自身が不自由に感じているだけであって、そのうえ他人から余計な批判をされるいわれはない」（傍点筆者）と。

この発言が「肢体不自由児」という名称に大きな示唆を与えた。もちろん高木氏は、「肢体」という部位（四肢と体幹で内臓を含まない）、「不自由」という症状（原因疾患が肢体以外、たとえば脳や脊髄にあっても、肢体に不自由があれば含める）など、学術用語としての正確さを厳密に考えて作ったものである。

ちなみに、橋本龍伍氏（1906～62年）は橋本龍太郎元総理大臣（1937～2006年）の父である。幼児期からの結核性骨関節炎のために10年間療養し、小学校に行けなかったが、検定で資格を取り、一高・東大を優秀な成績で卒業し、大蔵官僚を経て政治家になった人である。橋本龍太郎の追想〔橋本 1997年〕によれば、左下肢が右より7センチも短かかったが、自分で工夫して左踵を補高した編み上げ靴を作らせ、かなりよく歩けるようになったという。終生杖を必要としていたが、龍太郎氏と一緒に穂高、槍ヶ岳などに登ったこともあるそうである。

なお、当時の肢体不自由者はほとんどが小児（一部青年）であり、その原因疾患は、ポリオ、先天性股関節脱臼（先股脱）、骨関節結核、特に脊椎カリエス（結核性脊椎炎）、化膿性骨関節炎など、現在では新たな発生は稀であるもの（あるいは先股脱のように予防・早期治療が可能なもの）がほとんどであったが、すでに脳性麻痺も問題になりつつあった。

学校にも行けなかった時代

また橋本氏の例にみるように、当時はある程度以上の障害のある児童は普通学校に受け入れられず、他方肢体不自由児にとっての特殊（特別支援）教育も（視覚障害児や聴覚障害児に対しては始まっていたが）次に述べる光明学校などの創立までは存在せず、そのような児童は全く学校に行けなかったのである。橋本氏のように、今ならば当然普通学校で優秀な成績をあげたであろうと考えられる例でさえそうだったのである。

その後の肢体不自由児の教育は、１９７９年の就学の「義務化」（地方自治体にとっては養護学校設置の義務化）を経て、現在はインテグレーション・インクルージョン、すなわち可能な限り障害児も普通学校で学ぶ時代となっている。そのような今の時点から以上に述べたような、かつての例を振り返ると、改めて「隔世の感」をもたれる読者も多いのではないだろうか。

◎光明《こうめい》学校と整肢療護園

高木氏が後世に残したものは多いが、そのうちかたちとなって残った最大のものは日本最初の肢体不自由児施設であった整肢療護園（東京板橋）であろう。しかしそれについて述べる前に、わが国最初の公立の肢体不自由児学校であった光明学校について述べなければならない。

東京市立光明学校

すでに１９２７（昭和２）年、高木氏は東京市役所に教育長を訪ね、「夢の楽園教療所」の設立を説いた。それが遠因となり、また初代の整形外科教授であり、退官後東京市会議員となっていた田代義徳氏の尽力もあって、１９３１年に「東京市立扶養学校」を作ることが東京市会で議決され、１９３２年11月に麻布区（現 港区）に日本最初の肢体不自由児養護学校「光明学校」が創立された（７年後に現在地の世田谷区に移転、現 東京都立光明特別支援学校）。

高木氏は光明学校の誕生を喜んだ反面、学校と病院を兼ねた「教療所」を実現できなかったことには失望した。しかし一般教育だけでなく、機能回復や職能の訓練をも行うように援助し、大学の整形外科医局から医師を派遣するなど尽力した。また開校前に初代校長就任予定の結城捨次郎《すてじろう》氏を大学医局に招いて半年間見学するようにはからい、肢体不自由児というものを理解してもらうように努めた。結城氏もまた、手術の見学で脳貧血を起こしたりしながら、熱心に肢体不自由児の診療を見学したという。

実は日本最初の肢体不自由児養護学校は柏倉松蔵（教師、マッサージ師）によって１９２１（大正10）

年に東京小石川に設立された柏学園（戦時中一時中断後再開し、１９５８年廃園）であった。柏倉氏は教師として出発し、マッサージ師の資格をとり、東大整形外科に「術手」として勤務して技術を学んだのち、独立して肢体不自由児のための私立学校を開いたのであった。

また、光明学校が設立された１９３２年には、守屋東《あずま》（教育者、女性運動家、社会事業家）によって「クリュッペルハイム東星学園」設立の計画が始まり、高木氏はそれを援助している。この学園は１９３９年に実現するが、爆撃のため１９４４年に廃業し、その後女学校（現 大東学園高等学校）となった。なお東星学園はクリュッペルハイムとは称したものの、その実態は寄宿制の肢体不自由児養護学校であったと思われる。

整肢療護園への長い道のり

高木氏は「教療所」を自分の手で実現するほかはないと考え、１９３２（昭和7）年以来、そのための資金を集めるためにさまざまな人に働きかけ、種々の団体を作ったが、結局は実らなかった。

しかし１９３７（昭和12）年7月に日中戦争（当時は支那事変と呼称）が始まってから、ようやく「戦傷兵（当時は傷痍軍人）のための施設が必要だ」という考えが広まり、氏の言葉に耳を傾ける人が増えてきた。そして１９３７年12月23日に「肢体不自由者療護園建設委員会」（委員長　河原田稼吉、前　内務大臣。のちに文部大臣。高木氏は委員の一人であった）が設立され、募金活動を開始し、かなりの成果をあげた。

しかし、その設立趣意書は、このような世相を反映してか、肢体不自由児については全く触れず、傷痍軍人のための施設の必要を前面に出し、わずかに「平時においては一般民間の肢体不自由者をも収容して」と例外扱いであった。高木氏としては不本意なことであったと推察される。

ところが面白いことに、その後、政府の方針が変わって、傷病兵（現役兵）は軍自体で、傷痍軍人（退役兵）は厚生省（１９３８年1月に内務省から分離独立）の社会局臨時軍事援護部でと、いずれも政府機関で扱うことになり、民間の関与はむしろ禁じられることになった。こうしてようやく本来の姿に戻ることができたのである。

１９３９（昭和14）年４月22日、「肢体不自由者療護園建設委員会」は「財団法人 肢体不自由者療護園」に発展的に解消し、会長は木戸幸一公爵で、高木氏は理事長となった。２万坪（６６００平方米）程度の広い土地を探して、最初は大倉山（横浜）や砧ゴルフ場跡（東京）が候補にあがったが、種々の難点があり、結局現在の東京都板橋区小茂根（当時 根ノ上町）の２万１０００坪が最適地として選定された。

整肢療護園の開園

こうして、高木氏が希望していた鉄筋コンクリート建てではなく木造ではあったが、１０５床の病室を含む総計10以上の建物からなる、のべ２万坪（６６００平方米）の整肢療護園が完成し、当時は他のどの病院も及ばない立派な設備と目された。１９４２（昭和17）年５月５日の端午の節句を期して開院式が行われ、高木氏は理事長を辞して園長となった。

このように、１９１８（大正７）年の「夢の楽園教療所」の提唱以来、実に24年目にして高木氏の夢が実現したのであった。しかし、当時の内外の情勢はけっして楽観できるものではなかった。すでに日中戦争は前年の暮れに太平洋戦争（１９４１年12月８日対米宣戦）に発展し、緒戦のハワイ真珠湾奇襲攻撃では一見華々しい戦果をあげたものの、その後は徐々に戦線膠着に傾いてきた時期であった。特にこの開園の１か月後の６月５～７日には有名なミッドウェー海戦で、日本海軍は大打撃を受け、戦争の主導権を失い、日本は３年後の無条件降伏への道を歩みはじめることになる。実に危うい時期の、いわば断崖絶壁のふちに咲いた美しい大輪の花のようなものであった。

事実、この高木氏の夢の結晶であった整肢療護園は、わずか３年足らずのちの１９４５（昭和20）年３月９～10日の東京大空襲で、看護婦宿舎のみを残して全焼してしまう。しかし、それはあとの話にして、ここでしばらく目を転じて、戦争中の傷病軍人への医学・医療面の対応に始まる「青年・成人の時代」についてみることにしよう（以上、この節および以降の高木憲次氏に関する叙述のほとんどは日本肢体不自由児協会編・発行『高木憲次、人と業績』（１９６７年）に拠る）。

「青年・成人の時代」——第二次世界大戦中から戦後まで

この章のはじめに、わが国のリハビリテーションの主要な対象となる障害者は「小児」→「青年・成人」→「高齢者」と、あたかも人の一生をなぞるかのように重点を移してきたと述べたが、この最初の「小児」から「青年・成人」への重点の移行が、戦時中から戦後初期にかけて起こったのである。

◎戦時中——切断の時代

戦時中には戦傷兵のリハビリテーションが大きな課題となった。当然ながら青年層が中心であり、主な障害は切断であった。それに対して義肢の製作や訓練に力が入れられ、経験が蓄積された。

制度の変遷

戦時中の戦傷病兵の医療は、軍籍にある間は陸軍病院・海軍病院で、退役後の傷痍軍人は前述の厚生省の社会局臨時軍事援護部（⬇51頁）管轄下の外局である「軍事保護院」のもとにある傷痍軍人療養所で行われた。軍事保護院ははじめ陸軍省所管で、１９０７（明治40）年に「廃兵院」として設置されたが、１９２３（大正12）年内務省に移管され、１９３４（昭和9年）「傷兵院」に改名し、１９３８（昭和13）年厚生省に移管して「傷兵保護院」と称し、さらに１９３９（昭和14）年に事業規模を拡大して軍事保護院となったものである。戦争の進展とそれに伴う戦傷病兵の増加に伴い、その下に多数の療養所が作られ、終戦時には全国に53を数える療養所があった。

臨時東京第三陸軍病院

戦傷兵のリハビリテーションとして注目されるのは、神奈川県相模原に１９３８（昭和13）年に開設された臨時東京第三陸軍病院（現 独立行政法人 国立病院機構相模原病院）であった。その敷地面積は10万坪以上（１０万７８３４坪、３５万５８５２平方米、現在の相模原病院はその約3分の1）と広大で、入院患者定員は当初２７６７名、最大収容患者数は４５００名の予定であったが、一時は６０００名以上を収容したこともあるほどの大病院であった。すべて木造平屋建てで、本章扉の写真・図にあるように、54棟の病棟、食堂5棟を含む80棟以上の建物が長い廊下でつながれているという、昔の大病院によくみられた形式であった〔上田早記子 2012年〕。

ちなみに、１９６３年の清瀬の学院開校当時の国立療養所東京病院（以前は傷痍軍人結核療養所）の建物も、規模はこれほど大きくはなかったものの、全く同じ形式であった。また、東大病院でさえ当時まだ患者総数の1～2割は鉄筋コンクリート建てではない、夏目漱石の『三四郎』に描かれたような、古い、バンガロー風の木造平屋建てで、長い廊下でつながれた昔風の病棟に入院していたものである。

臨時東京第三陸軍病院の、このような大建築は前年12月からこの年3月1日開院までの3か月足らずの間に昼夜兼行の突貫工事で建設された。理学療法室、機能検査室、職業準備教育室（いずれも病棟同様の規模の建物）も含まれ、面会室、演芸場、喫茶室、娯楽室などの建物もあり、プール、相撲場、運動場まであった〔上田早記子 2012年〕。まさに当時最大規模のリハビリテーション・センターといえるものであった。ただ現地の相模原の住民たちは、あまりに短い建設期間のためか、通称「野戦病院」と呼んでいたそうである。

なお、整肢療護園の堤《つつみ》 直温《なおはる》副院長（のちに東京都立北療育園長）や水町四郎氏〔序にかえて参照〕、児玉俊夫氏〔1912～78年、のちに岡山大教授、第14回日本リハビリテーション医学会総会〔1977年〕会長〕など、東大整形外科出身の医師の多くが軍に召集され〔当時は「応召」といった〕、この病院に勤務した。

『義肢に血の通ふまで』

臨時東京第三陸軍病院のリハビリテーションの内容は、当時の技術水準を反映して、理学療法では温熱（鉱泥を含む）・水治・電気・超音波・マッサージなどの受け身的な物理療法が中心であったが、筋力増強訓練や、体操による関節可動域改善訓練も行われた。特に下肢切断者に対する義足装着や義足歩行訓練、また上肢切断者への義手使用訓練は盛んに行われた。

切断傷病兵に対する義肢装着や訓練は、東京戸山の臨時東京第一陸軍病院（のちに国立東京第一病院、現 独立行政法人 国立国際医療研究センター）でも盛んに行われた。この戸山の病院では俗称「鉄脚」といわれる義足が開発された。「鉄脚」はアルミニウムのソケットに2本の鉄の支柱をつけ、膝ロック式で足部も鉄板でできていた。これを用いてのスパルタ的な歩行訓練が行われたが、その様子を描いたものに保利《ほり》清《きよし》軍医少佐の『義肢に血の通ふまで』という本があり、当時のベストセラーであったという。

一方、相模原の臨時東京第三陸軍病院では「15年式義手」（昭和15年式）が開発された。その原型は第一次世界大戦中にドイツで開発されたタンネンベルグ型義手であった。上肢切断者に対してはこの義手を用いての職業準備訓練が行われ、その種目は農耕、木工、ラジオ組み立て、ミシン、図案、習字、工芸、藤細工などであった。

その他の戦傷病兵への対策

ちなみに戦傷病兵のなかには切断以外の者も多かった。戸山の臨時東京第一陸軍病院をはじめ全国の軍病院で、内科的疾患の傷病兵をいかにして兵役に復帰させるか、それが無理ならせめていかに民間の「産業戦士」として社会復帰させるかが大きな課題となった。精神疾患に対しては、武蔵（東京小平市 1940年開設）、犀潟（新潟県 1943年開設）、肥前（佐賀県）の3か所の傷痍軍人療養所が設けられた。また戦争神経症、あるいは脳外傷による失語・失行・失認などの、今でいう高次脳機能障害患者のために、市川市国府台に精神科中心の陸軍病院が作られた（のちの国立国府台病院）。脊髄損傷者のためには傷痍軍人箱根療養所（1940年）が、臨時東京第一陸軍病院に入院中の脊髄損傷患者を移して作られた。結核に対しては、傷痍軍人結核療養所があとに述べるように清瀬（1939年開設）を含め全国に多数設けられた（➡92頁）。

職業面での対策

以上のような医学的リハビリテーションと並行して、職業リハビリテーションの面では１９３９年に「傷痍軍人職業補導所」が東京、大阪、福岡に作られ、さまざまな職業訓練が行われた。たとえば、水野祥太郎氏が戦中に嘱託医となり、戦後に所長（大学と兼務）となった大阪の傷痍軍人職業補導所（のちに大阪身体障害者特別職業訓練所）では、広大な敷地に２５０名の寄宿舎があり、20種に近い職種の職業訓練が行われていたという〔水野 1965年〕。

どの補導所でも、義肢課での義肢製作技術者の養成には力が入れられた。障害者自身を義肢製作者にすることで、急激に増大した義肢製作に対する需要に応えようとする、いわば「一石二鳥」の対策であった。

一方、切断には民間（「銃後」といった）の工場での事故によるものも少なくなかった。たとえば、１９４３年秋に整肢療護園に対して、大日本産業報国会（労働組合が解散され、労働者を戦時体制に協力させるために１９４０年に結成された官製組織）から、「軍需工場における熟練工で四肢を切断し、義肢装着がうまくできず仕事ができないで困っている者が多い。療護園に送るから再手術なり、義肢の作り直しなどで3か月ぐらいの短い期間でもとの職場に返してもらえないか」との申し入れがあった。当時は療護園自体の医員・職員にも「応召者」が少なくなく、人手不足のなか、高木園長以下の努力で、この「短期間での職場復帰」という難しい課題に挑み、よい成績をあげたといわれている。

以上のように、この時代に差し迫った必要に応じて開発・普及された義肢製作や歩行・義手使用訓練の技術、またそれらを担う技術者が、そのまま戦後の「身体障害者更正指導所」などに受け継がれ、民間の青年・成人のリハビリテーションに生かされていくのである。

実は脊髄損傷もあったのだが……

戦後になってからわかったことだが、実は戦傷兵のリハビリテーションに関して、この時点で日本とアメリカとの間には決定的な違いがあった。それは切断についてではない。もちろん切断についても、後述するように、戦後「日本の義足は30年遅れている」と評されたような違いがあったことは確かであるが、一応ほとんどの切断者が、「義肢に血の通ふまで」のハードな訓練に耐え、歩行などの自立に達することができていたのも事実であった。実は、もっとも大きく違っていたのは脊髄損傷に関してであった。

アメリカでは戦後次のことが強調された。それは「第一次世界大戦（1914～18年、アメリカ参戦は1917年）のときの戦傷による脊髄損傷者で当座を生き延びた者は約400人いたが、その3分の1はフランスにいる間に死亡し、次の3分の1はアメリカに到着後6週以内に死亡、残りの3分の1も90%は1年以内に死亡した。しかし、第二次世界大戦（1939～45年、アメリカ参戦は1941年）のときの脊髄損傷者は約2500人であったが、死者はほとんどなく、1780人が自宅に復帰し、自分で車を運転していたし、うち1500人は職業に復帰した」〔Rusk 1969 年〕ということである。

この点、日本の第二次大戦時の脊髄損傷戦傷者は、アメリカの第一次大戦時と似た運命をたどり、ほとんどが死亡し、生き残った少数者も前述の傷痍軍人箱根療養所などで療養生活を送るだけで、社会復帰の対象とはならなかったのである。たとえば、戦後56年たった２００１年でも箱根療養所（国立療養所箱根病院）には３人の傷痍軍人の脊髄損傷者（うち１人は88歳）が療養生活をしていたという〔高橋、2010年〕。傷痍軍人の入院者がなくなったのは、さらに7年後の２００８年であった。

日米のこのような大きな違い、またアメリカでの二つの大戦の間の違いには、ペニシリンをはじめとする急性期治療の差が大きく影響していたことはいうまでもない。しかし、リハビリテーションを含む障害者のケアのありかたの違いも無視できないと考えられる。第３章で詳述するが、当時のアメリカ、特にラスクやケスラーが関与した軍の病院では、廃用症候群（生活不活発病）の害がすでにかなりよく認識されており、脊髄損傷による対麻痺者といえども「寝かせきり」にすることはなく（それにより安静臥床による肺炎や褥瘡などを防ぎ）、車椅子移動や、装具歩行を経て、社会復帰に向けた働きかけが積極的に行われていたことが重要であった。また適切な排尿管理で尿路感染を予防するというリハビリテーションの基本技術の普及も大きな意味をもったと考えられる。

◎戦後初期——青年・成人の多様な障害への対応

１９４５（昭和20）年８月15日の敗戦、８月30日のダグラス・マッカーサー元帥（連合国最高司令官）の厚木進駐、９月２日の戦艦ミズーリ艦上での無条件降伏文書調印を経て、日本は１９５２年４月28日までの６年８か月間を連合国（現実にはアメリカ）の占領下に過ごすことになる。ちなみに、マッカーサーが有名なコーンパイプをくわえて降り立った厚木飛行場は、相模原の臨時東京第三病院の南、10キロと離れていないところにあった。

国立身体障害者更生指導所への転身

11月19日、連合国軍総司令部（Supreme Commander for the Allied Powers, General Headquarter, SCAP-GHQ）からの指令で、軍病院はすべて厚生省所管の国立病院となり、軍人だけでなく、民間人も対象としなければならないこととなった。これにより全国計１４６の陸軍病院・海軍病院（分院を含む）はすべて国立病院となり、53の傷痍軍人療養所は国立療養所（のちに国立病院）となった。

臨時東京第三陸軍病院は国立相模原病院となったが、医学的・職業的なリハビリテーション部門は、病院本体とは分離されたまま、あいまいなかたちで同じ敷地に並行して存続し、ようやく3年半後の１９４９年5月31日の「国立身体障害者更生指導所設置法」によってはじめて「国立身体障害者更正指導所」として正式な位置づけを得て、１９５０年1月に第一期生を入所させた。初代所長は本《ほん》名《な》文任《ふみのり》国立相模原病院院長の兼務であり、第二代所長高《たか》瀬《せ》安貞《やすさだ》氏（１９５１年に所長に就任）が次長を務めていた。

なお高瀬氏は１９０４年生まれで、京大文学部で心理を専攻し、当時すでに犯罪者の教育指導の著書もあり、戦後も青年・成人のリハビリテーションの確立に努力し、その後日本社会事業大学教授を経て、１９８２年ごろまで障害者の心理に関する何冊もの著書がある。

ちなみに、この施設の名称となった「更生」は、当時の「リハビリテーション」の訳語である。今となっては（当時の入所者にとってもそうだったそうであるが）「悪の道からの更生」を連想させる、あまり明るくない響きの語であるが、当時は厚生省社会局にリハビリテーションを担当する「更生課」が置かれ、「リハビリテーション医学」は「更生医療」「更生指導」などと訳されていた。このほかに「社会復帰」「社会復帰医学」などとも訳されたが、公的には「更生」であった。

なお、国立身体障害者更生指導所の発足にあたり、「職業補導」の位置づけが問題になった。厚生省は陸軍病院時代と同様に、治療（整形外科手術など）・医学的リハビリテーションから、適性検査・職業補導・就職斡旋などの（今でいう）職業リハビリテーションまでを一貫して行う方針であったが、国会審議の過程でこれらは労働省（１９４７年に厚生省から分離独立）の所管事項であるとの指摘があり、種々折衝の末、結局隣接して神奈川県身体障害者公共職業補導所が設置され、入所者はこの２施設を往復するような変則的なかたちとなった。ただ更生指導所のほうでも職業補導所ではカバーしきれない多彩な関連する訓練を行うなど、模索が続いた〔上田早記子 2012年〕。このような変則的な状況は次に述べる東京移転まで３年間続く。

東京への移転——新センター建設

高瀬安貞氏は東京への移転に努力し、国立身体障害者更生指導所は１９５３年に東京都戸山町（旧陸軍軍医学校焼跡）に新築移転を果たし、内容的にも、医学的・心理社会的・職業的リハビリテーションを一貫して行うものとなった。

その際、高瀬氏は「リハビリテーション・センター」とはどういうものであるべきかについて真剣に調べて企画・設計し、その結果は建物の完成後間もなく訪問したケスラーやラスクなどのアメリカの代表的なリハビリテーション指導者たち（➡１１１頁、１２２頁）の賞賛を受けるものとなった。

特にケスラーは、１９４９年に初来日して相模原を視察し、１９５６年に再来日したが、その際に「先に日本を訪れたときには身体障害者のリハビリテーション施設にはなんらみるべきものがなかったので施設の建設を勧告した。当時は10年はかかるであろうと考えていたが、今回きてみると私の勧告後わずか４年でアメリカのリハビリテーション・センターにも遜色のないものが実現していることに敬意を表する」と語ったという〔高瀬 1959年〕。

一方ラスクは、朝鮮戦争終結後の１９５３年に韓国の障害者の実情視察のため米政府から派遣された帰路に、ユージン・テイラー（Eugene J. Taylor のちに世界リハビリテーション基金事務局長）らとともに来日し、朝日講堂で講演しており、その際に指導所を訪れたものと思われる〔Rusk 1972年〕。

なお、当時は府県立の身体障害者更生相談所も作られてきており、１９５１年3月時点では、新潟、富山、石川、滋賀、大阪、広島、島根、宮崎の8か所に設置されていた。なかでも大阪府立身体障害者更生相談所は、前述の傷痍軍人職業補導所の広大な敷地の一角に水野祥太郎氏などの努力で１９５１年に設けられ、当時水野氏のもとで大阪市立医科大学助教授であった田村春雄氏が所長となり、やがて大阪府立リハビリテーションセンターに発展する。

当時の多彩な障害像

当時の国立身体障害者更生指導所の入所者（すべて青年・成人）の障害の種類は、次のようにかなり多彩であった〔高瀬 1959年〕。

①脊髄性小児麻痺（ポリオ、脊髄灰白髄炎、脊髄前角炎）およびその他の弛緩性麻痺（進行性筋萎縮症など）は約30％

②脳性麻痺は約20％

③骨・関節疾患は約20％。この内訳は、骨関節結核と化膿性骨髄炎および関節炎が各約40％。次に関節リウマチが約15％、その他骨形成不全症、線維性骨炎、内分泌障害による骨萎縮など。

④肢切断は約20％。このうち約13％は結核、腫瘍、化膿性関節炎、特発性脱疽（閉塞性血栓血管炎、バージャー病）などによるもので、約87％は外傷性であった。外傷の原因は、交通災害45％、労働災害33％、偶発事故18％、戦傷４％であった。

要するに、「小児の時代」に得た障害をもって成人した人々と、青年になってから障害をもった人々とが混在していたのである。以上の疾患のうち、結核性と化膿性の骨関節疾患は化学療法の進歩により当時でもすでに治癒可能になりつつあったものであった。また高瀬が「将来は脊髄性小児麻痺の％と脳性麻痺の％は逆転するのではないか」と予想していたように、当時すでにポリオは減少傾向にあったが、次の年の１９６０年にいったん大流行があったものの、１９６１年の生ワクチン（セービンワクチン）の緊急輸入・大数接種によって激減し、その後ほぼ新発生はない状態になる。

一般的にいって、当時の国立身体障害者更生指導所の入所者の大多数は、最近の発症のものではなく、疾患自体は治癒あるいは安定化して、後遺症のみが残って長期間を経たものであったと考えられる。高瀬がポリオについて「整形外科手術によって日常生活動作や作業能力にかなりの改善が期待できる者が多い」とし、「これまでは病後の措置が十分でなかったので、四肢・体幹に大きな変形や機能障害をきたす者が非常に多かったが、…（中略）…今後は変形予防の処置により将来は著しく減少することが予想される」と書いているとおりである。

実際に指導所ではポリオ後遺症をはじめ種々の関節変形などに対する機能改善・回復手術が多数行われ、相当な効果をあげた。しかし逆にいえば、当時は発症直後にはリハビリテーションを受けられず、事実上「放置」され、二次障害が固定していた若い障害者がそれだけ多かったことを示している。戦後のリハビリテーションはこのように「放置」されていた民間の（軍人でない）若者たちを救うことにも力を尽くさねばならなかった。

ただ、上記の多彩な障害像が、必ずしも当時の日本の障害者全体を完全に代表するものではなかったことにも注意が必要である。次に述べるように、当時すでに脊髄損傷はリハビリテーションの大きな課題となりつつあったし、後述する脳卒中も、片麻痺などを残しながらも生き延びる患者が少しずつ増えてきていた（➡82頁）。ただ脊髄損傷や脳卒中のように濃密な医学的管理とリハビリテーションの両方が必要な患者・障害者のリハビリテーションは、「病院」ではない国立身体障害者更生指導所では困難であった（そのため上記には含まれていない）ことも事実で、それこそが次の時代の課題となるのである。

なお、国立身体障害者更生指導所は１９６４年に国立身体障害センターと改名し、さらに１９７９年には、国立東京視力障害センター、国立聴力言語障害センターと合併して埼玉県所沢市に移り、病院や学院をも備えた「国立身体障害者リハビリテーションセンター」となった（２００８年に現名称「国立障害者リハビリテーションセンター」となる）。ちなみに、戸山町のその跡地には、現在、後述する

（公財）日本障害者リハビリテーション協会（が事務所を置く「戸山サンライズ」ビル）、新宿区障害福祉センターなどの障害者関係の施設などがある。

◎戦後の新たな課題──労働災害の増加と脊髄損傷

戦争中の必要と、それに引き続く戦後の復興のための石炭増産は、同時に多数の労働災害（落盤など）による脊髄損傷者を生み出した。戦時中の脊髄損傷者の運命は先に述べた戦傷者と似たようなものであったが、戦後になるとペニシリンをはじめとする抗生物質のおかげで、脊髄損傷者も生き延びることが可能になり、リハビリテーションが大きな課題となったのである。産業の復興に伴う工場での労働災害も増加しつつあった。

それに対し、労働者災害補償保険法（労災法）が、戦後の民主的改革の一環として早くも１９４７（昭和22）年に制定され、１９４９年２月には日本最初の労災病院として九州労災病院が小倉（現 北九州市小倉区）に開院した（内藤三郎院長の努力による）が、これも筑豊炭田をはじめとして炭鉱の多い九州地方を重視したものといえよう。

なお、のちに労働災害に代わって脊髄損傷の最大の原因となる交通事故も、当時から少しずつ増加しはじめており、１９５５（昭和30）年にはその対策として自動車損害賠償保障法が成立し、自動車損害賠償責任保険（自賠責保険）が発足するが、これも労災保険同様にリハビリテーションを重視していた。

服部一郎氏と九州労災病院のリハビリテーション

九州労災病院に１９５９年に「リハビリテーションセンター」が置かれ、「序にかえて」と第1章に登場された服部一郎内科部長がその部長を兼務した。実は服部先生はすでに１９４８年の病院自体の計画段階からかかわっておられ、後年「建設予定地をみに行ったら草ぼうぼうで、それをかき分けかき分けみて回った。まさに『草分け』ですよ」と笑っておられた。

なお服部一郎氏は、九州帝国大学（九大）内科で物理医学（当時は物療内科、温泉医学などとも呼んだ）を専攻され、１９４４～４８年に勤務した別府の九大温泉治療学研究所で、別府温泉の鉱泥を使った「鉱泥療法（pelotherapy）」（それが姿を変えたものが現在のホットパックである）の研究をされ、世界的な権威となった方である（Licht の有名な物理医学教科書の“Pelotherapy”の章を執筆）。当時から脳卒中のリハビリテーションの必要を感じておられ、１９５８年にはフランスに留学してリハビリテーション技術を学ばれ、次の年の労災病院リハビリテーションセンターの設計と運営も脊髄損傷と脳卒中の両方を中心に進めておられた。その意味では本書でいう「青年・成人の時代」と、次節に述べる「高齢者の時代」の両方を生きた方であった。

九州労災病院リハビリテーションセンターはトロント（カナダ）の労災病院に範をとって設計され、１９６１年に日本の総合病院でははじめての作業療法部門ができ、さらに１９６３年には理学療法部門も改増築され、一層充実した。

日本最初のリハビリテーション専門書

なおこの１９５９年当時に、脊髄損傷がリハビリテーションの中心的な課題であったことは、１９６０年に発行された日本最初のリハビリテーションの専門書である、天児民和・中村 裕共著の『リハビリテイション―医学的更生指導と理学的療法』（南江堂）の各論が、脊髄損傷、切断、ポリオ、脳性麻痺、関節リウマチの順に述べられ、脳卒中については触れていないことにもみてとることができる〔天児・中村 1960 年〕。

この書の筆頭著者の天児《あまこ》民和《たみかず》氏（１９０５～９５年）は新潟大学教授を経て当時九州大学の整形外科教授であり、その後１９６６年には第３回リハビリテーション医学会会長を務められ、その後１９６９年に九州労災病院院長となられた、整形外科でもリハビリテーションでも有名な方である。また中村 裕《ゆたか》氏（１９２７～８４年）は、天児氏のもとで整形外科を学んだのち、イギリスのストーク・マンデビル病院で脊髄損傷のリハビリテーションを学び、国立別府病院を経て、１９６５年には別府の障害者のための工場「太陽の家」を作り、障害者スポーツの振興にも功績のあった、これまた有名な方である。このお二人が書かれた日本最初のリハビリテーション書が、脊髄損傷については詳しいが、脳卒中については触れていないのは、まさに時代を示していたといえよう。

なお、その後労災病院は大都市と炭鉱地帯を中心に全国各地に作られ、現在34病院を数え、なかでも北海道と九州には脊髄損傷に特化した病院がある（北海道美唄市の北海道中央労災病院せき損センターと福岡県飯塚市の総合せき損センター）。

◎医療保険と社会福祉制度などの充実

医療が本当にそれを必要とする人の役に立つためには、学問・技術が進歩することが大事なのはいうまでもないが、それだけでは十分でない。本当にそれを必要とする人がそれを利用できることが制度面でも保障されなければならないのである。

高木憲次氏の「もらい泣き」

それを如実に示すのが、高木憲次氏が述べている次のようなエピソードである。

「大正7（1918）年のある日、休診日だといってもぜひみてほしいといって無理やり診察室に入ってきた男がいた。みると5、6歳の男の子の手を引いている。一目みて先天性股関節脱臼であることがわかった。幼児期に治療すれば簡単に治癒させうるのに、どうして今まで放置したのか…と、グッときて思わず『今までなぜ放っておいたのですか！』と声を荒らげてしまった。

すると男は『けっして放っておいたわけではなく、1歳半の時から病名も治療効果があることも知っていました。しかし、治療には長い期間がかかり、したがって費用もかかるのを知って、酒やタバコはもちろんのこと、万事できるだけ節約して5年間。やっと必要な金額の都合がついたのでやってきたのです』というのである。

この話を聞いているうちに、こちらの瞼《まぶた》がうるんできた。親心はよくわかる。しかし手遅れである現状はどうしようもない。『放置しておいたわけでないことはよくわかりました。しかし1歳半の時とくらべ６歳半の現在ははるかに重症になっています。できるだけのことはしますが、効果がどれだけあがるかはわかりません。要するに手遅れなのです』というほかはなかった。

すると男はいきなり床に座り込み、男泣きに泣きながら『借金だけはするなという親の遺言にそむいて、早く治してやればよかった』となげくのである。こちらももらい泣きをしてしまった…」

（表記・表現を一部現代化）。

今からでは想像もつかないかもしれないが、健康保険というものがなく（あっても不備で）、また一般に貧しかった戦前の時代は、こういうことが随所に起こりえたのである。先に述べたように、ポリオなどののち、拘縮で歩けないままに放置され、学校にも行けず、戦後になってやっと手術で歩けるようになる若い障害者が多数いたのも、専門的な知識や技術の不足や普及の不十分、また社会の偏見などもあったが、最大の原因は健康保険がなかったことをはじめとする社会保障の不備だったのである。

国民皆保険

日本最初の健康保険は、１９２２（大正11）年に制定された健康保険法に始まるが、関東大震災（1923年）のため全面実施は１９２７年に延期された。１９３８年には農民や中小企業を対象とした国民健康保険法が制定された。

戦後は崩壊寸前の危機に陥ったが、両法の改正（1947、48年）、国家公務員共済組合法制定（1948年）などを経て、徐々に再建された。さらに１９５８年の国民健康保険法の全面改正を経て、１９６１年に「国民皆保険制度」が実現した。これは、本書の「基準年」ともいうべき１９６３年のわずか

２年前であった。ちなみに「国民皆年金」が実現したのも同じ１９６１年である。

全国民を対象とする医療保障としては、英国がベヴァリッジ報告（１９４２年）に基づいて戦後すぐ（１９４８年）に発足させた、ほぼ租税による「国民保健サービス」（National Health Service, NHS）が有名である。スウェーデンも同様の制度を１９６２年に発足させた。ドイツは早くも19世紀中（１８８３年）に世界最初の医療保険制度を開始したが、その対象は長く中・低所得者（国民の９割）に限定されていた。フランスが国民皆保険制度を達成したのは意外に遅く１９７４年である。このように日本の「皆保険」の実現時期自体は国際的にみてもかなり早かったといえるが、当初、国民健康保険と健康保険家族の自己負担率が５割であるなど、給付水準は非常に低かった。

しかし日本の健康保険にはそれらの多くの国にない優れた特色もある。それは「フリーアクセス」と呼ばれる特徴で、保険証１枚あれば、日本国中いかなる医療機関でも診療を受けられることである。われわれは当然のことのように思って、そのありがたさを忘れているが、世界でフリーアクセスを採用している国はほとんどない。多くの国では、居住地域を担当する（あるいは選択して登録した）特定のプライマリケア医しか受診できず、専門医への紹介あるいは入院などもそれを通さなければならないのが普通である。その結果、日本の国民１人あたりの外来受診率は年間約14回とＯＥＣＤ加盟国平均のほぼ２倍である。このようにわが国の制度には優れた面があるが、反面乱用の危険もあり、自己負担率の高さ（原則３割）などの大きな問題もある。

児童福祉法

障害児・者には、医療面の保障とともに、障害に伴う種々の困難・問題に対する社会福祉的な保障が必要である。この面も戦後の民主的改革の一環として早い時期から取り組まれた。その成果が児童福祉法と身体障害者福祉法である。

児童福祉法は戦後間もない１９４７（昭和22）年12月12日に公布された。その草案を作る「児童福祉法草案起草委員会」には高木憲次氏も委員として加わっていた。

原案には社会防衛的な色彩（孤児・浮浪児・不良少年対策）が強く、収容施設（母子寮、養護施設、精神薄弱児施設など）が中心であったが、高木氏の努力により、43条の３に「肢体不自由児施設」が取り入れられ、「上肢、下肢又は体幹の機能の障害のある児童を治療するとともに、独立自活に必要な知識技能を与えることを目的とする施設とする」とされた。

この条文は、氏の提案がほぼそのまま取り入れられたが、氏が強く望んだ「教育」の語句は、「教育は文部省所管であり、厚生省が制定する法律にはなじまない」という行政的な理由で実現せず、わずかに「知識」の語でそれを代行するにとどまったという。なお氏は法律制定とともに成立した中央児童福祉審議会の委員となった。

身体障害者福祉法

１９４８年３月厚生省に「中央傷痍者保護対策委員会」が設置された。これは占領軍総司令部との折衝のうえで「傷痍（障害のこと）の原因、程度、性別、によって区別することなく無差別平等に取り扱い、旧軍人・軍属に対する優先的保護に陥らぬようにする」という原則に立ったものであった。高木氏はその委員となり、やがて中心的な役割を演じるようになる。

はじめ「傷痍者福祉法」と仮称されていたこの法律は最終的に「身体障害者福祉法」となり、１９４９年12月に制定、１９５０年４月に施行された。高木氏は身体障害者福祉審議会の初代会長となった。このように高木氏も「小児の時代」の中心的な担い手であっただけでなく、「青年・成人の時代」の幕開けにも重要な役割を果たし、「二つの時代を生きた」のであった。なおこの間に、１９４８年８月に厚生省社会局にこの法律を主管する「更生課」（現障害保健福祉部企画課）が設置されている。

この「身体障害者福祉法」は、良くも悪くも戦後日本の障害者福祉をはじめとする行政・施策全体のありかたに大きな影響を与えた。プラス面はいうまでもないが、マイナス面は、諸外国に比べ「障害」「障害者」の定義・範囲が限定的であり、かつ身体の機能障害・構造障害（ＩＣＦ用語⬇３０１頁）の状態のみで等級を決めることであった。当初に対象としていた障害種別は視覚障害、聴覚言語障害と肢体不自由に限られていた。その後、関係者の運動によって内部障害が少しずつ追加されながら今日に至る。それは１９６７年に呼吸器機能障害と心臓機能障害が追加されたのを最初に、１９７２年の腎臓、１９８４年の膀胱・直腸、１９８６年の小腸、１９９８年のＨＩＶによる免疫機能、２０１０年に肝臓の、それぞれ機能障害の追加であった〔丸山 1998年、㊤〕。しかし、このような「限定列挙方式」と「機能障害・構造障害中心」は、今日に至るまでの「障害の定義」をめぐるわが国の論議を著しく制約するものであった。

なおこの法の付表として今日まで生きている「身体障害等級表」は、（「伝説」によれば）当時東京大学整形外科の助教授であった児玉俊夫氏（⬇55頁）が厚生省社会局の嘱託となり、「一晩で作った」といわれる。もちろん一晩ではありえないが、かなり急いで作られたものと思われる（それにしてはよくできているが）。

肢体不自由児療育の進展

戦後すぐのこの時期（「第二期」としての「青年・成人の時代」の後半期）は、実は「第一期」として述べた戦前の「小児の時代」の課題であった療育が、遅ればせながらもかなりの程度に進展した時代でもあった。

これを象徴する最初の「事件」は、敗戦の次の年の１９４６年5月5日に、高木氏が焼け残った看護婦宿舎で整肢療護園を「不死鳥のように」復活させたことである（わずか20床であったが）。これはトラック島から九死に一生を得て生還した小池文英医師の献身的な努力で実現したものである。その後種々の経緯はあったが、結局ほぼ戦前の規模での復興が実現し、１９５２（昭和27）年1月30日には整肢療護園の新装開園式（復興式）が行われた（国立、日本肢体不自由児協会に運営委託）。これには高松宮、林衆議院議長、吉武厚生大臣など多数の参会者があった。前厚生大臣であった橋本龍伍衆議院議員（⬇47頁）も参加した。高木氏は以前と同じく園長となった（１９６３年の死去まで）。

しかし実は、高木氏が望んだ「医療と教育の同時提供」は、戦前の第一期整肢療護園では実現できていなかった。それが実現されたのは、この１９５２年の再建時に、整肢療護園のなかに東京教育大学附属小学校の出張学級として特殊学級2クラスが設置されたときである。そしてそれが一層確実となったのは、その特殊学級が、１９５８年に東京教育大学教育学部附属養護学校に発展し、医療機関と教育機関が隣接して存在するようになってからである（現 筑波大学附属桐が丘特別支援学校）。

この間に前述の児童福祉法による「肢体不自由児施設」は、多摩緑成会整育園（１９５０年３月）と群馬整肢療護園（同年４月）をはじめとして、整肢療護園復活（１９５２年１月）、大阪整肢学園（同年）と次々に作られていき、１９６１年には全国に設置が完了する。

なお関連事項であるが、１９４８（昭和23）年には、戦前の「肢節不完児福利会」（のちに「整肢療護会」）の後身として、「日本肢体不自由児協会」が高木憲次氏を会長として発足した（理事に小池文英氏あり）。これは１９５０年には財団法人化を達成し、さらに同年、日本を代表して現在の「リハビリテーション・インターナショナル」（ＲＩ）の前身である「国際肢体不自由者福祉協会」に加盟する。さらに１９６０年には、高木氏が同国際協会の副会長となる（〜１９６３年）。

なお１９５６年には高木氏が主導し、日本肢体不自由児協会の開催で、第一回「肢体不自由児医療研究発表会」が開催され、これがのちに「全国肢体不自由児療育研究大会」（全国肢体不自由児施設運営協議会主催）となり、現在も全国各地で開催されている。

◎欧米からの思想・技術の流入

戦後のこの時期は、連合国、実質的にはアメリカ主導下の「改革の時代」であり、あらゆる面での民主的改革が推し進められた。リハビリテーションを含む障害者福祉は、そのなかでの一つの重点分野ともいえるものであった。当時の大きな特徴は、他の学問分野でも同じだが、戦時中に閉ざされていた諸外国、特に欧米との交流の再開、というよりかなり一方的な思想・知識・技術の「怒涛のような」流入であった。

わが国最初のリハビリテーション講義

ここに興味深い資料がある。それは丸山一郎さん（親しい友人だったのでこう呼ばせていただく。注1）が２００６年にまとめた「わが国最初のリハビリテーション講義」と題する文書である〔未公表 丸山 2006年〕。彼はアメリカ・ワシントン市郊外のメリーランド州にある米国公文書館を訪れ、体育館ほどもある書庫に保存されている連合国軍総司令部（SCAP-GHQ）の膨大な資料、特に「公衆衛生福祉局」（Public Health and Welfare Section, PHW）の５つの課のうち、リハビリテーションを担当した「福祉、リハビリテーション、組織課」（Welfare, Rehabilitation and Organization Branch, WRO）の多くの資料を収集した。これによってＰＨＷが障害者問題に１９４７年から取り組み、日本側に頻繁に指導を行っていたことがわかった。特に身体障害者福祉法成立（１９４９年）までの動きは活発で、細部にわたる指導の記録があり、わが国の障害者福祉の出発にＧＨＱ－ＰＨＷの影響がきわめて大きかったことがわかる。

「わが国最初のリハビリテーション講義」と題する資料はそのような多数の文書の一つの、原文と翻訳である。原文（タイプ打ち）はＷＲＯ課長のＦ・ミクラウツ（Ferdinand Micklautz）の報告書で、厚生省主催で、身体障害者福祉法成立（１９４９年12月）直前の、同年10月10日から３週間という長期間にわたって、東京原宿にあった日本社会事業専門学校（現 東京清瀬の日本社会事業大学の前身）で行われた全国都道府県民生部関係職員現任講習会で彼が行った“Physical Rehabilitation”に関する講義（10月25日）の要約である。なおこの現任講習会は1日1テーマで、一人の講師（日または米）が午前中は講義、午後は質疑応答を担当するという画期的な方式で行われた。氏の講義（映画、スライドなども使用）には活発な質問があり、このテーマに関する日本側の大きな興味を示していたと、氏は満足げに報告している。

その内容は、「リハビリテーションとは障害を受けた者を彼らのなしうる最大の身体的、精神的、社会的、職業的、経済的な有用性（usefulness）を有するまでに回復させることである」という当時のスタンダードな定義から始まり、それに向けての日本政府の努力や法制度の整備状況を紹介し、基本原則として、早期開始、個別化されたサービス、民主的であること（今の言葉で言えば当事者の自己決定の尊重）、総合性、多職種の協力などが強調された。次いで具体的に、①医療分野では、医師、看護婦、理学療法士、作業療法士、体育指導員、歯科医の役割、②社会的調整（social adjustment）分野では、ソーシャルワーカー（ＳＷ：医療ＳＷ、精神科ＳＷ、ファミリーＳＷの三つに分けている）、心理士、特殊教育教師、指導カウンセラーの役割、また、③職業的調整（vocational adjustment）の分野では、職業カウンセラー、職業前教師、職業教師、就職斡旋機関の役割について詳しく述べている。

この講義には、なぜか言語聴覚士が抜けているとか、教育が分野としてはあげられていない（実質的には、社会的調整、職業的調整のなかにかなり含まれている）といった問題点はあるが、全体としてはきわめて包括的で、ほとんど「総合リハビリテーション」といってよい内容であった。たしかにこの時点（戦後４年の日本）で、リハビリテーションに関するこれだけ総合的な講義は珍しく、丸山さんが「わが国最初のリハビリテーション講義」と題したのももっともである。

障害者の範囲

ミクラウツ氏の講義のテーマである“Physical Rehabilitation”について、氏は（２００６年7月の、57年ぶり、91歳での再来日の際の）丸山さんとの対談で、質問に答えて、「身体障害者のリハビリテーションという意味ではなく、精神障害や知的障害をも含むものだった」といっている、そして「それは犯罪者や売春婦のリハビリテーション（「更生」）と区別するための表現だった」と付言している。たしかに講義の内容をみても、医師の役割の中に「身体的・精神的障害を確認し」があり、ソーシャルワーカーのなかに精神医学的ソーシャルワーカーが含まれているなど、そのようなものであったことがわかる〔丸山 2006年〕。

それと関連して、丸山さんが紹介したミクラウツ氏関係の文書には「身体障害者福祉法」の成立過程に関する興味深い情報がある。それは１９４９年1月21日（法制定の約11か月前）に行われたミクラウツ氏らＧＨＱ－ＰＨＷ側が加わった「身体障害者リハビリテーション審議会作業委員会」の記録（原文は英語）である。この資料でわかることは、第一にＧＨＱ－ＰＨＷ側は「身体障害者福祉法」を「身体障害者リハビリテーション法」だと考えていたらしいこと、第二はこの作業委員会の名簿には、のちに「身体障害者福祉法」の対象となる障害以外の、広範囲の障害の専門家が含まれていたことである。

すなわち、視覚障害は岩橋武夫（日本盲人会会長）、マツノ・ケンジ（盲学校校長、英文のため漢字が確認できない場合はカタカナで示す）、聴覚障害は川本宇之介（東京聾唖学校校長）、ハギワラ・アサゴロウ（聾唖学校教諭）、肢体不自由は高木憲次、本名文任（国立相模原病院院長）である。これら３種のほかに、結核回復者についての専門家として岡 治道（前 結核予防会研究所長、東大教授）、隈部秀雄（結核予防会研究所長）、精神障害の専門家としてワタナベ・トオル、村松常雄（名大助教授、のちに同教授、国立精神衛生研究所長）が含まれていることは注目される。その他労働安全、雇用、社会事業などの専門家も含まれ、その他に労働省と文部省から一人ずつ、厚生省から三人（国立病院課、国立療養所課、更生課）のいずれも課長クラスが参加している。

以上の事実は、この段階で、少なくもＧＨＱ－ＰＨＷ側は、「身体障害者福祉法」の対象となる障害として、結核回復者、精神障害者も含めて考えていたことを示している。それがどのような経過で視覚障害・聴覚言語障害・肢体不自由の３種のみに限られるようになったのかは興味深いが、今後の検証を待ちたい。

ケスラー来日のインパクト

戦後の日本には先に述べたようにラスク、ケスラーなどの著明な米国リハビリテーション医学の代表的人物の来日・助言などがあった。特に丸山さんによれば、１９４９年にケスラーを招いて、相模原の施設の視察や勧告を手配したのは前記のＧＨＱ－ＰＨＷのミクラウツ氏だったという。氏はさらにケスラーを高木憲次氏に紹介し、「国際肢体不自由者福祉協会」（ＲＩの前身）への日本の加入を勧めたともいう（これは次の年に実現する）。

高木氏側の記録にも「この年（１９４９年）8～9月に国際肢体不自由者福祉協会長ケスラー博士が来朝したことも、（当時の高木氏が前年に結成した日本肢体不自由児協会を財団法人化しようと財界に働きかけていた）事業の推進に少なからぬ影響を与えた。すなわち高松宮邸で行われたケスラー博士歓迎懇談会（高松宮同妃両殿下、林厚生大臣、一万田日銀総裁、ＧＨＱサムス准将などが出席）、朝日新聞社講堂における記念講演会、財界人を迎えての日本工業倶楽部における博士を囲む懇談会など、一連の歓迎行事が関係者に与えた啓蒙的役割は小さくなかった（かっこ内は筆者）」とある。日本側もケスラー来日を最大限に利用したのであり、ＧＨＱもそれをあと押ししていたことがよくわかる。

日本の義肢は30年遅れている⁉

１９５５（昭和30）年に国立身体障害者更生指導所はニューヨーク大学物理医学リハビリテーション研究所義肢部長のトスバーグ氏（William A. Tosberg）を招いて、日本の義肢業者に対する吸着式義足の講習会を行った。同氏はそのとき同時に厚生省が行った義肢展示会のために全国の業者から集めた義肢の審査に立ち会い、「日本の義肢技術はアメリカにくらべて30年遅れている」といったという。20年、30年の経験を誇る義肢業者たちは憤慨したが、２週間の系統的な、新知識・新技術に満ちた講習会ののちには参加者は皆、心からこの評価に賛同したという〔高瀬 1959年〕。このように技術面の影響も大きかったのである。

若き指導者たちの留学

この戦後まもなくの時代、医学のあらゆる分野、いやあらゆる学術分野の人々と同様に、リハビリテーションの分野でも若い現役（将来の指導者）たちが「狭き門」をくぐって海外に新知識を求めていった。

早い時期のものとしては、１９４９年に国連のフェローとして欧米に学んだ五人が有名である。小池文英（当時 厚生省児童局技官）、辻村泰男（心理、当時 厚生省児童局技官、のちに１９５２年に新設の文部省初等中等教育局・特殊教育室初代室長、お茶の水大学教授を経て、国立特殊教育研究所長）、仲村優一（当時 日本社会事業大学助教授、のちに同大学長）の三人はアメリカへ、水野祥太郎、池川清（当時 大阪市児童課長、のちに神戸女学院大学教授、イギリス救貧法研究家）の二人はイギリスにほぼ1年間旅立った。これもＧＨＱ－ＰＨＷのはからいによるものだったらしい。人選からみても医学、教育、福祉の各分野の将来のリーダーを揃えたものであった。また、翌１９５０年には身体障害者福祉法制定という大任を果たした厚生省更生課長の松本征二氏がイギリスに留学する。

なお、日本ではじめて「リハビリテーション」の語を使ったのは、１９５０年の帰国後に水野祥太郎氏が提出した報告書においてであったといわれる。

もう少し先の時代には、服部一郎（フランス）、中村 裕（イギリス）、土屋弘吉（アメリカ）、その他多くの人が、より広範囲の国々に学ぶようになる。

「高齢者の時代」――温泉病院から「都市型リハビリテーション」へ

◎高齢化時代の到来

１９５６（昭和31）年、経済企画庁は経済白書「日本経済の成長と近代化」の結びで「もはや戦後ではない」と述べた。これは、１人当り国民総生産（ＧＮＰ）が、１９５５年に戦前（１９３４〜３６年平均）の水準を超えたという意味であった。１９５５年は、高度経済成長の始まりとなった「神武景気」の幕開けの年でもあった。これは戦争のために20年間も足踏みしていた日本経済が、やっと回復してきたことを示すものであった。ちなみに、復興と成長のシンボルともいうべき東京タワーの完成は１９５８年である。

このころから、医療の進歩・普及、生活条件（栄養・上下水道など）の向上、公衆衛生の改善などによって、平均寿命は著しく延長を始めた。それは具体的には赤痢・疫痢・肺炎などの感染症の制圧による新生児・乳児死亡の激減、結核による青壮年死亡の減少、その他全般的に「急性感染症から慢性成人病へ」といわれる疾患像の大変化によるものであった。日本人の平均寿命は、江戸時代には40歳代前半であり、明治になってようやく50歳を超えた。それが１９５０年代初めには、男性６６・０歳、女性６９・1歳にまで延長し、さらに延長を続けていたのである。

これに伴い、早くも１９５０年代後半には、高齢疾患、特に脳卒中が大きな問題になりはじめた。脳卒中自体についても、かつては脳卒中それ自体ではなく、肺炎を主とする合併症で死亡する例が多かったのが、抗生物質の普及で死亡が急減し、片麻痺や言語障害をもったまま生き延びる人たちが増え、それへの対応が緊急の課題となってきたのである。こうして、今日に続く「高齢者の時代」の幕開けが到来した。

このほかにも、この時代には障害像の大きな変化があった。たとえば、小児の分野では、１９６０年のポリオの大流行を契機とする、生ワクチン（セービンワクチン）の緊急輸入（ソ連から）と大規模接種（1９６1年）によるその「制圧」（１９６２年から新規発症が激減）は特筆すべき成果であった。これによりその後、障害児は脳性麻痺によるものが主流になる。

また、青壮年では労働災害は減る一方、「交通戦争」で頸髄損傷（四肢麻痺）が増えるなどの障害像の変化も起こった。また障害児・者の寿命も延長し、やがて「障害者の老化」や「ポスト・ポリオ症候群」「脳性麻痺の二次障害」など、今日に続く大きな問題が起こりはじめることとなる。

◎「温泉地リハビリテーション」の時代

このころに、全国各地で脳卒中患者のリハビリテーションが一斉に始まった。一番早いものは１９５

６年の長野県厚生農業組合連合会（厚生連）立の鹿教湯《かけゆ》温泉療養所（長野県上田市鹿教湯、23床、横山巌所長）であり、東大物療内科と提携しての出発であった（現 鹿教湯三才山《みさやま》リハビリテーションセンター鹿教湯病院）。この病院は急成長し、わずか7年後の「記念すべき年」である１９６３年には３６６床の大病院となり、その後も拡大して、「日本の脳卒中リハビリテーション施設のメッカ」と称されるようになる。開設当初は、対象は脳卒中患者であっても、診療内容は高血圧に対する温泉療法（湯治）が中心の場合も多かったようであるが、間もなく現在でいうリハビリテーション的なもの（主に運動療法）が加わっていったようである。

温泉病院における脳卒中のリハビリテーションはこのころから学会にも報告されるようになる。たとえば、日本温泉気候学会雑誌（現 日本温泉気候物理医学会）第23巻（１９５９年）には、同学会第24回総会への研究報告として土肥一郎氏ら（東大物療内科 鹿教湯）と、安部康三郎氏（鹿児島大霧島分院）の２論文が掲載されている。

ちなみに当時は、温泉病院での関節リウマチのリハビリテーションも開始されはじめており、前年の同学会23回総会には、伊藤久次氏ら（国立伊東保養所）の報告があるが、これはＡＤＬ（日常生活活動）評価、運動療法、作業療法などの概念を駆使した、すでにかなり洗練されたものであった。

１９６０年代には全国各地の温泉地にリハビリテーション病院が建てられるようになる。関東を例にとれば、首都圏の住民（の脳卒中患者）を対象としたリハビリテーション病院が、長野県（鹿教湯温泉）、山梨県（石和《いさわ》温泉）、静岡県（月ケ瀬温泉、熱川《あたがわ》温泉、中伊豆温泉など伊豆半島各地）、栃木県（塩原温泉）、福島県（岩代熱海《いわしろあたみ》温泉）などのように、首都圏を遠巻きにするような形でぞくぞくと作られ、あるいは既存のものにリハビリテーション機能が加わった。関西、中部、九州その他の地方でも多かれ少なかれ同様であった。

なぜ温泉地だったのか

ところでこのような「温泉地リハビリテーション」は、かなり日本特有の現象であった。アメリカでは（後述するルーズベルトの個人的関与が大きく働いたジョージア温泉リハビリテーション・センターなどの例はあったが）、リハビリテーション施設はニューヨーク、シカゴなどの大都市の中心部に作られるのが普通であったし、イギリスでもマンチェスター近郊の温泉地（バクストン）の国立病院などの温泉病院の例がないではないが、都会のものが主力であった。

どうして日本でまず「温泉地リハビリテーション」が発達したのかは難しい問題で、医学史家の検討を待ちたいが、私見では、少なくも三つの要素を考える必要があると思われる。

その第一は経済的な問題である。1960年当時リハビリテーションに関する診療報酬はほとんどないに等しかったこと、またリハビリテーション施設としては一般の病院施設に加えて、理学療法・作業療法などのためのスペースが必要で、当然総面積が大きくなることから、地価の高い都会では不可能で、地価の安い（それに伴い生活費・人件費も安い）立地条件が必要だったのではないかということである。これも実は、かなり日本の医療特有の事情であった。欧米の病院が、国公立、あるいは教会などの非営利組織によるものが基本であることと異なり、日本の医療は、病院数の約8割、病床数の約9割を民間病院が占めるというように、民間を基本とする特徴があるため、「採算」を度外視しては成り立たないという特性をもつからである。

　このような経済的背景が大きくはたらいたことは、その後のリハビリテーションに関する診療報酬が後述するように、1980〜90年代に大幅に引きあげられるとともに、急激に都会のリハビリテーション病院・施設が増え、温泉地の病院では都会からの患者が激減して「生き残り」に努力しなければならなくなったことからもわかる（➡235頁）。

　しかしそれだけならば、「なぜ温泉地に？」という疑問が残る。地価の安いところは温泉地に限らない。首都圏の患者を対象とするなら、もう少し東京に近いところで、地価が温泉地より安いところはいくらでもあったはずである。現に茨城県、群馬県などの、東京に比較的近い、温泉地でない農村地帯に少数ながらリハビリテーション病院が作られた例がある。しかしそれらは多くはなく、やはり温泉地が大多数であった。

　ここでよく出てくる説明は、「日本人は温泉が好きだから」あるいは「温泉療法を信頼しているから」という「国民性」論である。後述するように、確かに「湯治」の歴史は影響しているであろうが、むしろ私は「交通・宿泊の便」を第二の要素として考えたい。温泉のある地域は、距離こそ首都圏から離れているものの、昔から多くの人が行き来したために交通路は整備されており、行き方も知られており、家族が見舞いに行くための心理的負担や抵抗は少ないし、またその際必要なら（よい旅館が多いので）宿泊することも容易であり、かつ快適でさえある。実は、「温泉地リハビリテーション」の最盛期には、入院を希望してもなかなか入院できない患者が多く、そういう人たちのなかには家族ともども病院周辺の旅館に滞在し、そこから病院の外来に通ってリハビリテーションを受けたということが珍しくなかったのである。そういうことができたのも、長年にわたる「湯治」の伝統をもつ温泉地なればこそであった。

第三の要素として考えられるのは、以前からの温泉と医学・医療との結びつきである。１９３１（昭和６）年には、日本の大学で初めての温泉療法の研究施設として、九州大学温泉治療学研究所（温研）が、附属病院ともども大分県別府に開設された。別府温泉では、すでに１９１２（明治45）年に陸軍病院が、１９２５（大正14）年に海軍病院が開設され、温泉療法が行われていたなど、温泉と医療との結びつきが強かった。九大温研創設当時の対象疾患はリウマチが主であったが、１９５９年には温泉理学部門が増設されて脳卒中をも対象とするようになった（現 九州大学生体防御医学研究所）。

このほか北大（登別温泉）、東北大（鳴子温泉）、群馬大（草津温泉）、慶應大（伊豆月ヶ瀬温泉）、岡山大（三朝温泉）、鹿児島大（霧島温泉）などにも、戦前・戦中に温泉研究所あるいは分院が設けられ、東大物療内科も種々の温泉地で臨床研究を行っていた。このような歴史が、前述の要素と相俟って「温泉地リハビリテーション」の展開を助けたと考えられる。

◎「都市型（居住地近接型）リハビリテーション」への胎動

日本の第三期のリハビリテーション（「高齢者の時代」）が、「温泉地リハビリテーション」から始まったのは述べたとおりだが、実は同時代からそれに対する批判も強かったのである。

それは「患者を地域社会から引き離さず、地域の中でリハビリテーションを行うべきである」という

（今となってはほとんど常識の）考え方である。このような批判的な目からみれば、温泉地のリハビリテーションには次の三つの問題があった。

第一は、リハビリテーションの開始が遅れることである。居住地または一次病院から遠い温泉地の病院に脳卒中患者を移送するには、それに耐えうるだけの身体的な条件の安定が必要で、それには当時は発症の医学的「常識」からすると（現在の「早期リハビリテーション」が当然とする時代からすると信じがたいかもしれないが）少なくとも3か月の安静の期間をみる必要があると考えられていた。その間は何もせず寝ているばかりだったので、拘縮をはじめとする「廃用症候群」（「生活不活発病」）を起こし、リハビリテーションでは最初にまずそこからの回復をはからねばならず、入院期間も長くなるし、最終成績を低くすることにもつながった。砂原茂一先生はこのことを「いったん干して『するめ』にしてから、あとでお湯で戻して柔かくしろ、というようなものだ」と批判しておられた。

第二は、入院期間が長くなる、すなわち退院が遅れることである。前述の事情のほかに、いったん退院すれば、地理的条件から外来通院は困難なので、「通院の必要がなくなるまで入院させる」ことが必要と考えられたからである。これは本人の社会復帰を遅らせるだけでなく、長期入院患者を増やすことになり、ひいては待機患者を増やすことに直結し、第一にあげた「開始が遅れる」ことをますます悪化させることになる。

第三は、退院後に問題となることが多い、職場復帰・地域社会復帰の課題に直接対応できないことである。

以上の点は、「都市型」（居住地近接型）の病院であれば、①発症後早期に開始でき、②入院期間は必要最小限にして、③早期に自宅復帰して、外来で職場復帰・地域社会復帰の課題に対応することで解決が可能である。

このような批判に立って、「温泉地型」でない、「都市型（居住地近接型）」のリハビリテーション施設（一般病院のリハビリテーション部門あるいは都市型リハビリテーション病院）が必要だという考え方が次第に強くなり、１９８０年代からは都市型（居住地近接型）のリハビリテーション病院、あるいは一般病院のリハビリテーション科が設けられるようになる。

「都市型」リハビリテーションの動きが顕著になるのは、このように、今問題としている時代（１９６３年前後）よりずっとあとのことであるが、そのさきがけともいえる動きがなかったわけではない。

その一つが服部先生による九州労災病院リハビリテーションセンターの開設（小倉市、１９５９年）であり、規模はずっと小さいが、筆者による浴風会病院（東京杉並）のリハビリテーション室の開設（１９６０年）であった。第1章で述べた東大病院中央診療部リハビリテーションセンターの出発（１９６３年）も、小なりといえども、「都市型リハビリテーション」の旗をかかげたという意義があったと考えられる。

◎国際交流

この時期にも、先の時期に続いて国際交流が続いたが、そのテーマは「高齢者の時代」にふさわしく変化した。すなわち、ニューヨーク大学のラスクの下で「老年医学的リハビリテーション」を専門とする教授であったダショー（Michael Dacso）の、第二回日本老年学会（会長 尼子富士郎浴風会病院長）・第三回日本老年医学会（会長 沖中重雄）の合同学会（東京）の特別講演に招かれての１９６１年11月の来日である。ダショーの来日は新聞紙上ではなばなしく報じられた。特に彼が学会後に訪れた鹿教湯温泉療養所訪問時のエピソードである、「『歩けない』という片麻痺患者を一目みるや、『杖が長すぎる』といって杖を切らせたらたちまち歩けるようになった」という朝日新聞の記事は強い印象を残した。私はその後11月20日に彼を浴風会病院に案内し、尼子先生ともどもリハビリテーション室や病室をみせたものである。

のちのことであるが、この鹿教湯での杖のエピソードについて、服部先生は非常にくやしがった。それは「杖の長さなんて常識なのに、それさえ知らないでリハビリテーションをやっているのかと思われるのがくやしい」ということであった。

そのころ、いずれもダショーのところの理学療法士であるミス・メイズ（Miss Mays）、また作業療法士であるミス・オオモリ（Miss Dorothy Omori 日系二世）が、国立身体障害者更生指導所で、脳卒中患者を中心とした理学療法・作業療法についての講習会を行った。いずれも医師向けではないので、私は講習自体には参加しなかったが、会いに行き、いろいろな話をした。その際、講習会の通訳を務められた精神科医の永井昌夫氏とも親しくなった。氏はアメリカ留学中に交通事故で頸髄損傷、四肢麻痺となり、リハビリテーションを受けたのち日本に帰り、１９６０年代初期から「車いすの精神科医」として、国立身体障害者リハビリテーション・センター精神科医長などとして活躍した方で、障害者の心理についての著書もある〔永井 1974年〕。

この時期には、リハビリテーション医学の研修のために留学した若き学徒も多く、私の存じ上げている範囲でも、横山巌（東大物療内科、注2）、石田肇（同整形外科）、今村哲夫（同物療内科）、佐久間穣爾（同、注3）、明石謙（岡山大整形外科、注4）らが、いずれもアメリカで学んでおられる。

◎なぜ結核療養所にリハビリテーション学院ができたのか？

ここで、第1章で多くの人がもった疑問として述べた「なぜ結核療養所にリハビリテーション学院ができたのか」（⬇14頁）が、実は認識不足であったことに簡単に触れておきたい。

当時「国民病」といわれ、青年を中心に多くの人の命を奪った肺結核は大きな社会問題であり、多くの医師が使命感をもってこれに取り組んだ。その一環として肺結核回復者のリハビリテーションも意外に早くから行われていた。それは時代的にも内容的にも大きく二つに分けることができ、一つは戦前・戦中の「結核作業療法」であり、もう一つはずっと新しい、戦後まもなくの「肺理学療法」であった。

結核性の骨関節感染症（脊椎カリエスを含む）が「小児の時代」の主要疾患の一つであったことは先に述べたとおりだが、ここで問題にするのは肺結核である。肺結核は主に青年の疾患なので、戦中だけならよいが、戦前の「小児の時代」をも含めて論じるのには矛盾する面があるが、多くの人が疑問視したことが示すように、肺結核はリハビリテーション対象疾患の「主流」ではなかったということでご了解いただきたい。

結核作業療法

当時、すなわち戦前・戦中はもちろん、戦後もかなりあとまで、肺結核の療養の基本は「安静療法」と「大気療法」（清浄な戸外の大気を重視）といわれていた。それは根本的な治療法のない「死病」でありながら、今の癌などとは違って、最終的に結核菌を「封じ込め」て「自然治癒」する人も少なくないという結核の特徴から、免疫力・自然治癒力を高めるための最良の方法を求めた結果であった。

しかし、厳格すぎる安静に疑問をもち、適度な運動が回復に有効であることを論じていた人は大正時代から昭和初期にかけてすでに多数いた。

加賀谷によれば〔加賀谷 2003年〕、１９２０～３０年代にかけて、田中香涯をはじめ多くの人が結核治療における運動の有効さを論じており、特に永井秀太は「仕事療法」、小田部荘三郎は「勤労療法」（「働きながら治せ」）と名づけて、散歩、体操、庭掃き、草むしり、芝刈、花・野菜などの園芸、編み物、籠細工などを行わせてよい結果を得ていた。「作業療法」という言葉を論文で初めて使ったのは野村実（１９３２年）であった。

特に１９３４年には東京府立静和園が、「社会的再成」（初代園長 新井英夫の言葉）をめざす結核軽快者保養所として清瀬に1万５０００坪の敷地で設立され、「保養者」１００名に対して系統的な作業療法プログラムが実施された。それは入園後1週間の検査・観察期を経て、①指示散歩期、②自由散歩期、③指示作業期、④自由作業期の各段階を、医師の処方と作業指導員の指導の下に進んでいくものであった。砂原は静和園を「わが国最初のリハビリテーションのための独立施設」といっている〔砂原・上田 1984年〕。ちなみに静和園は１９４２年ごろ閉園し、１９４８年にその跡地に都立小児結核保養所ができている。

その後日中戦争の進展とともに傷痍軍人対策として、各地に傷痍軍人結核療養所が設けられ、そこでも作業療法が行われるようになった。なかでも最初の国立療養所である村松晴嵐荘（茨城県那珂郡村松村、現 東海村）は１９３５年創立で、最盛期には全病床の４割に当たる４００床を「外気小屋」（定員２人の小屋で、作業療法中心の生活をする）とし、作業療法に力を入れた。その内容は、静和園のものとほぼ同様であったが、加えて「実生活復帰準備作業」「職業指導」（畜産、農園芸、裁縫、ミシン、手工芸、木工、竹細工、ラジオ修理・組立、理髪、時計修理、X線技術、簿記、珠算など）を行うものであった〔加賀谷 2003年〕。

１９３８年からは傷痍軍人結核療養所の建設が急ピッチで進められ、１９４０年初めまでに全国25か所が開所する（後に31か所）が、「作業療法指針」（１９４１年、４２年）、「作業療法指導要領」（１９４４年）によって統一的な指針が示され、ほぼ村松晴嵐荘をモデルとした結核作業療法が行われた。このような経験が、戦後国立療養所となり、民間人にも開放された結核医療にも伝統となって残り、戦後まもなく登場した化学療法により結核患者が激減し、軽症化してその必要がなくなるまで続いたのである（村松晴嵐荘の作業療法は１９７３年に終了）。

以上のような「結核作業療法」は、加賀谷のいうように、現在の作業療法と全くイコールではなく独自の特徴をもっていたが、内容的には現在の支持的作業療法、心理的作業療法、職業前作業療法と重なるところが多く、それらを先取りしていたと評価できる。ただ「結核作業療法」はそれに加えて、今でいう「職業リハビリテーション」的な性格を併せもっていた〔加賀谷 2003年〕。たとえば清瀬の国立療養所東京病院では、医師（植村敏彦など⬇18頁）と患者が協力して、結核回復者（その多くは低肺機能者）のための作業所（薫風園、のちに清瀬園）が、はじめ病院内に作られ（1949年）、のちに病院の近くに移った（のちに内部障害者更生施設となり、2012年閉園）。ここでは謄写印刷、時計修理、ラジオ組立、衛生検査技術、写真、事務作業などの職業訓練が行われた。

患者自身の手による「自助組織」としての作業所も多数作られた。その最大のものが調《しらべ》一興氏を中心に東京中野区に作られた「東京コロニー」（印刷事業）であり、これはやがて結核から脊髄損傷へと重点を移しつつ、今に続く、自立をめざす障害者運動の一つの中核となっていく。このように結核患者・障害者は、実は現在に続く「障害者運動」の重要な一翼をも担っていたのである。

肺理学療法

戦後になるとさまざまなルートから新しい「肺理学療法」「呼吸理学療法」が導入されるようになる。たとえば1956年には国立東京療養所の長沢誠司氏がイタリア留学で学び、1958～59年ごろ在日陸軍病院の米国理学療法士が下河辺征平氏（⬇18頁）の紹介で東京療養所に呼ばれて講習会を行ったり〔砂原・上田 1984年〕、1955～56年にスウェーデンに留学した結核予防会の島尾忠夫氏が「胸部疾患の理学療法」を翻訳したりしたものから始まり、広まっていった〔島尾 2003年〕。1961年には同じく国立東京療養所の芳賀敏彦氏がデンマークに留学してこれを学んでいる。

肺理学療法は、胸部手術後の肩関節・胸郭などの運動制限の改善、肺活量増加、長期の安静療法によって低下した全身体力の回復などのために行われたもので、途切れることなくその後も発展し、結核だけでなく、一般の胸部手術後の回復促進、頸髄損傷四肢麻痺者や慢性閉塞性肺疾患（ＣＯＰＤ）患者、進行した筋ジストロフィー、その他の肺機能低下者の呼吸機能向上や排痰促進など、広い範囲に適用されて今日に至っている。

結核リハビリテーションの意義——内部疾患のリハビリテーションへの「遺産」

「結核作業療法」はさまざまな「遺産」を残した。特に「内部疾患のリハビリテーション」という点で現在でも学ぶべきは、「負荷試験としての作業」、すなわち「運動負荷限度の確認とその増加」ということであった。これは結核が完全に治癒したわけではないが、排菌（他人に感染を広げる危険性）はなくなり、免疫力が結核菌の増殖を封じ込めている状態に達した患者（化学療法以前は、これが最良に近い状態であり、そういう患者はたくさんいた）に適度な負荷を与えることで、どの程度（歩行距離・時間、作業密度・時間など）までの負荷ならば発熱、血沈値の上昇などの症状（過負荷による免疫力の低下）が出ないかを確認しながら、少しずつその距離・密度・時間などを増やしていくという方式であった。

このような客観的なデータに裏づけられることで、患者自身も、治療者側も安心して社会復帰への道筋をたどることができたのである。この考え方は、当時すでに始まっていた心疾患患者のリハビリテーションにも共通するものであった。たとえば「内科系リハビリテーション懇談会」（⬇4頁）の発起人の一人であった木村　登氏（久留米大学教授、１９７８年第15回リハ学会会長）や、リハ学会発足時の常任理事であった小林太刀夫氏（東大教授、１９７１年第８回リハ学会会長）は当時すでに心疾患患者のリハビリテーションで有名であった。

これはまた、その他の慢性疾患一般、さらに癌などによる「重症ハイリスク疾患による全身体力消耗状態」〔上田 1991年b〕のリハビリテーションとケアのありかたにも大きな示唆を与えるものである。

以上に加えて、結核リハビリテーションが「障害」概念の拡大に寄与した点も重要である。それは、「身体障害者福祉法」（➡71頁）への「内部障害」（呼吸器機能障害、心臓機能障害）の導入（１９６７年）であり、これは調氏、砂原氏を中心とする障害者自身と専門家の協力によって行政を動かした成果であり、その後の多数の内部障害の導入に道を開いたものであった（➡72頁）。

以上のようにみてくると、１章のように水野祥太郎先生や私自身を含めて、多くの人が当時思った「なぜ結核療養所にＰＴ・ＯＴの学校ができるのか」「なぜ『結核の砂原』がリハビリテーションをやるのか」という疑問が、かなり的外れであったことがわかっていただけるであろう。

◎本章のおわりに――
なぜ１９６３年がリハビリテーション医学の誕生の年となったのか？

これまで、「小児」→「青年・成人」→「高齢者」という三つの時代のそれぞれについて詳しく見てきたが、最後にそれらをもう一度振り返って、本章の最初に述べた、「高度経済成長は道半ばで、まだ「豊かさ」は実感でき（ない）時代に、なぜ『リハビリテーション医学の出発』などということが可能だったのであろうか？」という疑問に対する一つの答えを出してみたい。

というのは、大正後期~昭和初期に始まった「小児の時代」が提起した問題がまだ解決しないうちに、戦中の「青年・成人の時代」の課題が加わり、さらにそれらの課題がまだ部分的にしか解決しないうちに、1950年代半ばに「高齢者の時代」が加わって、1960年代初めにはリハビリテーションの対象として全年齢層が「出揃った」ということである。こうしてリハビリテーションは国民の一部の層だけの問題ではなくなり、全年齢層が対象となりうるものになり、まさに「国民的課題」となったのである。

1963年という特定の1年間に、リハビリテーション医学の「臨床・教育・研究」の3者がほとんど同時に出発したこと自体は偶然といえるものであったかもしれない。しかし、これら3者が、遅かれ早かれ姿を現す「機」は「熟して」いたのであり、まさに「必然的な」出来事だったのである。

注1　丸山一郎（1943~2008年）松本出身。職業リハビリテーションの先駆者の一人。慶應義塾大学卒、サンフランシスコ大学留学。太陽の家、東京都心身障害者福祉センター、東京コロニー、厚生省社会局・身体障害者福祉専門官、全国社会福祉協議会、日本障害者リハビリテーション協会を経て埼玉県立大学教授（1999~2008年）。

注2　横山 巖（1926~2008年）1948年東大医学部卒。物療内科入局、1956年長野県厚生連鹿教湯温泉療養所長。1961~66年日産厚生会玉川病院内科医長、その間1963~64年ニューヨーク大学留学。1966~91年（社）神奈川県老人福祉事業団七沢理学診療病院（その後七沢リハビリテーション病院）院長。1994~2000年北里大学医療衛生学部教授。1976年第13回日本リハビリテーション医学会総会会長。1986~90年厚生省医療関係者審議会PT・OT部会長。

注3　佐久間穣爾（1933~2012年）千葉県出身。1957年東大医学部卒。物療内科入局。1959~61年ボルティモア・ホスピタル・センターで内科レジデント研修、1961~64年ニューヨーク大学リハビリテーション医学研究所でリハビリテーション医学レジデント研修、1964年日本人最初の米リハビリテーション医学専門医となる。1964~66年東大リハビリテーション部、国療東京病院附属リハビリテーション学院などに勤務。

その後再渡米し、２０１１年に帰国する1年前までニューヨーク医科大学（New York Medical College）リハビリテーション科教授などとして勤務。

注4　明石 謙（１９３４～２００５年）京都市出身。１９５９年岡山大学医学部卒。整形外科に入り、アメリカ留学後、川崎医大リハビリテーション科教授（１９７５～２０００年）、川崎医療福祉大教授（１９９５～２００５年）などを歴任。１９８１年第18回日本リハビリテーション医学会総会会長。

第3章 ● リハビリテーションの源流から「リハビリテーション医学」の誕生まで

100～50年前の世界

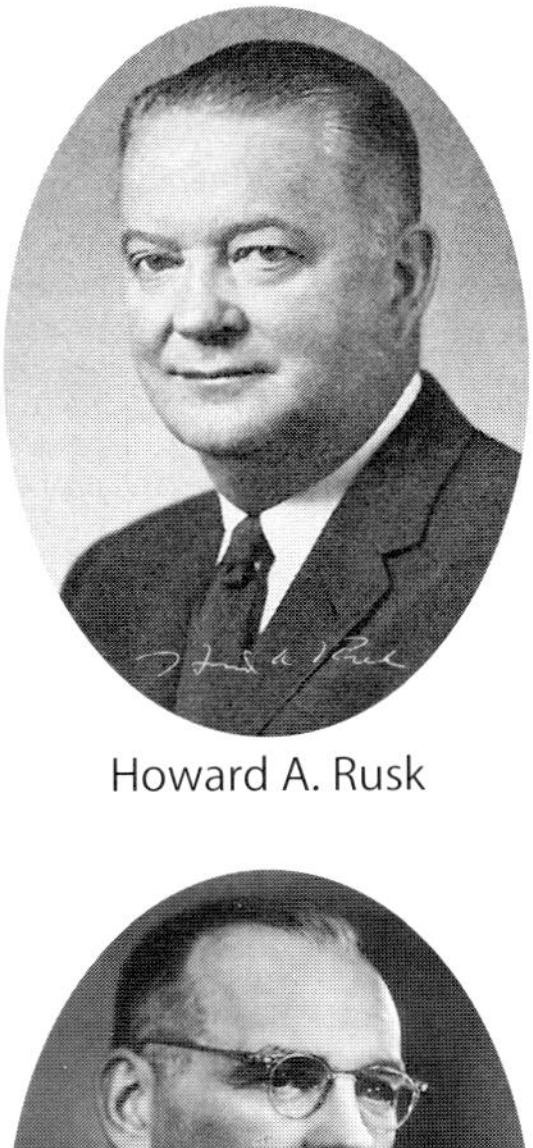

Howard A. Rusk

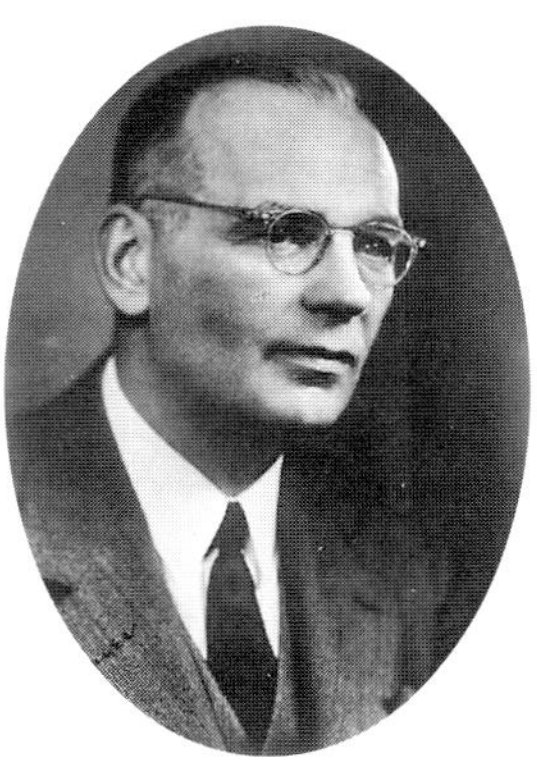

George G. Deaver

第2章ではいったん１００年前の日本に戻り、そこから「記念すべき年」１９６３年までの日本のリハビリテーションの50年間の「前史」をたどってみた。本章では、視野を世界に広げ、それを背景に日本の歩みをよりよく理解するために、再びタイムマシンに乗って、いったん１００年前の世界にまで戻って、世界の中でのリハビリテーションの「源流」をたどり、そこからほぼ50年前の「リハビリテーション医学」の誕生前後までの歩みをたどってみたい。

本章の構成は二つの世界大戦を基準点として、「第一次世界大戦の時期」（実際はそれ以前のリハビリテーションの「源流」も含めて）、「戦間期」、「第二次世界大戦とその直後」の三つに分けた。これまでみてきたように、日本の場合も第二次世界大戦の影響は大きかったが、世界、特にアメリカでは、これからみていただくように、二つの大戦の影響が決定的に大きかったからである。

戦争はさまざまな技術を発展させる。その多くは破壊的なものであるが、時にはレーダー技術のように平時に役立つものも生み出される。大戦時に国家が（具体的には軍が）リハビリテーションの価値を認め、それに資源と人を動員し、その結果リハビリテーション技術が発展したのは、日本でもアメリカでも、第一義的には戦争遂行のためであったことは確かである（戦傷兵を前線に戻し、それができなくてもせめて「銃後の生産力」として貢献させる）。しかし、少なくともリハビリテーションの技術そのものは破壊的なものではなく、戦闘によって一部破壊された機能・能力・役割を回復させるための技術であり、それは平時になればそのままただちに一般国民の福祉（ウェルビーイング）のために活用できるものであった。実際に歴史はそういう歩みをたどったのである。

その意味で「リハビリテーションは戦争が残した数少ないプラスの遺産であった」というのもひとつの真理といってよいであろう。

第一次世界大戦のインパクト

１００年前の１９１３年には、世界、特に欧米は第一次世界大戦（１９１４〜１８年）の前夜にあった。第一次世界大戦に際し、アメリカは初め中立であったが、１９１７年に連合国（英・仏・露）側に立ってドイツ・オーストリアに対して宣戦する。ヨーロッパ戦線での負傷者で、アメリカ本土に後送された者は１９１９年５月までに総計12万３０００人の多数にのぼったといわれる〔Gritzer & Arluke 1985年〕。

◎身体再建およびリハビリテーション部門と身体再建病院

１９１７年の宣戦後まもなく、米陸軍軍医総監部のなかに「身体再建およびリハビリテーション部門」（Division of Physical Reconstruction and Rehabilitation）が設けられ、内科物理療法医であったモック（Harry E. Mock）軍医大佐が責任者となった。これが医学の世界で「リハビリテーション」の語が用いられた最初の例であり、まだ１００年経っていないのである。

この場合、「身体再建」は「手段」であり、「リハビリテーション」は社会復帰・職業復帰という「目的」の意味であり、「訓練」の意味はもっていなかったことは重要である。モック自身の言葉でも「リハビリテーションとは、能力の低下した兵士を再び軍務に復帰させ、障害を残して退役する兵士を経済的に有益な存在にすることである」といっている〔Mock 1943年〕。彼の指導下に多数の「身体再建病院」（Reconstruction Hospital）が作られ、整形外科医、内科物理療法医（物療内科医）がそれに従事した。

リハビリテーション医学の「源流」

この時点に至るまでの「身体再建」、すなわち身体障害からの回復のための医学・医療の技術としてはすでにさまざまなものがあった。ルネッサンスにまでさかのぼる義肢製作・訓練技術をはじめとして、18世紀フランスのアンドレ（Nicholas André）の「機能的装具」や、ティソー（J. C. Tissot）の「治療体操」（一部作業療法を含む）、19世紀スイス（のちにドイツ）のフレンケル（H. S. Frenkel）の失調症に対する運動療法、パリのサルペトリエール病院（精神・神経疾患病院として有名）にシャルコー（Jean-Martin Charcot）の後継者レイモン（Fulgence Raymond）がフレンケルの業績に感銘を受けて「機能的再教育」のために設立した世界最初の運動療法室などをリハビリテーション技術の「源流」としてあげることができる〔詳しくは上田 1992年〕。

これに加えて、水野は、スイスのヴネル（Gabriel F. Venel）が１７８０年にローザンヌ北郊のオルブに世界最初の肢体不自由児施設を作ったこと、スウェーデンのリング（Pehr H. Ling）が１８１３年にストックホルムに体操学校を開き、兵式体操・学校体操のほかに治療体操と芸術的体操を体系化し普及したこと、そして1905年のビーザルスキー（Konrad Biesalski）創設のベルリン郊外ダーレムのクリュッペルハイム（高木氏が訪問した⬇45頁）をリハビリテーションの「前夜」としてあげている〔水野 1983年〕。

アメリカでは、後述するように整形外科医ロヴェット（Robert W. Lovett）らによるポリオを主とする障害児に対する機能再建手術と「後療法」としての装具や歩行訓練などが行われていたし、当然義肢製作・使用訓練も行われていた。

このようなリハビリテーション医学の「源流」をもとに、戦時の身体再建病院では、必要に応じてこれらの技術を組み合わせ、工夫し、発展させていくことになる。はじめはいろいろな専門の医師が担当医として入り乱れて働いていたが、次第に整形外科医は手術と術直後のケアに、物理療法医がその後の治療訓練にという分担ができていった〔Gritzer & Arluke 1985年〕。

物理医学とは

なおここで、あと（第二次大戦後）になってリハビリテーション医学の独立（専門医制の発足）の際に名称に関して問題となる「物理療法」あるいは「物理医学」そしてそれに携わる「物理療法医」というものについて説明しておきたい。物理療法とは、水〔冷水、湯、温泉。日本と違い入浴よりシャワー（ドゥーシュ）あるいは水泳を好む〕、温熱、電気、赤外線、紫外線などを病気の治療に用いるもので、各科で行われたが、概して内科に多かった。大陸医学（ドイツ・フランス）で盛んで、日本でも先に出てきたように「温泉療法」や「物療内科」というかたちで一時は隆盛であった。アメリカでは長い間

「物理療法」(physical therapy) と呼ばれ、それを専門とする医師は自分たちのことを物理療法医 (physical therapist) と呼んだが、理学療法士と紛らわしいため、ある時期から（1940年代）、「物理医学」(physical medicine) の名称を好むようになり、1944年には関連する2団体（今日のアカデミーとコングレス➡186頁）がともに会名を「物理療法」から「物理医学」に変えている。

なおアメリカでは一時X線やラジウムによる診断・治療が「物理療法」に含まれた時代があり、この分野を盛んにするのに貢献したが、やがて「放射線科」が独立して去っていくに及んで、その力は失われた。ただ薬物療法自体が現在のように発達していない時代に、内科医が薬とともに物理的手段による治療を行うことが、患者にとっては一種の魅力と安心感を与えたことも確かであったろう。しかし、当時の医療全般がそうであったように、急性期の疾患治療が中心であり、理論的には「物理的」(physical　英語では「身体的」の意味もある) 療法に入る運動療法は、戦争の時期には物理療法医も盛んに行ったとしても、平時にはむしろ整形外科の術後の「後療法」として行われるのが主であったようである。

余談であるが、第4章に述べるように、私の父は外科の開業医であったが、診察室の一隅にはアーク燈による紫外線の機械があり、「消毒のため」「傷の治癒を早める」（本当に効くのかどうか知らないが）といって、患者さんに照射してあげていたのを、紫外線に伴って発生するオゾンの匂いとともに懐しく思い出す。

◎理学療法士の誕生

第一次世界大戦は「理学療法士」というリハビリテーションの専門職をも生み出した。それは戦時下の急増する需要に応えるために、必要に迫られて生み出された職種ではあったが、戦前からの「原型」もあった。それは、すでにボストン地域の複数の整形外科クリニックで、ポリオを主とした障害児に治療体操を指導する「医療補助員」として働いていた、特別な訓練を受けた体育指導員やマッサージ師の女性たちの存在である。

身体再建補助員としての出発

戦時において、整形外科医が中心になって、６週間から３か月にわたる速成講習会が組織され、マサチューセッツ総合病院（Massachusetts General Hospital, MGH）の「補助員」主任が、新しい職種の職務内容の規定や研修プログラム作りにあたった。これに応募したのは、体育教師の資格をもち、ある程度の解剖学の知識をもっている女性たちであった。まもなく14校の体育系大学・専門学校が同様の講習会を行うようになった。

彼らははじめ「身体再建補助員」（reconstruction aides）と呼ばれた。全員が女性であったため「女性協力補助員」（women's auxiliary aides）と呼ばれることもあった。その後、彼女らは「身体再建理学療法補助員」（reconstruction physiotherapy aides）と呼ばれるようになった。最終的には彼女らの数は約８００人にまでなり、47病院で働いていた。

戦後の協会発足

戦後の１９２１年、これら補助員30人と医師６人とがニューヨークで集まり、「アメリカ女性理学療法協会」（American Women's Physiotherapy Association）を結成した。翌１９２２年に協会名は変更されて「女性」がとれ、「アメリカ理学療法協会」（American Physiotherapy Association, APA）となる。これによって男性を含めることはもちろん、門戸は広く開放され、入会資格は「理学療法または体育の学校を卒業し、マッサージと治療訓練の経験をもち、電気療法あるいは水治療法のある程度の知識を有する者」と規定された。間もなく基礎資格はナースをも含むように拡大された。

機関誌『理学療法レビュー』（Physiotherapy Review）が発刊され、１９４６年に会がAmerican Physical Therapy Association（APTA）と改名したのちは、機関誌は“Journal of American Physical Therapy Association”となり、その後「理学療法」（Physical Therapy）となって今日に至る〔Gritzer & Arluke 1985年〕。

ちなみに、イギリスの「公認理学療法協会」（Chartered Society of Physiotherapy, CSP）の設立は１８９４（明治27）年にさかのぼるので、一見アメリカより30年近く早かったことになるが、実態がどうだったのかは判然としない。というのは、最初この協会はマッサージを行っていた４人のナースによって「訓練された女性マッサージ師協会」（the Society of Trained Masseuses）として結成され、数年後に公認され、何回か名称を変えて現名称となったもので、‘physiotherapy’を会名にかかげるようになったのはようやく１９４４年になってであり、その点ではアメリカのほうが約20年早かったからである。

◎作業療法士は第一次大戦前から

一方で、作業療法士の出発はもう少し早かった。作業療法自体は、フランス革命直後の１７９３年にパリでフィリップ・ピネル〔Phillipe Pinel「精神病者を鎖から解き放った」ことで有名〕が精神病患者のために始めた「道徳療法」（Moral Treatment）に始まるとも、それ以前からあったともいわれる〔秋元・他 1991年〕。この「道徳療法」はアメリカにも早くから伝わり、19世紀の40～50年代はその「黄金時代」であった。しかし南北戦争（１９６１～６５年）で大打撃を受け、20世紀初頭にはほとんど消滅したに等しかったという〔Gritzer & Arluke 1985年〕。

協会の発足

それを再興したのは建築家であり自身も結核患者であったジョージ・バートン（George Barton）であった。彼は作業が回復を助けることを体験して、１９１４年にニューヨーク州北西部（オンタリオ湖近く）のクリフトン温泉（Clifton Springs, NY）に「コンソレーション・ハウス」（Consolation House「慰めの家」）を創立した。これは結核回復期の患者のための、学校、作業所、職業紹介所を兼ねたものであった。

一方、翌１９１５年に、精神科作業療法に興味をもっていた精神科医のウィリアム・ダントン（William Dunton）が『作業療法　ナースのためのマニュアル』（Occupational Therapy: a Manual for Nurses）を出版する。それを読んだバートンはダントンに接触して「協会を作らないか」ともちかける。こうして１９１７年３月、彼ら２人と精神科ナースのスーザン・トレイシー（Susan Tracy）、ソーシャルワーカーのエリノア・スレイグル（Eleanor Slagle）の４人を中心とする８人で「全国作業療法推進協会」（National Society for the Promotion of Occupational Therapy）が設立される。最初の会長はバートンであったが、重要な役割を果たしたのは、スレイグルとダントンであったという〔Gritzer & Arluke 1985年〕。

戦中戦後の発展

第一次世界大戦へのアメリカの参戦にあたり、結成後間もない「全国作業療法推進協会」は陸軍軍医総監部に協力を申し出て、短期の講習会を組織するなど努力し、ある程度受け入れられたが、軍病院側の作業療法に対する理解度は低く、終戦時に「身体再建病院」で働いていた作業療法士は１１６人にとどまった。

しかし戦後の発展は著しく、精神科から結核へ、さらに労働災害へと対象患者も広がっていった。１９２０年代初期には会員数は５００人に近かったという。１９２３年にはアメリカ作業療法協会（American Occupational Therapy Association, AOTA）と改名して今日に至る。

なお機関誌『作業療法アーカイヴス』（Archives of Occupational Therapy）は１９２５年に『作業療法およびリハビリテーション』（Occupational Therapy and Rehabilitation）と改名するが、これは「リハビリテーション」の名を冠する最初の定期刊行物であった。なおこれは１９４７年に現行の『アメリカ作業療法誌』（American Journal of Occupational Therapy, AJOT）に改名する〔Gritzer & Arluke 1985年〕。

戦間期のアメリカ

話を少し戻して、第一次大戦と第二次大戦の間の約20年（１９１８〜３９年）、いわゆる「戦間期」のアメリカをみてみよう。

◎繁栄・大恐慌・そしてニューディール

戦間期前半の10年間は、戦争で疲弊したヨーロッパを尻目に、アメリカは大量生産・大量消費に基づく未曾有の経済繁栄期を迎え、「永遠の繁栄」を謳歌していた。しかし、１９２９年10月24日（「暗黒の木曜日」）のウォール街（ニューヨーク証券取引所）での株価の大暴落をきっかけに起こった恐慌は、全世界に波及し「世界大恐慌」となる。これはアメリカ経済を破局に導き、多くの会社が倒産し、多数の失業者を生み、多くの銀行が取りつけ騒ぎの的となった。これを後半の10年足らずの間に建て直らせたのがルーズベルト（Franklin Delano Roosevelt, FDR, １９８２〜４５年。ローズベルトともいう）のニューディール政策である。

すなわちルーズベルトは1933年3月に大統領に就任すると、その日のうちにラジオ演説を行い、「1週間以内にすべての銀行の経営実態を調査させ、預金の安全を保障する」ことを約束し、銀行の取りつけ騒ぎを収束の方向に向かわせた。

さらに彼は議会に働きかけて、矢継ぎ早に景気回復や雇用確保の新政策を審議させ、最初の100日間で次のような多数の法律を制定させた。すなわち、①緊急銀行救済法、②TVA（テネシー渓谷開発公社）などの公共事業法、③CCC（民間植林治水隊）による大規模雇用、④NIRA（全国産業復興法）による労働時間短縮や最低賃金保障、⑤AAA（農業調整法）による農業生産量の調整（過剰生産の抑制）、⑥ワグナー法（全国労働関係法）による労働者の権利拡大、などである。

さらに1935年にはニューディールの第二弾としてWPA（公共事業促進局）を設立し、失業者の大量雇用と公共施設建設や公共事業を全米に広げた。

◎一時停滞したリハビリテーション、しかし二つの「芽」が

この間に第一次大戦の終戦後、「身体再建病院」は次々と閉鎖されていき、アメリカのリハビリテーション界は一時停滞の時期を迎える。大戦中に活躍し、メンバー数も拡大していた物理療法医も開業に戻り、疾患治療に専念するようになっていく。

しかし、存続と復活の「芽」はあちこちに残され、ひそかに成長していた。理学療法士と作業療法士の2職種の発展もそうであるが、医師についていえば特に重要な人物が二人いた。一人はニュージャー

ジーに陣取ったケスラーであり、もう一人はニューヨークで活躍した「ＡＤＬの父」ディーヴァーである。彼らはともにアメリカ東海岸で、ハドソン河をはさんだ両岸という近いところにいた。

ニュージャージーのケスラー

ヘンリー・ケスラー（Henry H. Kessler　１８９６〜１９７８年）はニュージャージー州ニューワーク市（Newark, NJ）に移民の子として生まれ、苦学して１９１９年にコーネル大学医学部を出て医師となった。在学中にニュージャージー州労働局の援助を受けたため、返礼として働くことを申し出た。たまたま州知事が大戦中同州にあった「身体再建病院」の業績を誇りに思っており、民間の労働災害患者のためにも同様のサービスが必要だと考えていた。その支持によって、１９１９年に労災患者を対象とする、アメリカ全土で最初の「州立リハビリテーション・クリニック」がニューワーク市に設立され、ケスラーは開業の傍ら非常勤の責任者となった。彼はオルビー医師（Frederick Albee　第一次大戦中に身体再建病院で活躍した整形外科医。骨移植で有名）の指導のもとに、労災患者のリハビリテーションにあたることになる。

クリニックはニュージャージー州労災局の建物の一フロアで、上のフロアにある労災局で「職業復帰の可能性あり」と判定された患者・障害者に、外来リハビリテーション・サービスを提供したのである。その後第二次大戦の勃発と海軍への召集までの二十数年の間に、ケスラーはニューワークの障害児病院（Hospital for Crippled Children in Newark）を含むいくつかの病院を指導するようになる。なお、ニュージャージー州以外にも、いくつかの州で労災患者のリハビリテーションは行われていた。

ニューヨークのディーヴァー

ジョージ・ディーヴァー（George G. Deaver）は１８９０年ボルティモアに生まれ、体育学を学んだのちにペンシルヴァニア大学で医学を学び、１９１７年に卒業するとともに、ＹＭＣＡ代表として第一次大戦でエジプトのヘリオポリスに進駐していたイギリス軍のコンサルタントになり、戦傷兵の体力回復プログラムを指導して効果をあげ、他の基地にも同様のプログラムを広めた。彼はこの功労に対して英帝国勲章を授与されたが、アメリカの規制のために受け取れなかった。１９２２年に帰国し、フィラデルフィア、シカゴのノースウエスタン大学などで体育医学・スポーツ損傷・理学療法などの研究・教育に携わったのち、１９３２年にニューヨークに移り、ニューヨーク大学教育学部理学療法学科（１９２７年創立）の医学アドバイザー兼教育部長となった〔anonymous 1968 年〕。

実はニューヨークには第一次大戦中の１９１７年に、ジェレミア・ミルバンク（Jeremiah Milbank）という資産家が（まだわずか30歳であったが）赤十字に5万ドルという、当時としては巨額の寄付をし、「赤十字身体障害児・者研究所」（Red Cross Institute for Crippled and Disabled）を設立していた（インスティチュートとは、研究所という意味だけでなく、研究機能を備えた大規模な外来診療所、あるいは病院をも意味するが、以下一律に「研究所」と訳す）。これは間もなく赤十字から独立し、「身体障害児・者研究所」（Institute for Crippled and Disabled，ＩＣＤ）となる。内容的にはケスラーのクリニックよりも充実しており、「リハビリテーション」の名称は使わなかったが、のちに「アメリカ最初の民間人のためのリハビリテーション病院」と評価されるようになる。その技術水準が高かったことは、１９２０年代の初期に前述のオルビーが、義肢の研修のためにケスラーをＩＣＤに送ったことからもわかる。オルビー自身が義肢には詳しかったのでなおさらである〔Verville 2009 年〕。なおミルバンクは、１９３０年にＩＣＤに新病棟を寄贈し、一層充実させている。

「ＡＤＬの父」ディーヴァー

ディーヴァーは、１９３２年にニューヨーク大学理学療法学科に移るとともに、ＩＣＤに無料奉仕で勤務し、学生の実習場としても活用する。１９３８年に彼はＩＣＤの医療部長（メディカル・ディレクター、日本の院長にあたる）となるが、今度は逆にニューヨーク大学理学療法学科の非常勤講師兼医学アドバイザーとなり、診療と教育の緊密な連携を続ける。

彼はＩＣＤでリハビリテーションの技術面の開発に努力し、（松葉杖と長下肢装具によって）脊髄損傷者が歩行できることを証明し、ＡＤＬ（activities of daily living, 日常生活活動）の概念や基本技法を確立し、理学療法士のブラウン女史（Eleanor Brown）とともに『松葉杖の挑戦』（The Challenge of Crutches）と『日常生活に必要な身体活動─日常生活活動』（The Physical Demands of Daily Life-The Activities of Daily Living １９４５年）という2冊の古典的名著を書いた。なおこのＡＤＬの対象疾患・障害としてはすでに脳卒中片麻痺が取り上げられており、日本でいう「高齢者の時代」（➡81頁）のリハビリテーションがすでに先取りされていた。

この2冊の本は、ともに現代のリハビリテーション医学の技術面での礎石を置いたものといってよく、特に後者は、それまでの医学では「生命」の価値が支配的であったのに対して、日常生活活動（ＡＤＬ）の概念を提唱することで、医学の世界に初めて「生活」の視点を導入したという点で画期的なものであった。この時点で，もはや単なる運動療法でも物理医学でもない，現代的なリハビリテーション医学が誕生したといっても過言ではない。

◎1920年の職業リハビリテーション法——理想主義と妥協と

この戦間期に起こったもう一つの重要なできごとは，職業リハビリテーションが制度として確立されたことである。すなわち1918年に傷痍軍人に対する職業リハビリテーション法が成立し，それに倣うかたちで戦後すぐの1920年に民間人（一般市民）を対象とする，「スミス・フェス法（職業リハビリテーション法）」（Smith & Fess Act: Vocational Rehabilitation Act）が成立したことである。これは一見「アメリカのリハビリテーションは，医学より先に職業リハビリテーションが先に確立した（医学的リハビリテーションは遅れた）」といいたくなるようなものであった。というのも，この法律は障害のある民間人の職業復帰のために必要な職業評価・職業訓練・就職斡旋サービスに対し連邦政府の予算支出を可能にするものであったが，その前提として必要なはずの医学的リハビリテーションについては全く触れていなかったからである。

しかし，その成立過程をつぶさにみてみると，はじめの立法意図は，医学的リハビリテーションから職業復帰までの，今でいう「総合リハビリテーション」的なもの（⬇276頁）を連邦政府の予算で一貫して行おうとする総合的・理想主義的なものであった。しかし，さまざまな力関係に翻弄され，1917年ごろから3年がかりの経過を経て，妥協に妥協を重ね，いわば「ぼろぼろになってたどりついた」最終点がこの法律だったのである。

屈折した立法過程

詳しい経過は文献〔Gritzer & Arluke 1985年 pp46-52〕をみていただきたいが、要するに最初は、連邦政府の行政官と立法府の議員のなかから、戦時中の「身体再建病院」でのリハビリテーションの（技術的にはまだ未熟なものであったが、それにしても前代未聞の）成果をみての、「戦争の遂行に兵士同様に貢献して不幸にも傷病を得た労働者はもちろん、平時の民間人の傷病者にも、軍人で成果を立証したリハビリテーションを受けられるようにすべきだ」という、いわば当然の人道的な考えから出発したものであった。

ところが、①職業訓練と医療との省庁間の対立（縄張り争い）、②政府（連邦も州も）対アメリカ医師会の対立、③連邦 対 州の権限争い、を中心として、ある局面ではそれらに加えて個別省庁とホワイトハウス（大統領府）の対立が起こったり、軍と民間の対立がからんだりして、立法プロセスは限りなく複雑なものになっていった。

ここで、①は日本でも想像がつく対立である（第2章の、相模原時代の国立身体障害者更生指導所と神奈川県身体障害者公共職業補導所の対立・並存を思い出していただきたい➡61頁）が、②、③はかなりアメリカ特有の事情であった。②についていえば、アメリカ医師会は、開業医第一主義・自由診療第一主義に立っており、医療費に関するあらゆる政府（連邦政府も州政府も）の介入を「社会化された医療 イコール社会主義（Socialized medicine = Socialism）」として排撃した（この点、健康保険・介護保険と「共存」している日本医師会とは対照的である）。したがって医学的リハビリテーションの費用を政府（連邦も州も）が負担することなど論外であった。③についていえば、アメリカは建国以来州を基本とした「合州国」であり、各州は連邦政府が直接国民にサービスを提供することを嫌った。

将来への「芽」を残す

このような事情で、揉めに揉めつづけた末に成立したこの「職業リハビリテーション法」は、①職業リハビリテーションに限り、医学的リハビリテーションを含まず（義肢の給付は含まれていた）、②連邦と州が資金を半々ずつ負担して州が実施する（やる気のない州はやらなくてもいい）、とした妥協の産物であった（②などは日本では考えられないことである）。「ニューディール」以前の、社会福祉的立法が全くなかった時代にすればやむを得ないところであったろう。しかしこの法律が職業リハビリテーション、ひいてはリハビリテーション全体の出発点となり、将来の発達をうながした効果は大きかった。

すなわち、限定された成果ではあったが、連邦政府の心ある行政官たちはまだけっして諦めておらず、第二次大戦勃発後の１９４３年の「職業リハビリテーション法」改正で、医学的リハビリテーションを含める条項（職業リハビリテーションのために必要なら医学的リハビリテーションのための費用も連邦政府が支給できる）を滑り込ませることに成功し、その後も一層の向上を目指すが、それは節を改めての話題としたい。

◎ポリオのリハビリテーション――ロヴェットとルーズベルト

戦間期の障害発生の大きな原因はポリオであった。ポリオの最初の症例は19世紀初めのイギリスで発見され、１８４０年にドイツの整形外科医ヤコブ・ハイネ（Jacob Heine）によって病態が詳細に研究され、１９０９年にオーストリアの基礎医学者カール・ランドシュタイナー（Karl Landsteiner 血液型の発見者でもある）によって原因ウイルスが発見されていた（が、すぐには予防にも治療にも結びつかなかった）。

ロヴェット

アメリカでは20世紀初頭から小流行があり、１９１６年にはヴァーモント州で最初の大流行があった。当時すでにボストン小児病院（Boston Children's Hospital）でポリオの治療と「後療法」にあたっていた整形外科医ロヴェット（Robert W. Lovett）は、理学療法士のライト（Wilhelmine Wright）とともにヴァーモント州当局に招かれて、２３５人のケースの急性期治療とリハビリテーションにあたったという。ロヴェットは後年、徒手筋力テスト法（の基本をなす抗重力肢位判定法）と、それに基づく筋力増強訓練法の原理など、現在のリハビリテーション医学の基礎の確立に貢献した人である。

ルーズベルトのポリオ罹患

一方、ニューヨーク州上院議員、海軍次官、副大統領候補などの輝かしい経歴の頂点にあった少壮政治家ルーズベルト（ＦＤＲ）は、１９２１年、39歳でポリオに罹患し、全身にわたる麻痺を残す（ギラン・バレー症候群だったという説もある）。彼はロヴェットらの指導のもとに、ボストンなどで1年半近い治療・訓練を受け、上半身はほぼ回復するが、下肢の麻痺は強く残り、終生松葉杖歩行または車椅子移動であった（ただ、そういう姿は極力人にみせなかったし、写真もめったに撮らせなかった）。

１９２４年、彼はジョージア州西部にあるその名もウォーム・スプリングス（温泉、Warm Springs, GA）という山間の温泉地にあった回復期施設に滞在し、その土地、温泉、そしてポリオ患者仲間がかもしだす同志的雰囲気に魅了された結果、ついに１９２６年に自分で出資して施設を買収し、さらに１９２７年には「ウォーム・スプリングス財団」（Warm Springs Foundation）を設立し、施設を拡大して病院、プール、レストランなどを備えた大リハビリテーション・センターとする。ハバード・タンクにその名を残すルロイ・ハバード医師（Leroy Hubbard）が乞われて初代の医療部長（院長）となった。ルーズベルトは患者たちに親切で、相談に乗ったり、自分の経験や工夫を教えてあげたりしたので、彼らから親しみを込めて「ドクター・ルーズベルト」と呼ばれていたそうである。彼は大統領となってからもここでしばしば休息し、感謝祭をここで祝うのが常だった〔Verville 2009 年〕。

政界復帰とニューディール

彼はポリオ罹患後7年にして、１９２８年にニューヨーク州知事に当選し、政界に復帰する。そして１９３３年には大統領となり、12年間その職にあり、ニューディールと第二次大戦を指導し、史上唯一の4選を果たしたアメリカ大統領となった（まだ3選以上を禁じる憲法規定はできていなかった）。彼は先に述べた一連のニューディール立法に加えて、１９３５年に「社会保障法」（Social Security Act）を実現するが、これは後年のメディケアやメディケイドの基礎となり、リハビリテーションにも大きく寄与した。ルーズベルトはニューディール立法のなかでも特に社会保障法の実現を喜んでいたという〔Verville 2009 年〕。

ポリオへの関心も終生失わず、１９３８年には「ウォーム・スプリングス財団」を発展的に解消して、全国に支部をもつ「全国小児麻痺財団」（National Foundation for Infantile Paralysis, NFIP）を創立する。この財団は「マーチ・オブ・ダイムズ」（March of Dimes「10セント貨幣の行進」）という大衆募金で有名で、ポリオに関する医療費の支援や教育・研究への支援などを大規模に行った。なおこの財団は後年、ポリオがほぼ根絶された１９５８年には単に「全国財団」（National Foundation）と改名し、貢献の範囲をさらに拡大する。

◎シスター・ケニーの挑戦——その功罪

ロヴェットに代表される、当時の対ポリオ・リハビリテーションは、筋力増強、松葉杖歩行、拘縮に対する手術が中心であったが、発病の初期には安静と良肢位保持が強調され、ともすればリハビリテーションの開始が遅れる傾向にあった。

それを批判し、権威に対して果敢に挑戦し、一時一般社会の注目を集める大論争を巻き起こしたのがアイルランド系オーストラリア人ナースでミネアポリスなどで活躍したシスター・ケニー（Sister Elizabeth Kenny）であった。彼女の説には、過度の安静の害を説き、早期からの運動訓練の必要を力説するなど、現在からみても正しい主張が含まれていた反面、明らかに医学的に誤った独断的な「理論」も多数含まれていた。装具・副子を使うべきでないとし、呼吸麻痺の場合のレスピレーターの使用まで否定するなどの、あきらかに危険な主張まで含まれていた。

彼女の「理論」の功罪と、その歴史的評価には興味ある点が多々あるが、それについては他に詳しく論じたので、参照していただければ幸いである〔上田 1992年 pp14-17〕。

第二次世界大戦の衝撃

１９３９年９月１日のナチス・ドイツ軍のポーランド侵攻に対抗して、９月３日に英・仏はドイツに宣戦を布告する。これが第二次世界大戦の始まりである。さらに１９４１（昭和16）年６月のドイツ軍のソビエト連邦（ソ連、現 ロシア）への奇襲攻撃で戦線は大きく拡大した。この戦争に対し、アメリカの世論は参戦反対論が強く、イギリスのチャーチル首相などの強い要請にもかかわらず、アメリカは中立を守っていた。

その状況を変えさせたのが、１９４１年12月８日（アメリカ時間７日）の、山本五十六司令長官指揮下の日本連合艦隊のハワイ真珠湾奇襲攻撃であった。

この戦争は、日米両国をはじめとして、英・仏・独・伊、ソ連などの交戦国の兵士たちに多大の死傷者を出しただけでなく、それまでの戦争と違って交戦国・被占領国（オランダ、北欧、アジア諸国など）の民間人まで巻き込んだ「総力戦」であった。戦場だけでなく、無差別爆撃の応酬（ドイツのロンドン爆撃、連合国のドレスデン・ベルリン爆撃、日本の重慶爆撃、アメリカの京都を除くほとんどの都市の爆撃）によって、子どもや高齢者を含む非戦闘員に多大の死傷者を出し（その点では中国戦線の日本軍も批判を免れない）、住宅や企業・学校が焼き払われるという、史上初めての巨大な破壊力を発揮した残虐な戦争であり、広島・長崎は最終的なその象徴であった。戦後、戦勝国も敗戦国もこぞって「これを最後の戦争にしよう」と誓ったのも当然である。

と、先走りして最後まで行ってしまったが、いったんアメリカ参戦の時点にまで時計の針を戻して、第二次大戦がアメリカの社会と医療に与えたインパクトと、それが戦後間もなく医学の新しい専門分野として「リハビリテーション医学」を独立させることになる経過をたどってみたい。

◎ラスクの登場

のちに「リハビリテーション医学の父」と称されるようになるハワード・ラスク（Howard A. Rusk １９０１～８９年）は、第二次大戦の勃発まで、ミズーリ州の中心都市のセントルイス市（アメリカ中部でシカゴの南南西約５００キロ）でほぼ16年間開業していた評判のいい内科医であった。リハビリテーションとも物理医学とも何の関係もなく、同市の聖ルカ病院とバーンズ病院の内科のアテンディング・フィジシャンを務め、同市にあるワシントン大学医学部の非常勤講師をも務めていた。

この「アテンディング・フィジシャン」（attending physician）とは、アメリカ特有の制度で、専門医の資格をもつ開業医に許される、自分の患者を病院に紹介して入院させ、外科医ならそこで手術し、そこに通ってその患者の主治医を継続して務めることができる資格である〔アメリカでは入院中の医師の診察料（physician's fee）と入院料（hospital fee）は別なので、報酬を請求できる〕。しかし同時に病院のスタッフやレジデントの指導・教育にあたる義務をもつのである。こういう臨床と教育を並行して行う医師は現在も非常に多く、アメリカ医療の質を支える根幹となっているといってよい（カナダにもあるそうである）。

ジェファーソン・バラックスでの「回復期プログラム」

日米開戦の日、40歳のラスクは従軍を決意し、１９４２年8月に軍医少佐として、セントルイス郊外のジェファーソン兵営（Jefferson Barracks 以下、ジェファーソン・バラックス）にあった１０００床の陸軍航空隊病院に着任し、間もなく医療部長（院長）に任命される。当時空軍は独立しておらず、陸軍の一部であった。診察してみてわかったのは、まだ戦傷兵は戦線から到着しておらず、病院を満床にしていたのは、肺炎、胃潰瘍、時に少数の髄膜炎などの一般疾患で、回復期にあり、ヒマと体をもてあましている状態の若い兵隊たちが大部分、ということであった。

「戦時にこのような無駄は許されないし、まもなく戦地からの本当の戦傷兵が到着するのに、病院を満床にしておくわけにはいかない」とラスクは考えていたし、9月半ばに視察にきたモーガン大佐(Hugh Jackson Morgan 以前はヴァンダービルト大学内科教授、のちに准将）からも「何たる無駄なことか」との指摘を受けた。意を強くしたラスクは数日のうちに、「入院の必要なし」と判定した患者を全員退院させ、本当に治療を必要とする患者に集中できるようにした。結局、退院者は患者全体の９割にものぼり、彼はこの成果に内心得意であった。ところが、驚いたことに、退院者の実に9割が48時間以内に再入院してきてしまったのである。

原因を調べてわかったのは、もっともなことであった。民間ならば、病院から退院してもすぐには仕事に戻らず、家で休養しながら体を慣らしていくことができるが、軍では兵営に戻ればただちに規則どおりの日課に従って過酷な戦闘訓練に従事させられる。その結果、過労で倒れてしまったのであった。病院と兵営の中間地帯がなかったのである。ラスクが肝に銘じたのは「病気でいったん低下した体力を、病院にいる間に十分に回復させて、訓練に耐えうるようにして退院させる『回復期プログラム』が必要だ」という教訓であった。これを今の言葉でいえば、急性期疾患の治療中に当時の「安静第一」主義によって全身の「廃用症候群（生活不活発病）」による体力低下が発生したのであり、それを回復させないままでの退院では、現役兵としての過酷な身体的要求に応えることができなかったのである。

ラスクの優れたところは、これに気がつくとただちにそのような「回復期プログラム」を作りはじめ、試行錯誤を重ねて短時日のうちに成果をあげていったことである〔Rusk 1972年〕。

後日に完成されたかたちの回復期患者のための「回復期プログラム」をみると、肺炎患者なら血沈（赤血球沈降速度）が30分で10ミリ以下に改善したら開始し、1日目は30分間の体操と比較的マイルドであるが、以後急速にピッチを上げて、12日目にはなんと全5時間で、体操、グループ競技、個人競技、10マイル（16キロ）のハイキングなどを含むという、いくら若い兵隊たちだといってもかなりハードなプログラムであった。しかしその効果は抜群で、このプログラムを受けた群と、従来どおりの安静第一主義の群とを比較すると、「回復期プログラム群」では「安静群」に比べ肺炎の再発率はなんと10分の1、平均入院期間はほぼ3分の2に短縮できたのである〔Rusk 1969年，上田 1987年，2004年〕。

航空隊本部に入り、全国に回復期プログラムを普及する

１９４２年11月、医師会の会議の機会にラスクはワシントンの陸軍航空隊本部を訪ね、その医療総監部に、ジェファーソン・バラックスでの「回復期プログラム」についての短い報告書を提出する。これが航空隊医療総監部長のグラント准将（Brigadier General David N. W. Grant）の目にとまり、「すべての航空隊病院でこのようなプログラムが必要だ」といわれる。こうしてラスクは１９４３年の初めにワシントンの陸軍航空隊本部に移り、「陸軍航空隊回復期訓練プログラム」（Army Air Force Convalescent Training Program）の責任者に任命され、全国２５３か所の航空隊病院において実施する責任を負わされる。航空隊長官で航空隊の「生みの親」といわれたアーノルド将軍（General Hap Arnold）の強力な支持も得られた。

一部には抵抗やサボタージュもあったが、全般的に計画は順調に進行し、最初のような運動中心のプログラムだけでなく、電信技術の講習や水耕栽培による新鮮な野菜の供給など、土地に応じたさまざまなプログラムが工夫されるようになり、間もなく全国２００以上の航空隊病院で約３５０種類のプログラムが実施されるまでになった。

回復期プログラムをさらに徹底させた「手術後早期歩行」プログラムも行われた。これは、マイアミ航空隊基地病院の外科医であり回復期訓練担当医であったコヴァルト医師（Donald Covalt）が行ったものである。同じ外科医が手術した約２５０人の鼠径ヘルニアの患者を2群に分け、半数は手術の日から起きて歩くよう指示し、残り半数は通常通り2週間の安静をとった。その効果は著明で、早期歩行群は間もなく歩行だけでなく、海岸でバレーボールをしたり、ハイキングをしたり、さまざまな体力を要

する活動をするようになり、それに満足していた。なおコヴァルトは、戦後退役軍人病院でのリハビリテーション・プログラムの創設に携わり、その後、ラスクのもとでニューヨーク大学リハビリテーション医学研究所教授となる〔Rusk 1972年〕。

ポーリング・リハビリテーション・センターの建設へ

１９４３年に入るころから、戦場からの負傷兵（主にパイロットたち）が到着しはじめ、ラスクはすぐに全く違った種類の問題に直面していることに気がつく。それは切断（しかも二～四肢の）であり、脊髄損傷（対麻痺と四肢麻痺）であり、脳外傷であり、視覚障害、聴覚障害であり、種々の形態異常であり、多くは身体障害に加えて情緒的な問題をも抱えていた。ラスクはこれらに対しては、これまでの軍病院とは別個の「回復期・リハビリテーション・センター」（Convalescent/Rehabilitation Center）が必要だと考え、航空隊本部に具申し、それが認められて、ただちにグラント准将とともにセンター建設のための適地を探しはじめる。

こうしてニューヨーク市の北の郊外（北に向かう幹線道路沿いに市の中心から約80キロ）のポーリング（Pawling, NY）の、廃校となった学校と隣接する広いグラウンドがセンターの建設地に選ばれ、ただちに学校の改装・拡張工事が着手された〔Rusk 1972年〕。

ディーヴァーとの出会い

ラスクは自分の技術的限界をよく心得ていた。「回復期プログラム」や「手術後早期歩行プログラム」

までは内科医としての経験の延長線上でやってこられたが、戦傷兵では全く違った技術が要求されることを知っていた。１９４３年の夏、コロンビア大学の「障害者ケア」に関する講習会に派遣した若い医官が帰ってきて、ディーヴァーの講義を絶賛するのを聞いて、はじめて彼はディーヴァーの存在を知る。彼は早速ＩＣＤにディーヴァーを訪ねて協力を要請する。これが2人の「現代リハビリテーション医学の建設者」の最初の出会いであり、その後4半世紀続く緊密な協力の始まりであった。そのとき、協力要請を受けたディーヴァーは笑いながら、「陸軍にも退役軍人援護局（Veteran's Administration）にもそういうプログラムの必要を説いたんですが、今まで相手にされなかったんですよ。もちろんやりましょう」といったという〔Rusk 1972年〕。当時ラスクは42歳、ディーヴァーは53歳であった。

空軍航空隊リハビリテーション・センターの成功

ラスクはポーリングのセンター建設の傍ら、他の地域にも同様のセンターを設立するよう努力し、同時にそれらの開設後のスタッフの養成のために、ＩＣＤに多数の航空隊医官やその他の職員を送り込み、ディーヴァーにリハビリテーション技術の速成教育を依頼する。

１９４４年初めにポーリング・リハビリテーション・センターは開設され、まもなく全国12か所に同様の陸軍航空隊リハビリテーション・センターが活動する状態となった。ディーヴァーは結局、これらのセンターのために、１９４３～４５年の間にＩＣＤにおいて医師、セラピスト、体育指導員ら、あわせて４００名以上を教育した〔Verville 2009年〕。

これらの陸軍航空隊センターでのリハビリテーションの目覚しい成果と、先の「ジェファーソン・バラックスの奇跡」（「回復期プログラム」）が戦中・戦後のラスクの名声をいやがうえにも高めることになったのである。

◎ケスラーとメァー・アイランド海軍病院

一方、ケスラーは１９３２年以来海軍予備役にいたが、１９４２年に45歳で海軍軍医少佐として召集され、はじめ太平洋のサモア島に勤務し、ついで１９４３年10月にサンフランシスコ湾内のメァー・アイランド（Mare Island, San Francisco Bay 名前にもかかわらず半島で、川をはさんでヴァレィホ、Vallejo の西隣）の海軍病院に移り、その医療内容の向上に努める。

彼の努力で病院はやがて総合的なリハビリテーション施設になっていき、特に切断に関しては、病院直属の義肢工場をもち、太平洋地域の海軍の切断兵のほとんどがここでリハビリテーションを受けたといわれるまでになる。最終的には理学療法部門、作業療法部門、心理部門、義肢製作部門、職業訓練部門、職業紹介部門を揃えた充実した総合的なリハビリテーション・センターとなった。

面白いことにケスラーとラスクはお互いの存在を長い間知らず、ようやく１９４４年も遅くなって、２人が「陸・空・海軍でのリハビリテーションへの功績」をたたえる民間の賞を（他の２人とともに）受賞し、授賞式の会場で初めて顔を合わせたのだという〔Verville 2009 年〕。

◎バルーク委員会の功績

この間に1943年にバルーク委員会（"National Committee on Physical Medicine" のちにこれに "and Rehabilitation" がつくのが正式名称だが、通常 "Baruch Committee" と呼ばれる）が組織され、戦後のリハビリテーション医学の発展に大きな意味をもつようになる。中心となったバーナード・バルーク（Bernard Baruch 1870〜1965年）は有力な財界人であり、同時に民主党にも共和党にも顔の利く有力な政治家でもあった。戦後のアメリカの原子力に関する外交政策の基本を定めた「バルーク・プラン」作成の中心人物だったことでも有名である。

父サイモンの事跡

彼の父のサイモン・バルーク（Simon Baruch）は1840年生まれの物理療法、特に水治療法を専門とする医師で、南部で開業していたが、バーナードが10歳のときにニューヨークに移り、のちにニューヨーク市の公衆衛生コミッショナーをも兼務した。当時のニューヨークの下町の密集した居住地の生活環境は劣悪で、「4家族あたり水道の蛇口が1本しかない」という状態だったという。彼はその改善に努力し、自家用の風呂もほとんどなかったので、感染症の蔓延を防ぐためにも入浴が必要だと考え、市営の無料公衆浴場（シャワー場）を多数建設するなど種々の努力を払った。晩年（1907〜13年）にはコロンビア大学医学部の水治療法の教授を務める〔Verville 2009年〕。

バーナードは若いころから財界に入って活躍し、巨万の富を築いたが、この父の影響もあって保健・

医療・福祉の改善に強い関心をもっていた〔「本当は医者になりたかった」と自伝で語っている〕。政界とのかかわりも深く、第一次大戦時にはウィルソン大統領を助けて戦時動員委員会の長として実績をあげたし、ルーズベルトのニューディール政策にも協力を惜しまなかった〔Baruch 1957年, Verville 2009年〕。

バルーク委員会とクルーゼン

バルーク委員会に参加した医師は、はじめフランク・クルーゼン（Frank H. Krusen　１８９８～１９７３年）を中心とする数人であった。クルーゼンは１９２９年にテンプル大学（フィラデルフィア）にアメリカ最初の物理医学（physical medicine）の講座を開き、さらに１９３６年にはメイヨー・クリニックで（ミネソタ大学の教授も兼ねて）アメリカ最初の物理医学のレジデント研修プログラムを発足させており、アメリカ医師会の各種の委員会の委員も務めていた。第二次世界大戦にあたっては１９４２年から陸海軍の軍医に対する90日間の物理医学の講習を開始している〔Opitz et al 1997年〕。

このように、クルーゼンはラスク、ケスラーとほぼ同年だが、２人と違い、アカデミックなキャリアを歩んできて、アメリカ医師会にも影響力をもっていた。間もなくラスクもバルーク委員会に参加し、委員会は約40人の優れた医師たちを含むようになった〔Opitz et al 1997年〕。

バルーク報告書

バルーク委員会は、１９４４年に第一次報告書（「バルーク報告書」）を出し、「参戦前の１９４０年にアメリカ全国には４００万人の障害者がいて、平常時でも毎年80万人が新たにそれに加わるが、その数はこの戦争により劇的に増加した」として、リハビリテーションの必要性を説いた。この「リハビリテーション」には医学的だけでなく職業的リハビリテーションも含まれていた。

報告書は具体的方策として「①大学に物理医学とリハビリテーションの教育と研究の講座を作ること、②レジデント（研修医）とフェロー（初級医）のポストを作ること、③戦時および平時の医学的リハビリテーション施設の建設、④医学的および職業的サービスの統合、⑤「物理医学」の専門医制度の確立、⑥以上のための、労働界・産業界・医療界の協力」の必要性を説いた。ただ、医学的リハビリテーションの内容としてラスクが含めるべきだと主張した「心理的・社会的サービス」にはバルーク自身を含め同意が得られず、含まれなかった。

なおこの委員会はその後も毎年「年次報告書」を出していく（1949年まで）。

バルーク基金の援助

バルークはきわめて実際的な人物だったので、ただちにこの報告書の線に沿って行動に移り、自分の資産と募金によって巨額の「バルーク基金」を作り、１９４４年だけで次のようなプロジェクトに資金を提供した。①コロンビア大学での理学療法士・作業療法士学科の新設、および「体温と代謝の関係」などの研究、②ニューヨーク大学でのリハビリテーション医、理学療法士・作業療法士の教育と、脊髄損傷と心疾患のリハビリテーションの研究、③ミネソタ大学での物理療法医の教育と生体物理の研究、④南カリフォルニア大学での筋疾患・神経筋疾患の研究、その他ヴァージニア医大（バルークの父の母校）、ＭＩＴ、ハーバード大学、その他5大学などであった。

さらに病院への資金援助にも力を入れ、１９４４～４６年までの間に、４陸軍病院と10退役軍人病院を含む40の病院にレジデント研修やフェローシップ制の創設の援助を行った。また既存の医師が物理医学・リハビリテーションの追加研修を受けるための奨学金が、少なくとも57人に提供された［Verville 2009年］。

◎リハビリテーション医学の「独立」——その名称の確定までの曲折

バルークはさらに戦後間もなく、クルーゼンを支援して「報告書」の⑤にかかげた専門医制の実現にも協力する。アメリカの専門医制は日本と異なり、アメリカ医師会の認定である。新しい専門医が認められる条件は、学問・技術としての独自性はもちろんとして、「１００人以上の、自らその専門医となることを表明する医師が発起人となること、さらに専門医教育・研修能力をもつこと」であり、ハードルはかなり高かった。

「物理医学」か「リハビリテーション医学」か

クルーゼンは１９３８年に「物理療法医協会」（Society of Physical Therapy Physicians）を作り、それを１９４４年に「アメリカ物理医学協会」（American Society of Physical Medicine）に改名し、それを基盤に「物理医学」の専門医制を作ろうと努力した。これに対して、ラスクは新しく作るべき専門は「リハビリテーション医学」であるべきだと主張していた。

実はこの二つの名称が示していた内容は、現在これらの名称から受ける印象とは異なり、実際はかなり重複しており、それほど根本的に相容れないものではなかった。たとえばクルーゼンは「物理医学」は、「目的はリハビリテーションであり、それは職業的リハビリテーション（職業訓練と就職斡旋）を含む」ことを認めていた（第一次、第二次大戦中の経験がそうさせていたのである）。実質的な違いは「心理・社会的サービス」を含むかどうかぐらいであった。しかし、問題は言葉のイメージであり、「リハビリテーション」という目的を示すのか「物理医学」という手段を示すのかであった〔Opitz et al 1997年〕。

専門医制の発足と改名

結局クルーゼンの考えが通り、紆余曲折はあったがアメリカ医師会は１９４７年６月７日に「物理医学」の専門を認可し、クルーゼンを委員長とする11名の認定委員会が発足した。その手で８月31日に第一回試験が行われ、１０３人が「物理医学専門医」の資格を与えられた。これが現在「リハビリテーション医学の独立」を画するものと称される専門医制の発足であった。実質的にはそういって差し支えないものであったろう。しかし、名称に関する限りは、この時点ではラスクの主張は通らなかったのである。

一方ラスクは、翌１９４８年にアメリカ医師会に対し、「リハビリテーション医学」のレジデント研修プログラムを別に認めてくれと要望した。しかし医師会は、いったんこれを認めれば、やがては別個の「リハビリテーション医学」専門医制に及ぶ可能性があると考え、クルーゼン側との話し合いを勧告した。その結果、結局、１９５０年に「物理医学」の専門分野名を二つを組み合わせた「物理医学およびリハビリテーション」（Physical Medicine and Rehabilitation, PM&R）に改名することが提案され、医師会によって承認されたのである。ラスクもこれには賛成した。

これは単なる「妥協の産物」ともいえるし、「時代的制約のなかでの最善の（あるいは苦渋の）選択であった」ともいえる。いずれにせよ後世の歴史家もいうように、この2者の中で、その後大きく発展したのは後者（リハビリテーション医学）であり、前者（物理医学）ではなかったのである〔Verville 2009年〕。

しかし、問題はしばらくあとを引いた。専門医制に努力してきた（そして今や専門医だけによる組織となった）「アメリカ物理医学協会」（➡１３２頁）の一部の会員が、学会の名称を変更して「リハビリテーション」を含めることに反対したのである。その急先鋒は「物理医学シリーズ」で有名なシドニー・リット（Sydney Licht リヒトとも呼ぶ）であった。その本当の理由は、「リハビリテーションによって物理医学が飲み込まれてしまうのではないか」という怖れだったとリット自身がクルーゼンに語ったそうである〔Opitz et al 1997年〕。

しかしこれも何とかおさまり、少し遅れたが、１９５１年に「アメリカ物理医学リハビリテーション協会」（American Society of Physical Medicine and Rehabilitation）への改名が成立した（その後１９５５年に「協会」を「アカデミー」に変えて、American Academy of Physical Medicine and Rehabilitation, AAPM&Rとなって今日に至る）。

このリットが、のちに国際学会に関しては、物理医学中心の組織に対抗してリハビリテーション医学中心の組織を作るのだから面白いものである（⬇211頁）。

◎戦後のリハビリテーション医学の興隆

バルークのリハビリテーションにかける熱意は戦後に大きな成果を生む。それはまず退役軍人病院（Veteran's Administration Hospital, VA Hospital）におけるリハビリテーションの充実である。終戦後、軍を退役してミズーリに戻っていたラスクは退役軍人援護局に呼び出され、クルーゼンとともにその顧問として働くことになる。先に「早期歩行」で活躍したコヴァルトの努力もあって、間もなくすべての退役軍人病院はリハビリテーション科をもつようになり、しかもバルーク報告書の線に沿って、大学のリハビリテーション科と連携して、臨床教育・研究にも力を入れるようになる。

ニューヨーク大学とラスク――ふたたびディーヴァーと協力して

次に成果をあげたのは大学病院の充実であった。まずニューヨーク大学（ＮＹＵ）は、バルーク基金からの巨額の補助金を得て、リハビリテーション科を創設することを決め、ラスクを招請する。ラスクは故郷のワシントン大学やコロンビア大学なども考えていたが、結局ニューヨーク大学に来ることに同意する。戦中の郊外ポーリングでの活動で、ニューヨークに多くの知人ができていたことも彼の決心を助けた。

１９４５年12月にラスクはＩＣＤにディーヴァーを訪ねて、再び協力を要請する。こうして１９４６

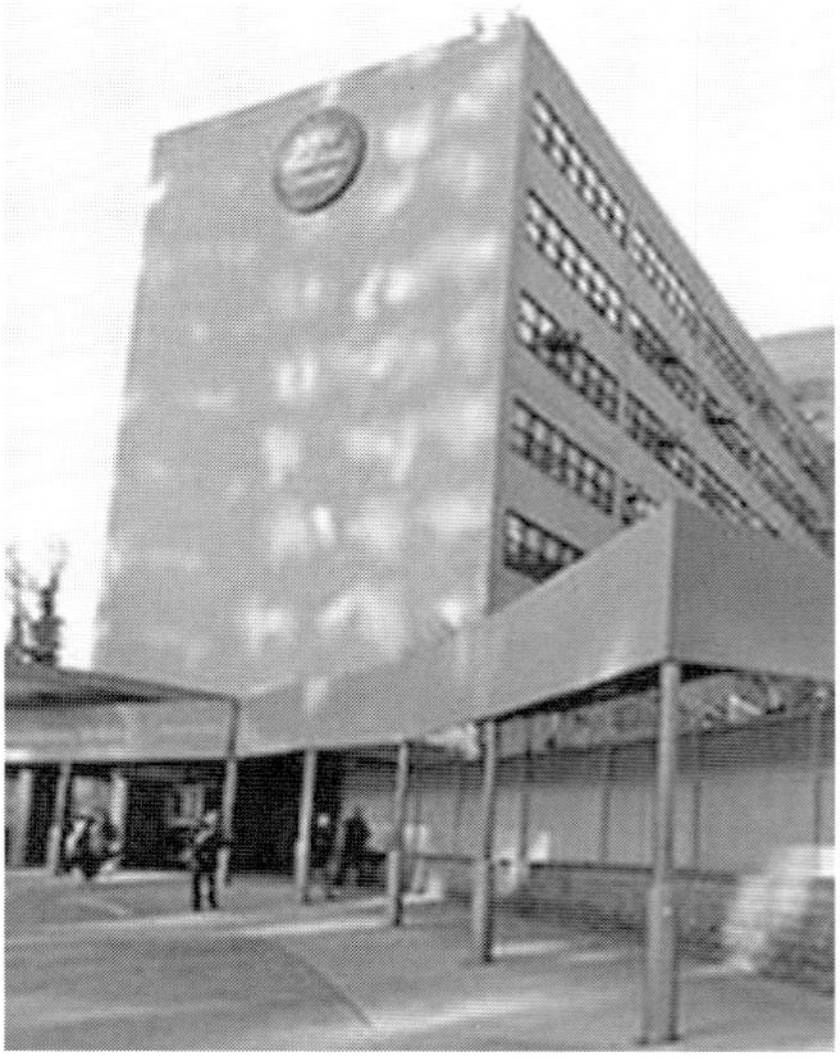

図 3-1　ラスク・リハビリテーション医学研究所

年はじめに、彼らはニューヨーク市立病院であるベルヴュー病院の一角に、ニューヨーク大学医学部リハビリテーション科を設立し、診療を始める。１９４９年にはイーストリバーの中洲にある市立のゴールドウォーター記念病院（Goldwater Memorial Hospital）が関連病院〔affiliated hospital　日本と異なり組織同士（この場合は大学と市）の正式契約による〕となり、第２章で紹介したダショー（⬇89頁）がリハビリテーション科（１００床）の部長となり、教授（associate professor）となった。その後も多くの関連病院が加わる。これはやがて大きく発展して、１９５１年にはニューヨーク大学物理医学リハビリテーション研究所（NYU Institute of Physical Medicine and Rehabilitation, NYU IPM&R）が現在地（400 East 34th street New York, NY10016）に設立され（初め4階、のちにかさ上げされて7階となる）、ラスクはその所長を１９８０年代まで、ディーヴァーは小児リハビリテーション部長を１９６7年まで続ける。なおこの研究所は、現在はラスクの名を冠して、「ラスク・リハビリテーション医学研究所」（Howard A. Rusk Institute of Rehabilitation Medicine）となっている（図3－1）。

この他、ミネソタ大学（ミネアポリス）、ワシントン州立大学（シアトル）、ベイラー医科大学

（ヒューストン）など、全国各地の大学に有力なリハビリテーション部門・研究所が作られていく。

ケスラー研究所とＲＩＣ

一方ケスラーは、１９４６年海軍を退役してニュージャージーに帰り、１９４７年に自力で寄付を集め、ケスラー研究所（Kessler Institute）を作るが、これもやがて大きく発展して臨床・教育・研究を兼ねた大センターとなる。

一方シカゴでは、１９５１年にマグヌーソン（Paul Magnuson）がリハビリテーション・センターを建設する努力をはじめ、１９５３年シカゴ・リハビリテーション・センター（Rehabilitation Center of Chicago, RIC）を設立して、医療部長（院長）となる。１９６３年にはラスクの弟子のベッツ（Henry Betts）を副部長に迎え、やがてベッツが部長になって、全国小児麻痺財団の援助や自前の募金によって、１９７４年には20階建ての立派な新ビルに移転する。このように、必ずしもバルーク財団の援助に頼らない独自の募金活動でも、大きなリハビリテーション病院が各地に作られていったのである。

◎職業リハビリテーション法の再改正

１９５４年に政府の職業リハビリテーション室（Office of Vocational Rehabilitation, OVR）の室長であったメアリー・スウィツァー（Mary Switzer １９００〜７１年）は、ラスクの支援をも受けて、職業リハビリテーション法の再改正に成功し、連邦政府の負担分を増額し、かつて50％対50％であったものを、豊かな州でも連邦の負担分を60％、そうでない州ではそれ以上とし、しかも連邦予算の制限を設けず、州の支出と見合う分を制限なしに支出できるようにした。支出の目的も拡大しリハビリテーション医療を含むのはもちろん、医学的リハビリテーションを含むリハビリテーション従事者の教育にも支出できるようになった。

アイゼンハワー大統領の署名（これによって法律が正式に成立する）の式には、スウィツァー、ラスクなどが参列したが、その直後にスウィツァーは、（リハビリテーションを推進する機運をつくった）バルークに感謝の手紙を送り、「もっとも重要な人物（バルークのこと）がその場にいませんでした」と述べたのであった。

◎本章のおわりに——アメリカに学ぶべきものとそうでないもの

以上、アメリカを中心とした世界の、１００年前から50年前までの、リハビリテーション医学の「前史」から、曲折を経て第二次大戦後間もなくリハビリテーション医学が独立し、初期の隆盛期を迎えるまでの半世紀の激動の時代を概観した。本章を書くために改めて多数の文献を読んだが、そのなかで痛感したのは、なによりも、「いかに多くの先覚者が困難な条件のなかで最善を尽くし、その上に現在のリハビリテーション医学があるか」であった。これは第2章で述べた日本の同じ時代の歩みについても同様である。

本書の目的はあくまで歴史そのものではなく、今後の日本のリハビリテーション医学の発展のための

「温故知新」（古きをたずねて新しきを知る）にあるので、必要以上に細部に深入りすることは避け、大きな流れをつかむことを心がけた。しかし「真実は細部に宿る」という言葉もあるように、大きな「流れ」を象徴するような印象的な「細部」もあるので、そのようなエピソードは極力とりあげた。一方省いたことも多いので、興味のある方は文中にあげた文献を読んでいただければ幸いである。

ここで本章に対する若干の「補遺」を述べておきたい。

その第一は「生活不活発病」（「廃用症候群」）についてである。

第二次大戦の末期の数年間に「アメリカ医療の面貌を一新させた」と評されたものに、１９３８年に外科医ライトハウザー（Daniel J. Leithauser）が、虫垂炎術後の患者をすぐ歩かせたことにはじまる「早期離床・早期歩行」（early ambulation）の運動がある（Leithauser 1947, 48年）。ラスクの「ジェファーソン・バラックスの奇跡」も、疾患治療における「安静第一主義」からの脱却であり、コヴァルトの「手術後早期歩行」も同じであった。これらはともに「生活不活発病（廃用症候群）の予防と早期回復」が劇的な効果をあげたものであった。ポーリング・リハビリテーション・センターに始まる、より積極的なリハビリテーション・プログラムもその上に立ってはじめて成果をあげることができたのである。

なおここで名称について一言しておきたい。それは、従来用いられてきた「廃用症候群」の用語には問題があるということである。すなわち、①「はいよう」と耳で聞いただけでは文字が目に浮かばず、わかりにくい、②「廃」という字がわかると「廃人」「廃棄物」「廃業」などマイナスイメージの言葉ばかりを連想して不愉快である、③定義の問題として「廃用」すなわち「用を廃した」（全く使わなくなった）ときにだけ起こるものではなく、「使い方が減った」だけでも起こるものであるという重要な事実を正しく表現していない、である。特に③の点は重要で、脳卒中や脊髄損傷の急性期のような全く動くことのできないときにだけ起こるものという誤解を引き起こしやすく、日常の生活の中でも起こりやすいもの（特に退職、転居、軽い病気などに引き続いて）であり、その予防が重要であることの理解を妨げ、軽視を招く危険があり、現に招いているのである。そのため原因（生活の不活発化）と解決法（生活の活発化）を端的に示し、それを患者や家族に正しく伝えることのできる用語として「生活不活発病」が提案され、使われるようになっている。

この生活不活発病に対する認識と対処はリハビリテーションを含めた日本の医療全体の、ある意味では「一番遅れたところ」であり、アメリカをはじめとする世界から学ぶべき重要なポイントである。ただこれについては別な本で詳しく述べたので、本書ではあえて繰り返さなかった。ご参照いただければ幸いである〔上田 1987年、1992年、2004年〕。また最近発刊された大川〔2013年〕も内容豊富なよい文献である。

第二の点は、アメリカのニューディールと日本の戦後改革とのつながりである。本章の最後に登場した職業リハビリテーション室長のスウィツァー女史もその一人だが、ルーズベルトのニューディール政策にインスパイアされて、それを推進しようとする理想に燃えたアメリカの官僚は少なくなく、彼らは「ニューディーラー」と呼ばれた。第二次大戦でニューディールが中断したことを残念に思っていたその一部が、戦後ＧＨＱの民政部を足場に種々の改革を推し進めたのである。第2章で紹介したＧＨＱ・ＷＲＯ課長のミクラウツ氏（身体障害者福祉法を推進➡75頁）もその一人であった。そういう意味で日米の歴史はつながっているのである。

最後の点は、このような類似点にもかかわらず、日米の間にある厳然とした違いである。第2章で、日本のリハビリテーションの主な対象は「小児→青年・成人→高齢者」と重点を移してきたと述べたが、これはアメリカについては厳密には当てはまらない。詳しくは述べなかったが、アメリカにもポリオをはじめとする「小児の時代」があったこと、１９５０〜６０年代から「高齢者の時代」に入ったことも確かである。しかし日米の間には一つの大きな違いがあるのである。

それは、戦後の日本は憲法第9条の規定のもとに一度も戦争を行わず、戦死者も戦傷兵も一人も生み出さなかったのに対して、アメリカは戦争をほぼ間断なく続けてきたという違いである。

大きなものだけをあげても、朝鮮戦争（１９５０〜５３年）、ベトナム戦争（１９６１〜７５年）、湾岸戦争（１９９１年）、アフガニスタン戦争（２００１〜）、イラク戦争（２００３〜）があり、その間に、キューバ侵攻（ピッグス湾事件、１９６１年）、ドミニカ共和国派兵（１９６６〜６７年）、カンボジア（１９７１年）、ラオス（１９７２年）、レバノン（１９８２〜８４年）などへの侵攻その他、多数の侵攻・空爆があり、アメリカは第二次大戦後の70年近くを、ほとんど休みなく戦争を続けてきたのである。

ということは、アメリカでは戦争による青年戦傷障害者が間断なく生み出されてきた（したがって日本と違っていわば「青年・成人の時代」がまだ続いている）ということである。実際にアメリカ史上もっとも不名誉な「はじめて負けた戦争」であり、「大義なき戦争」であったベトナム戦争の戦傷障害者（主に脊髄損傷者）が中心となった１９７０年代のアメリカの障害者運動（⬇２８８頁）が強い批判性・戦闘性を示したことは象徴的であった。アメリカに学ぶべきことは多いが、これだけは学びたくないものである。

先にあげたミクラウツ氏は、２００６年7月の、57年ぶり、91歳での再来日の際に、丸山さんに日本の印象を聞かれて、「焼け野原であった東京が、パリかニューヨークかわからないほどのビルの林立に変わっている。驚くべき進展だ。その間にアメリカはずっと戦争をしてきたし、今もしている。なんと愚かなことだ」といったという。正にオールド・ニューディーラーの面目躍如ではあるまいか〔丸山 2006年〕。

第4章 ● 再び50年前の日本へ

私は１９６３年をどう迎えたか

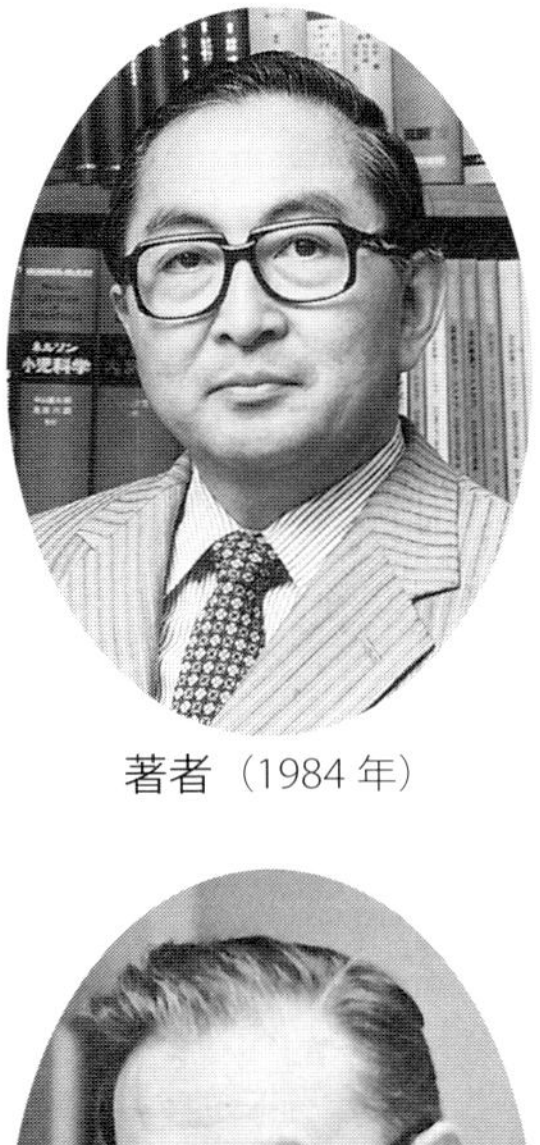

著者（1984年）

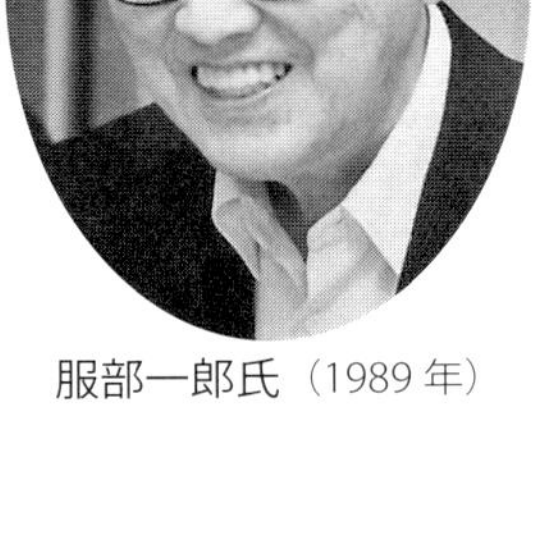

服部一郎氏（1989年）

ここで再び50年前の日本に戻り、さらに私が生まれるそれより約30年前、今から約80年前の日本に戻って、そこからの30数年を私の歩みに沿って述べてみたい。

公的な歴史のなかに私的な個人の歩みをさしはさんで恐縮だが、歴史はさまざまな個人の「生」の交錯によって作られ、また個人の「生」はその時代を映す「鏡」でもあるので、ここで、私という人間がどのような「個人史」を背負って、１９６３年という「記念すべき年」を迎えたのかについて簡単に述べさせていただきたいのである。

一人の個人の「内面」を通じて「時代」を読み取るという、一つの「ケース・スタディ」として、息抜きのつもりで読んでいただければ幸いである。

幼少期

私は１９３２（昭和7）年1月3日、福島県平《たいら》市（現　いわき市）に生まれた。いわき市（ほぼ旧磐《いわ》城《き》郡）は東北地方の東南端にあり、比較的温暖で「東北の湘南」といわれたりもするところである。東北とはいえ、冬でも雪はほとんどなく（風は冷たいが）、東京に出て、雪が積もるのに驚いたぐらいである。

◎家族のこと

父上田耕作は、慈恵医専（現　東京慈恵会医科大学）を出て外科医院を開業していた。その地方（平市と磐《いわ》城《き》郡）で初めてX線の機械を入れたというのが自慢であったが、放射線防護の知識などない時代で、長年素手でX線透視をしてきたため、40歳代後半から両手に放射線潰瘍ができ、やがてそれが皮膚癌となり、ラジウム療法でも治らず、腋窩リンパ節に転移までして、50歳代半ばに両手の指をかなり切断しなければならないという、外科医としては致命的な障害を負ってしまった。これが私が身体障害というものに接した最初であるが、今から考えても、それが私をリハビリテーションの道に導いたとは到底思えない。

ただ、今にして、わが親ながらえらかったと思うのは、落ち込んだ様子を全くみせず、工夫をして残った指であらゆるADLをこなし（食事はフォークとスプーンでとり、それらを外出にも旅行にも持ち歩いていた）、さらには右手に残った2本半ぐらいの指でメスを操って、小手術、特に痔を専門にして、やがては「痔なら上田外科へ」という評判が立つまで働きつづけたことである。障害にもかかわらず努力して自立し、完全に職業復帰した、リハビリテーションの成功例だったわけである。もっとも、今から思えば自営の技術専門職だからこそできたことで、会社員や勤務医であったら、外見を気にして、どんなに仕事ができようが、続けることは難しかったであろう。

70歳代の半ばに仕事をやめてからは、海外・国内の団体旅行を楽しみ、若いときからの趣味の観世流の謡曲を楽しんで、88歳で亡くなるまで元気であった。

母八重は会計をしたり、家族、ナースさんたち、さらに入院患者たちの食事を作ったり忙しく立ち働いていた。誰にでも愛情深い、器用で、聡明な人であった。料理がうまく、患者さんたちが「上田外科の飯はうまい」といっていたという。私も子どものころから何かと料理を手伝わされ（散らし寿司作りのために、ご飯に三杯酢をまぜるのを、大きなうちわであおぐなど）、自然に料理に興味をもち、学生時代にも自炊が苦にならなかった。私は末っ子で、姉一人、兄一人がいた。

◎肺炎で生活不活発病を起こす

２歳のときに肺炎にかかり、「助からない」といわれたが、奇跡的に回復したそうである。まだ抗生物質はおろかサルファ剤すらなく（ドマークがサルファ剤を発見したのは１９３５年）、肺炎による乳幼児死亡率の高い時代だったから、本当に幸運であった。しかも今思えば面白いことに、長く寝ていたために「生活不活発病」（廃用症候群➡１３９頁）を起こして全身の筋力が低下し、肺炎は治り熱も下がったのに、自力では座っていることさえできず、布団を積み重ねたものにもたれさせてもらってやっと座っていたという。自分から「サーチャン（さとしの幼名）赤ちゃんみたい」といった、とよく聞かされたものである。

ただ私はこれが生活不活発病のためだったとは最近まで認識していなかった。あまりにしばしば子どものころから聞かされていたために、「肺炎で座れなくなる」ということに疑問を抱かなかったのである。それに気がついたのは、この本の準備を始めてからである。20年以上前に東大病院で診た、心臓手術後に歩けなくなった２歳の男の子のことを思い出し、「自分も彼と同じ生活不活発病だったのだ」とはじめて気がついたのである。

◎虚弱児――湘南の林間学校で丈夫になる

その後も「虚弱児」で、よく熱を出し、学校もしばしば休んだ。小学校1年生から2年生になるときも、2年生から3年生になるときも、出席日数不足だが「特進」ということで進級させてもらったぐらいであった。

そのため心配した親がよい学校を探し、小学3年生の１９４０（昭和15）年４月（８歳）に親元を離れ、湘南（神奈川県茅ヶ崎）の海岸近い松林の中の「白十字会林間学校」に転校した。これは結核児あるいは虚弱児のための学校で、最近になって知ったが、実は日本最初の病弱・虚弱養護学校（特別支援学校）であった。

授業は毎日午前中だけで、昼食後は寮（日本家屋1軒に男子、女子数人ずつが「寮母」のもとで生活する「寮」が十数軒、林の中に点在していた）で必ず「お昼寝」をしなければならず、眠れなくて辛かったことを覚えている。午後は「勉強してはならない」という面白い学校で、よくお話の会があったり、近くの海岸に皆で散歩に行ったりしたものである。

しかし、戦前・戦中（4年生の暮れに日米戦争が始まった）の、軍国主義・スパルタ教育の時代に、このような、無理のない〔「過用症候（overuse symptoms）」を起こさない〕学校生活を送れたことが、私を丈夫にしたことは確かであり、おかげで2年半後（小学5年生の夏）に家に戻ったときはすっかり丈夫になっており、81歳の今日まで大きな病気をせずに過ごすことができた。

しかも、戦時中には珍しい「リベラル」で「ハイカラ」で、少人数の、当時は稀な男女共学の教育

（1学年1クラス、男女各10人）を体験することができたことも、今にして思えば大きな収穫であった。

しかし、いかに恵まれた環境であろうと、幼い時期に親元を離れて他人に囲まれて長期間過ごすというのは、やはりかなりの心理的トラウマだったらしい（学校が休みの期間は故郷に帰っていたが）。そのことは全く忘れていたが、心の片隅には残っていたようである。後年リハビリテーション医学の道に入ってから、障害児が自宅を離れて養護学校の寄宿舎に入らなければならないというケースに直面すると、急になんともいえない怒りがこみあげてきて、「何とか普通学校に入れる（あるいはとどまる）方法はないか」と、親にぶつけ、ともども詰めて考える自分に気づいて、かえって驚いたものであった。

医師となるまで

１９４５年に入ると福島の田舎にも戦争は近づいてきて、平市のような小都市にさえ、艦載機の銃撃が数回、焼夷弾攻撃が2回あったが、幸いわが家は焼かれずに済んだ。

◎戦後民主主義とエスペラント

中学2年生の１９４５年8月15日に敗戦を迎えた。熱烈な軍国少年ではなかったが、「負ける」ことなど考えてもおらず、茫然としていた。夏休みが終わって中学に行くと、休み前はヒトラー礼賛だった先生が急に民主主義を説きはじめたが、それに反発する気さえ起こらなかった。

その次の年、中学3年生（14歳）のときに、エスペラントとの出会いがあった。それはそれまでにほぼ受け入れていた「戦後民主主義」の精神を、具体的なかたちに「結晶化」させ、「押しつけられた」ものとしてではなく、主体的に受け入れることを可能にした。

エスペラント（Esperanto）とは、ユダヤ系ポーランド人の医師（眼科医）ザメンホフ（Ludviko

Lazaro Zamenhof）が1887年に発表した国際補助語としての人工語である。ヨーロッパ語起源（主にラテン語系）の比較的少数の基本語彙をもとに、例外のない簡明な文法、イタリア語のような明快な（日本語にも近い）発音、単純な要素を組み合わせてほとんど無限の新語を作り出せる豊富な造語力などの特徴をもった、合理的で面白い言語である。

「人類人主義」

ザメンホフは、4民族（ポーランド、ロシア、ドイツ、イディッシュ語を話すユダヤ人）がいがみあいながら共存していたポーランドで悩みながら育ち、その解決を模索するなかで、「諸民族の間の壁」である言語の違いを、「民族間の相互理解のための共通の第二言語」で解決したいと考えたのである。彼は「すべての民族は平等であり、それを保障するのは（他にもいろいろあるが）『言語の平等』である」と考えた。彼はシオニズム（ユダヤ人の故国の再興を説き、イスラエル建国にいたる）には真っ向から反対で、「人類人主義」（Homaranismo　万人が『自分は人類の一員だ』と考えようという思想）を唱えた（ただし言語としてのエスペラントは思想的に中立で、どんな目的のために用いてもよいことを常に強調していた）。ちなみに「人類人主義」（ホマラニスモ）とは、hom（人）-ar（の集団）-an（の一員）-ism（主義）-o（名詞語尾）という、いかにもエスペラントらしい、小要素の組み合わせによる造語の好例である。

私にとってエスペラントは、「戦後民主主義」、すなわち、民主主義、平和主義、文化立国、国際主義、そしてそれらの底流にあった「未来が現在よりも悪いことはありえない。すべては今よりよくなるはずだ」という、絶望に根ざした楽観に、具体的なかたちで、中核となるような理想主義を与えてくれるものであった。

もう一つ、今にして思えば、アメリカ占領下の日本で、「世界」とはアメリカを通じて入ってくるものであったのが、エスペラントは東欧に生まれてフランスで育ち、アジアを含め世界中に広まったものであり、私に「アメリカばかりが世界ではない」ということを具体的な形で実感させてくれた。実際「やさしい言語」であるエスペラントを独習したことで、私は早くから（英語ではまだ何も読めないのに）ハンガリー、チェコなどの小説を読むことができ、スウェーデン人とペンフレンドとなることもできた。

エスペラントは実際的な役にも立った。たくさんの本（特に日本には翻訳のないヨーロッパの小国の優れた小説や詩劇などの訳）を読み、外国の人々（エスペランチスト）と話す機会も、欧米でも日本でもかなりあり、外国ではその国を（旅行者としてだけでなく、知人ができ、それを通して）内側から理解することに役立った。加えてエスペラントの文法構造が、まずヨーロッパ語の、ひいては言語一般の内在的な論理構造をまざまざとみせてくれるので、新しい言語を学ぶのに役立った（おかげでフランス語を独習できた）し、英語も立体的・構造的に把握でき、非常に助かっている。

なお、日本にエスペラントを紹介したのは二葉亭四迷であり、１９０６年に「世界語」と題した独習書を発表し、同じ年に協会が発足している。そして本書を執筆しているこの２０１３年は、第１００回日本エスペラント大会（毎年開かれるが、第二次大戦中は数年開けなかった）が東京で開かれるというのも何かの機縁であろう。

◎旧制浦和高校へ

当時の旧制中学は5年まであったが、4年終了（四修）で旧制高校を受験することができた。エスペラント運動の中心である東京の近くにぜひ行きたいという気持ちで、１９４８年に旧制浦和高等学校（浦高）理科に「四修」で進学した（現 さいたま市浦和区北浦和。学校跡地が浦和北公園となり、埼玉県立近代美術館が建っている）。戦後の学制改革が始まったところで、入学後間もなく旧制高校は廃止が決まり、われわれは最後の入学生で、1年後には終了する（新制大学受験資格はもらえる）こととなった。たった1年であったが、これまた林間学校に劣らぬ新奇な体験に満ちた世界であった。

私はまだ16歳であったが、寮の同級生には2浪（18歳）、4浪（20歳）というのもいた。上級生は、典型的旧制高校スタイルの弊衣破帽・マント・高下駄のバンカラスタイルで、何歳か知らないが、とにかく段違いに大人にみえた人たちばかりであった。ほとんどが東京近辺出身で、田舎からぽっと出てきた少年が、背伸びして精一杯合わせていかねばならず、「むりやり大人にされてしまう」といった感じであった。

私は戦後民主主義者らしく、バンカラスタイルには反発・抵抗して同調せず、寮歌を絶対に歌わず（今でも旧制高校の「寮歌祭」には全く郷愁を感じない）、一方エスペラントを宣伝し、講習会まで開くなど、これまたかなりの変わり者にみられていたことであろう。

「教養主義」と詩

当時の旧制高校の寮というものは「教養主義」の牙城であった。エスペラント以外は田舎の旧制中学４年生としての普通の知識しかなかった私は、先輩や同級生から、バッハのフーガをレコードで聞かされ、ポーの英語の短編を読まされ、フランス文学の話を聞かされ、万葉集から小林秀雄までの日本文学の断片的な知識を詰め込まれた。授業では柳田謙十郎氏によるヘーゲルの「ミネルバのふくろうは夕暮れに飛ぶ」で始まる高邁な哲学の講義を受けた。

戦後の物資不足で、食べる物も着る物もろくなものがない時代であったが、それでもコーヒーというものを初めて飲まされ、はじめて銀座に連れて行かれた（まだ焼け跡がかなり残り、下駄ばきで行っても誰も変な目でみない時代であった）。もちろん当時本郷（御茶ノ水近く）にあった日本エスペラント学会〔Japana Esperanto-Instituto（JEI）現 日本エスペラント協会〕の月１回の例会には休まず出席し、そこで戦後文学の旗手のひとりである野間 宏や少壮文芸評論家の小田切秀雄（彼らもエスペランチストだったらしい）の話を聞いたりしたし、帰りがけには神保町の古本屋街をうろついた（エスペラントの古本をかなりおいている店もあった）。そこで何となく手にとって入手し、浦和に帰る電車のなかで読みはじめて魅了された岩波文庫のフロイトの『日常生活の精神病理』（岩波文庫）に、「病気でなく正常な精神活動の研究を将来やりたい」という気持ちをかきたてられたものである（医者になるということは何となく既成の路線となっていた）。

私は野間 宏をはじめとする戦後文学を読みふけり、やがて詩に興味をもつようになった。特に萩原朔太郎に凝って、自分でも詩を書きはじめた。そのころの気分を示すものに次のような３行詩がある。

冬木立

校庭の隅の冬木立
あまりにも早く過ぎ去った少年の日が
そこに眠っているような

◎東大教養学部から医学部へ

こんな調子で勉強をさぼっていたので、翌1949（昭和24）年の第一回新制大学試験で東大教養学部理科にはみごとに落ちてしまい、故郷に戻って受験勉強をすることになった。さすがに反省して、理科系の科目を自習し（予備校など全くない時代であった）、その面白さもわかってきた。文科系の勉強も、これまで全く知識が欠けていた西洋史など、やってみると面白くなった。一方、並行してフランス文学（特にボードレールからランボーにいたる象徴派詩人たち）、ロシア文学（ゴーゴリなど）、エスペラントの本なども結構読んでいた。

駒場で

1年間をこのようにして田舎で過ごし、再度の受験で、1950（昭和25）年に18歳で駒場の東大教養学部理科二類（理科三類はまだなかった）に入学した。旧制高校に「四修」で入って1年得をして、浪人で1年損をしたので、結局損得なしであった。三鷹寮で半年過ごしたのち、駒場の寮で1年半を過ごし、医学部進学には（当時は）もう一度試験があって、１９５２（昭和27）年に医学部に進学した。

駒場ではエスペラント会に力を入れ、その他いろいろな会をのぞいてみたし、「美術への開眼」（特に同窓会館で開かれた複製の西洋画の展覧会でゴッホとブリューゲルに魅了されたこと）、「演劇への開眼」（叔父が劇団民芸の滝沢 修・宇野重吉による久保 栄の「火山灰地」に連れて行ってくれたこと）など、浦高のときと同様に、さまざまな感受性が花開くような体験をすることができた。

ただ、１９５０年という年は朝鮮戦争が勃発し、自衛隊の前身である「警察予備隊」が発足したり、「逆コース」（戦前への逆行）が批判されたりして、騒然たる時代でもあった。

医学部で――脳・神経への興味

本郷の医学部に移って間もなく、長年の占領が終わって日本はやっと独立した（１９５２年４月末）。生活物資も徐々に行きわたるようになってきた。

医学部は解剖・生理・病理など、講義だけでなく実習も多く、いろいろと忙しいが、その間を縫ってロシア語を講習会と個人授業で勉強し、合わせてフランス語を独習した（エスペラントのおかげで比較的楽であった）。

ロシア語を学んだのは、語学が好きだということもあったが、パブロフの条件反射学に興味をもったからでもあり、浦和高校のときにフロイトを読んで、正常な精神活動の研究に興味をもったこととも関係していた。当時は条件反射学（はじめイヌで研究された）を人間について発展させて、言語を人間特有の「第二信号系」（動物に条件反射を起させる「信号」は具体物だが、人間ではそれに加えて言語が「信号の信号」となる）として、人間の精神活動の基礎に「第二信号系」の働きがあるという学説が盛んであった。また、「第二信号系」の活動の異常が種々の内部疾患の原因ともなりうるという、ブィコフらの「大脳皮質―内臓病理学」の理論も盛んで、それは「精神身体医学」（心身医学、心療内科）の先駆であり、より科学的にみえた。

こういう文献は日本ではあまり知られていなかったので、ロシア語から訳して雑誌に紹介したり、同好の士と議論したりした。これらを通じて、脳や神経に対する興味はますます深まっていった。

◎内科・神経内科を専門に

１９５６（昭和31）年３月に医学部を卒業し、１年のインターンののち、いよいよ専門を選ぶことになった。脳・神経に興味があったので、まず基礎（脳研生理）に行くか臨床に行くかで少し迷ったが、「医学の基本は臨床。臨床からテーマを引き出して、それを基礎で深めるのだ」という考えをもっていたので、それほど迷わずに臨床に決めた（今から思えば、父が臨床医であったことが影響していたかもしれない）。臨床では精神科か神経内科かとかなり迷ったが、結局「臨床医学の基本は内科」と考え、それに近い神経内科を選ぶこととした。

当時神経内科はまだ独立しておらず、内科の一部であったので、沖中重雄先生ひきいる第三内科（沖中内科。神経内科のパイオニアたちがたくさんいた）に入局を志願した。沖中内科は「優等生ばかりが行くところ」といわれており、私のように、自分の好きなことばかりやってきて、試験は一夜漬けで切り抜けてきたような人間を入れてくれるかどうか心配だった。しかし、面接で冲中先生に「どうしてうちにきたいんだね?」と聞かれて、「神経に興味があるからです」と即座に答えたのがお気に召したらしく、幸いなことに入れてもらえた。同クラスで一緒に入局したのは私を入れて9人（同学年80人中）であった。

リハビリテーションの道に入る

◎臨床医となって

「人の役に立つこと」の重要さ

生きた学問である臨床（診断と治療）はまことに面白く、これまで以上に没頭した。これは私の精神状態にもよい影響をもたらし、「うつ」状態から救ってくれた。

と書くと驚かれるかもしれない。これまでの「個人史」を読んでいただいて、「好きなことをして、面白おかしく生きてきたやつだな」と思われた方も多いだろうからである。しかし実は医学生時代の私の基本的気分はその逆であった。医学部の何年生ごろからかは覚えていないが（もしかしたら駒場の仲間で、他学部に行った友人たちが卒業して社会人として働きはじめたころからかもしれない）、「自分は（人にも、社会にも）何の役にも立っていない」「社会の寄生物だ」「余計物だ」という意識が心の中に巣くい、「うつ」気分にしばしば襲われるようになっていたのである。あるとき、地下鉄のホームで「地下鉄の運転士は立派に人の役に立っていて、うらやましい」という気分に襲われたことを鮮明に記憶している。自分の存在に「誇り」がもてなかったのである。このような「うつ」気分から逃れるために、手当たり次第にいろいろなことをしていたのかもしれない。

ところが臨床の医者になってみると、客観的にどうだったかは別として、「自分は患者さんの役に立っている」「社会的に有用な存在になった」という気持ちがもて、一気に気分が明るくなったのであった。結局、私を含め、人間は社会的な動物なのであり、「人に役立つ」「社会に有用である」という、集団への寄与の自覚が「誇り」を支えているのである。これはリハビリテーションの目標を考えるときにも重要な視点であろう。

◎しかし、やがて疑問が

神経内科学というのは、病気の種類も多く、症状も多彩で、「謎解き」のような面もあり、学問としては「面白い」ものである（病気を「面白い」というのは不謹慎だが、医学では人道性と科学性が車の両輪なので、科学的探究を支える知的好奇心は大事である）。

しかし2年ほど内科と神経内科を勉強するなかで、私は深刻な疑問に悩まされることになる。それは「内科の病気はそれなりに治るのに、神経の病気はどうしてこう治らないのか？」ということであった。何しろ50年以上前のことであり、神経疾患の薬物療法は非常に弱体であった。「学問的にはこんなに面白いのに、患者さんにとってこんなに役に立たない医学があるのか？」という疑問に悩まされた。「自分は本当に医者なのか？（珍しい病気をみつけて分類して（診断をつけて）喜んでいるだけの）昆虫学者ではないのか？」とまで思い詰めた。

この思いを一層強めたのは、市中病院での研修の経験であった。医者になって2年目であったが、1958（昭和33）年5月に国家公務員共済組合連合会立の「虎の門病院」が創立され、その応援に、初代の内科レジデントとして派遣されて4か月を過ごしたのである。そこで働いてみて驚いたのは、それに先立つ1年間に大学で受けもった患者さんとは大違いで、虎の門病院の内科の患者さんは「治る（よくなる）」ということであった。

そのときはじめて気がついたのは、大学病院、特に東大病院は、診断についても治療についても「難しい」患者さんが集まる（送られてくる）ところであり、そう簡単には治ってくれない、それに対して市中病院は（たとえ虎の門病院のような大病院でも）それほどには難しくない、「ふつうの」患者さんがきてくれるので、治りもいいのだということであった。

「治療的ニヒリズム」からの脱却

実はそれまで私は、無意識のうちに「病気というのは治らないものだ」という「あきらめ」の境地にいたらしい。大学病院に送られてくる内科の患者さん、まして神経内科の患者さんばかりを診ているとどうしてもそういう悲観論になるのである。これは医学の歴史では珍しいことではなく、「病気とは治らないものだ」という思想は、「治療的ニヒリズム」(therapeutic nihilism)という名がつくぐらい、医学史のなかで繰り返し起こってきたものだったのである。

ところが虎の門病院の経験は、内科の病気に関する限り、これまでとは正反対の「病気とは治るものだ」という実感を与えてくれた。そうなるとなおさら「ではどうして神経内科の病気は治らないのだ？」という疑問が鮮明になってきたのであった。

◎『心疾患のリハビリテーション』との出会いが転機に

転機は思わぬところからやってきた。医者になって2年半がたったころ、循環器疾患の研修に派遣された東京女子医大の心臓血管研究所で、急患の急性心不全の患者を担当したのである。ジギタリスの急速飽和と利尿剤の静注とで、一晩で劇的に症状が改善し、生まれ変わったようなすがすがしい気持ちで朝を迎えることができた患者は、私に心から感謝してくれた。

そこまではよかったのだが、いざ退院となったとき、その患者は「二度とこんなことを繰り返したくないので、これからどういう生活を送ればいいでしょうか？」と質問してきたのである。今から思えば当然の質問だったが、当時の私は、これには、はたと困ってしまった。「無理をしないで。適当に」ぐらいしかいえることがない。患者の「生活」というものが私の視野から全く抜け落ちていたことにそのときはじめて気がついたのである。

そこで、遅ればせながら、病院の図書室に通い詰めて、「心疾患患者の生活指導」に関する文献を探しはじめた。そこでぶつかったのが、のちに留学することになるニューヨーク大学（ＮＹＵ）のラスク一門の『心疾患のリハビリテーション』の論文であった。さまざまなＡＤＬ（日常生活活動）の際の酸素消費量（心臓への負荷の指標）を測定し、種々のＡＤＬが患者にとってどれだけの負荷になるかを調べたものであった。

実際の生活指導としては、退院前にトレッドミルで、心電図などに問題が起こらない酸素消費量の範囲（心負荷の許容範囲）を測っておき、その範囲に入るＡＤＬの種類を確認して、退院後の生活で「こういうＡＤＬは問題ないが、こういうＡＤＬは控えるように」と指導し、外来で同様の測定を繰り返しながら、可能なＡＤＬの範囲を広げていくのである。まさに科学的なデータに基づいた生活指導であった。

神経疾患のリハビリテーションの道へ

この論文を読んだとき、それまでモヤモヤしていた心のなかが一気に晴れた。まるで「それまでバラバラだったいくつかのジグソーパズルの断片がカチリと音をたててピッタリと組み合わされた」という感じであった。心臓に関する論文を読みながら「神経疾患のリハビリテーションというものが学問の新しい分野として成り立ちうる」という確信が生まれたのだから面白いものである。まさに「啓示」という感じであった。

このときの私の心的過程を分析してみると、①リハビリテーションというものが、それまで私が思っていたよりも科学的なものらしい、②仮に神経疾患についてはまだ科学的になりきっていないとしても、これからの努力によって現代医学にふさわしい科学的で効果的なものにしていける可能性がありそうだ、③そうであれば、神経疾患自体は「治らない」としても、患者さんの悩みを解決し、その生活・人生を「よくする」ことはできる、④それによって、これまでの私の最大の矛盾だった「科学性への欲求」と「患者さんに役立つことへの欲求」を両立させることができる、ということだったのである。

それまで私が「リハビリテーション」についてもっている知識はわずかなものであった。最初にこの言葉に触れたのは、インターン時代にたまたま英語で読んだ、カナダの外科医ベチューン（Norman Bethune）の伝記で、彼が若いころ「結核のリハビリテーションに興味をもった」という一文に接したときだったと記憶している。それまで整形外科の講義でも「療育」という言葉は聞いていても「リハビリテーション」という言葉は出なかったと思うので、これが初めてであった。しかし、結核患者の「後療法」「社会復帰」という意味がすぐ理解できたのは今思えば不思議で、もっと前から何となく聞いていたのかもしれない。

神経疾患に対する非薬物性治療としてのリハビリテーションについては聞いていないではなかったが、現実に行われているのは温泉療法やマッサージだけなので、「気休め的な、非科学的なものにすぎない」と思い込んでいた。要するに、「現代医学にふさわしい科学性のないものはしたくない、しかし患者さんのためになることはしてあげたい」という気持ちだったのである。そのような矛盾をラスクらの論文が解決してくれたのであった。

◎浴風会病院でのリハビリテーション開始

もともと凝り性の私のことである。これを契機に猛然と神経疾患のリハビリテーションについての勉強をはじめた。もちろんすべて外国の文献である。調べてみると面白い論文がかなりあり、ますます興味をそそられた。そしてそれを大学医局の抄読会（新しい文献を紹介する勉強会）に発表し、それが機縁になって、例の「啓示」から1年余りしかたっていない１９６０（昭和35）年7月から、浴風会病院（東京杉並）の「リハビリテーション室」で、ナース一人を補助者につけてもらっての（いうまでもなく、まだ理学療法士も作業療法士もいない時代であった）、外国の本や文献だけが頼りの、高齢神経疾患患者の「手探り・手作り」のリハビリテーションを実際に始めることになったのである。

当時私は28歳であった。こわいものを知らない年齢だったともいえるかもしれないし、まだ戦後の復興の気分が強く、新しいことのしやすい、ある意味ハングリーな時代だったともいえるであろう。

日本的生活様式に即したＡＤＬの重要性

しかし当時の私のリハビリテーションについての理解には大きな限界があった。その点に気づかせてくれたのは１９６２（昭和37）年春の服部一郎先生との出会いであり、同年秋に九州労災病院を訪ねたことであった。

服部先生の病院を訪れて私が心底から驚いたのは、「家庭に帰す。しかも日本家屋に」ということが徹底して実践されていたことであった。プログラムすべてにＡＤＬ訓練が重視されていた。九州労災病院のリハビリテーションセンター内には8畳間ぐらいの日本家屋が組み込まれており、たとえば片麻痺者がテーブルに手をついて立ち上がることや、対麻痺者が畳《たたみ》に座ったまま自助具で洋服を壁（長押《なげし》）に掛けること、また両手で体を浮かして畳の上をすべって移動する（しかしそれによって褥瘡を作らないようにする）ことなど、多くのＡＤＬが丁寧に指導されていた。それまで外国の本を頼りにかたちばかりのＡＤＬ訓練はしていた私であったが、「日本的生活様式のＡＤＬ」という点ではまだまだ不徹底だったことを反省させられたのである。なおこの教訓が、１９６５〜６６年に東大リハビリテーション部の拡張（作業療法部門などの増設）の計画を練っていたときに、何のためらいもなく作業療法室に「日本間」（４畳半くらいしかスペースがとれなかったが）を作ろうと決めたことにつながった。地方の病院からのリハビリテーション部門新設の相談に乗ったときも日本間を勧めた。それがモデルとなって、その後に作られるほとんどの病院の作業療法室に日本間が作られるようになったのは、服部先生が日本のリハビリテーションに残した偉大な「遺産」の一つであった（本当に活かされてきたかの疑問はあり、また生活様式の変化によって必要性がなくなってきていないか、という問題はあるが）。

なお、この辺りのことについては他に詳しく述べたので、ご参照いただきたい〔上田 1987年，2004年〕。

そしてニューヨークへ

以上が私が「記念すべき年」1963年に至るまでの道のりである。この年は私にとって大変忙しい年であった。第1章に書いたことは略すが、リハビリテーションに関して、その他にいくつかの仕事をしたことを書きとめておきたい。

初めての総説とシンポジウム

その第一は当時医学書院からでていた『綜合医学』誌に「神経疾患のリハビリテーション――脳卒中を中心に」と題する総説を書いたことである〔上田 1963年〕。これは数年前から文献を集め準備していたテーマで、たまたま医学書院の編集者に知り合いがいたのをつてに、2、3月号の2か月連続の「リハビリテーション」についての（おそらく日本最初の）特集を組んでもらい、その2月号に載せていただいたのである。この特集は巻頭言（2月号は大島良雄、3月号は三木威勇治であった）を含め全12本で、水野祥太郎氏、小池文英氏、大村潤四郎氏など、その後間もなくお知り合いになる錚々たる方々が入っておられた。私の総説は156本の論文を集め、臨床から基礎まで、身体的な問題から心理的な問題までを種々の角度から分析・整理し、まとめたものであった。これが私の最初の総説論文である。この論文の別冊は2月中に届いたので、第1章で述べたようにこの年に多くのリハビリテーション関係者とお知り合いになるときの自己紹介のためにも役立った。

もう一つは11月に京都であった日本老年医学会のシンポジウム「老年性脳卒中の処置と訓練」（座長荒木千里京大内科教授）で、浴風会病院の関　増爾副院長先生とともに「1．内科的立場より　老年者脳卒中のリハビリテーション——臨床的ならびに若干の基礎的問題について」と題する発表を行ったものであった。これはわずか20分の間に、①老年者脳卒中の回復阻害因子（拘縮と骨折）、②運動練習の心機能に対する負荷（東大分院内科循環器グループの協力を得て、当時最新のテレメーター心電計を用いての、運動療法の心負荷の検討）、③筋電図による運動練習の分析（これも当時始まったばかりの埋め込み電極による検討）、④視線追跡計による空間知覚異常の検討（半側空間無視との関連）など、種々の新しい視点での結果を報告した〔関・上田 1964年〕。私はその後もさまざまな臨床研究に取り組み、講演・シンポジウムなどの機会も与えられたが、その記念すべき第一回であった。このように1963年は私にとって公私ともに「記念すべき年」であったわけである。

◎ニューヨーク大学でのレジデント研修

「記念すべき年」1963年を忙しく過ごしたのち、先に浴風会病院を案内したときのダショーの、「一人でやるのでは限界があるから、やはり勉強にくるといい」という勧めもあり、彼の推薦で、ラスクが作って理事長をしていた「世界リハビリテーション基金」(World Rehabilitation Fund, WRF)の奨学金（渡航費を含む）がもらえたこともあり、家族で１９６４年に1年間の留学をすることにした。フルブライト奨学金を合わせると2人分の渡航が可能だったのである。こうして１９６３年の暮れに一家で羽田を飛び立った（まだプロペラ機であった）。なお妻・礼子（のちに沖縄県立看護大学学長）は東大医学部衛生看護学科の第一回の卒業生で、すでにアメリカへの留学歴があり、長男・宏は生後7か月であった。

以下、この１９６４年に32歳の私がニューヨーク大学（ＮＹＵ）への留学でみたもの、学んだものについて触れておきたい。第３章で述べた戦後のアメリカのリハビリテーション医学の発展が、当時どういうかたちをしていたのか、という具体的な姿を、私という個人の「鏡」に照らしてみていただきたいのである。

正規のレジデント研修は3年間であるが、東大の運動療法室が発足したばかりだし、学会もやるべきことがたくさんあるので、最低限の1年にしてもらった。私としては「せっかく誕生した日本のリハビリテーション医学の技術的裏づけを固め、『たましい』を吹き込みたい」という気持ちもあった。

1年間で3か所をローテーション

ＮＹＵでのレジデント研修はローテーション制で、３か月単位で研究所（成人２部門、小児１部門の３部門）、その他の関連病院（詳しく知らないが10か所近くあったようである）を回る。私は初めの６か月はゴールドウォーター記念病院（部長ダショー）、次の３か月は研究所の小児部門（部長ディーヴァー）、最後の3か月は同じく研究所の成人部門（部長コヴァルト）の3か所であった。

レジデントの仕事は基本的には入院患者の受けもちで、部長、インストラクター（指導医）の指導下に、薬の処方などの健康管理、ナースへの指示、ＰＴ・ＯＴ・ＳＴなどへの処方を出し、ＰＴ・ＯＴ・ＳＴなどに極力ついていって見学したり意見を交したりし、ソーシャルワーカーや臨床心理士と打ち合わせ、カンファレンスでプレゼンテーションをする、毎週の義肢・装具クリニックに出る、などであった。日本の研修医とほぼ同じである。なお、ゴールドウォーターでのインストラクターは日本人の伊藤正元先生（Masayoshi Itoh）であった（ただし「日本語を話すと英語がうまくならないから」といって英語しか話してくれなかった）。

臨床教育システムの充実

日本と一番大きく違っていたのは、アメリカ特有の「コンサルタント」という制度であった。これは内科、神経内科、整形外科、形成外科などのコンサルタントが毎週1回ずつ（こちらにとってはほぼ毎日入れ代わりたち代わり）きて、問題のある患者（受けもちのレジデントがチーフ・レジデントに申し出ておく）を診察して説明してくれたり、ケースがないときはテーマを出させて即席の講義をしたりする制度である。そういう制度そのものと、懇切丁寧な（時には厳しい）指導には驚いた。

週の1日の午後は当直を除くすべての関連病院のレジデントが研究所に集まって、所長（ラスク）が司会するケース・カンファレンスがあり、その後、ラスクやゲストスピーカーや研究所スタッフなどの教育的なレクチャーがあった。その他、車椅子処方に関するレクチャー（ＯＴが担当）、ＡＤＬに関するレクチャー・デモンストレーション（ADL部門が担当）があり，時には外部の1週間の講習会（義肢装具など）に費用を負担して出してくれた。まことに至れり尽くせり，手とり足とりの教育であった。このように，アメリカの臨床研修のシステムはよくできており，日本の5年分ぐらいの知識や経験を1年で得ることができたような気がして，感謝している。

疾患・障害の種類にしても，それまで内科・神経内科では経験したことのない，切断，外傷性脊髄損傷（それも頸髄損傷による四肢麻痺），脳性麻痺，筋ジストロフィー，二分脊椎など，帰国後東大リハビリテーション部でみることになる疾患・障害を幅広く経験することができた。さらには日本ではみることのなかった下半身切断（hemicorporectomy）のアメリカ最初の例まで受けもつことができた。

◎NYUでのリハビリテーションの実際

NYUのリハビリテーションの実際についていうと，最も印象的だったのは，やはりADLをはじめとする「活動」に力を入れていたことである。それはいうまでもなくディーヴァーの功績であった。

ディーヴァーの功績

ディーヴァーは当時74歳であったが，元気で，ユーモアを込めた話しぶりが面白く，話の内容も鋭かった。

当時の彼は「小児部門」の長として，脳性麻痺，デュシェンヌ型筋ジストロフィー，二分脊椎に深く関心をもち，特に当時のアメリカでも新しい問題であった二分脊椎のリハビリテーション・プログラムの開発には非常に力を入れていた。彼の毎週の「二分脊椎クリニック」にはたくさんの患者が，車椅子や松葉杖で集まり，ディーヴァーはまるで孫たちに囲まれた祖父のように温顔をもって彼らに接し，さまざまな相談に乗っていた。彼は「生まれついての臨床家」であり，患者を愛し，常に患者第一に考え，患者の生活・人生を向上させるプログラムと技術を絶えず発展させていく，すばらしいリハビリテーション医であった。

一方，ラスクはすぐれた理論家であり組織者であり，話もうまく，人を惹きつける魅力もあり，私も尊敬していたが，ディーヴァーは「臨床家の鏡」であり，私は結局，医者としても人間としても彼を一番敬愛していたと思う。

なお少しあとのことになるが，1967年にディーヴァーは77歳でNYUから引退するが，ICDで開かれた記念式典で，ラスクは彼を「現代リハビリテーション医学の父」と呼んで賞賛している〔Krusen 1968 年〕。ラスク自身もしばしばその名で呼ばれるが，結局ラスクの「説得力・組織力」とディーヴァーの「臨床力」との幸福な結びつきが，戦中戦後のリハビリテーション医学の創立・発展の鍵となったのであった。

ＡＤＬ・家事・職業前訓練

ＮＹＵのＡＤＬ重視はかなり徹底したものであった。研究所の中庭にはホライズン・ハウス(Horizon House)と名づけられた独立家屋があり、退院近くの患者はそこに家族と一緒に住んで、家に帰ってからの生活行為の問題点をチェックし、必要な介助のしかたを家族が学べるようになっていた。余談ながら、私がいた2年ほど前にはケネディ大統領の父ジョゼフ（Joseph Kennedy, Sr）が脳卒中による右片麻痺と失語症でこのホライズン・ハウスにしばらく入院していて、大統領もしばしば見舞いにきたそうである。

また「ＡＤＬ部門」が独立しており、そのチーフは以前患者だった脊髄損傷対麻痺の女性（ジェミー・コフマン、Jamie Coffman）であった。彼女は車椅子をあやつりながら、対麻痺の患者にも片麻痺の患者にも適切な指導をし、われわれレジデントにも懇切に教えてくれた。もちろんＰＴ・ＯＴのスタッフもいた。

ＡＤＬ以外の生活行為（活動、activities）にも力が入れられ、家事に関しては「家事部門」が独立していて、担当のＯＴが料理・掃除・洗濯を丁寧に指導していた。作業療法部門では職業前作業療法に力を入れていた。

心理・社会的アプローチ

もう一つ印象的だったのは、心理・社会的アプローチであった。ソーシャルワーカーは入院前からすでに患者の家族的・社会的背景をよく把握していて、入院するとすぐ担当医に問題点を教えてくれた。

臨床心理士はカンファレンスで詳しく患者の心理的状況・問題点を報告してくれた。

私にとっては、日本にいたときよりも考えなければならないことが非常に増えた反面、「患者の『人間全体』『人生全体』にかかわることができる」という点で、「まさに臨床医学の醍醐味ではないか」と強く感じたものである。

◎総合リハビリテーションという視点を学ぶ

ＮＹＵで学んだことのもう一つは「総合リハビリテーション」の視点であった。すでに「リハビリテーション医学・医療」そのものが、多数の職種のチームワークによるものであった。特にゴールドウォーター記念病院では（市立病院であるためか）、病院のなかに〔第3章で述べた職業リハビリテーション法（➡114頁）に従って〕、連邦政府から職業リハビリテーション・カウンセラーが派遣されて常駐しており、カンファレンスにも参加し、スタッフ同様であった。そのカウンセラーが患者をみて「職業リハビリテーション上必要」と判定すれば、義肢・装具・車椅子などの機器、さらに若い障害者が通信教育で大学卒の資格を得る費用までが公費で支給してもらえるのであった（入院料は市立病院なので無料であった）。このように、医学的リハビリテーションそのものが、職業復帰・社会復帰という「参加」（participation）を重視する姿勢に貫かれており、学ぶ点が多大であった。

さらに病院を含めたニューヨーク地域全体の中に職業リハビリテーション、社会リハビリテーションの各種の施設があり、それらの連携による「総合リハビリテーション」が体系化され、総合的な成果をあげていた。私は持ち前の好奇心もあって、いろいろな組織を見学に行った。障害者の職業訓練施設にも行ったし、“Just One Break”という名の障害者の職業紹介機関にも行った。なお、“Just One Break”とは「ひと息つかせてくれ」＝「(立ち直りの)チャンスをくれ」という意味だが、頭文字をつらねるとＪＯＢ＝仕事となる、一種のシャレである。また郊外に「アビリティーズ」(Abilities, inc)という障害(両下肢先天性切断)をもつヘンリー・ヴィスカーディ(Henry Viscardi, Jr. 注1)が作った、障害者だけの大規模な工場を訪ねたりもした。加えて、国連の障害者部門に責任者の松本征二先生(元厚生省社会局更生課長)を訪ねたり、国際障害者リハビリテーション協会(今のＲＩの前身)の本部を訪れたりしたが、すべて私の視野を非常に拡大してくれた。

◎その年日本では——東京オリンピックとパラリンピック

１９６４(昭和39)年にアメリカに行っていたことで私が失ったものもあった。それは、東京オリンピックとパラリンピックを間近にみることができなかったことである。特にパラリンピックは、もし東京にいたならば、何らかの方法で競技(の一部)をみることができたであろうし、医師団に加えてもらうよう働きかけることもできたかもしれない。現に、ＮＹＵの研究所には車椅子に乗った秘書たちがたくさんいて、「東京に行って競技に参加する」と喜んで話している人も少なくなかったので、身近なできごとと感じていたのであった。

この年、10月10～24日に東京で行われたオリンピックのあと、パラリンピックは、11月8～12日を第一部の脊髄損傷者のための国際競技大会、13、14日を第二部の、そのほかの身体障害者のための国内大会〔実際には西ドイツ（当時）からの特別参加があった〕とした二部構成で行われた。この第二部が、「全国身体障害者スポーツ大会」の種を播き、次の年に第一回大会（岐阜県）が行われ、その後毎年、秋の国民体育大会に続いて行われるようになったのである〔渡邊 2013年〕。

パラリンピックのとき日本国民の多くは初めてテレビで「障害者がスポーツをする姿」をみた。その衝撃は、次の年からの全国身体障害者スポーツ大会のそれともあいまって、障害者自身と一般国民の意識の変革に大きく役立ち、それまで病院や療養所で暮らすほかなかった障害者が社会に出て自立して生活し、働くことがおおいに促進されたのであった。

実は、同様の意識の変革が、その後１９８１（昭和56）年の国連国際障害者年（UN International Year of Disabled persons, IYDP）のときにも起こり、一般国民の障害者に対する認識や、種々の制度や施策を変えるのに役立った。たとえば、現在どれだけの方が、国際障害者年以前は、車椅子使用者が新幹線を一人で利用することはできず、介助者を要求され、しかも今のようなエレベーターの利用も認められず、一般人と同じコースでエスカレーターや階段を通って行かなければならなかったことをご存知であろうか。障害者に関したことで、今は「当たりまえ」だと思っているが、実はこの年にはじめて可能になったことが意外に多いのである。

パラリンピックも同様の意味をもった、いわばそのさきがけであった。

◎本章のおわりに――さまざまな収穫、そして喪失

１９６４年のニューヨーク留学の期間の、本務（レジデント研修）以外でのさまざまな収穫について、この章の最後に記しておきたい。

この年の初夏には特別の休みをもらって、ボストンで開かれたアメリカ・リハビリテーション医学会（AAPMR Congress）に行き、バスマジアン（John V. Basmajian. “Muscles Alive”で人体運動学に新しい視角を開いた）〔上田 1994年 a p27〕の特別講演などを聴き、留学生仲間を頼ってハーバード大の寮に泊めてもらったりした。

夏休みも1週間だけだがもらえたので、長距離バスで、妻の先の留学時の友人たちを訪ねかたがた、主要なリハビリテーション病院の見学を計画し、ピッツバーグ（St. Francis Hospital　そこで思いがけなく明石 謙先生に会った）、シカゴ〔Rehabilitation Institute of Chicago　ラスクの弟子のベッツ（Henry Betts）にも会った〕、ウィスコンシンの田舎などを訪ねた。

その後NYUに移った明石先生のフォルクスワーゲンで、秋の週末にニューヨーク州北部のアディロンダック山脈を越えたサラナック湖（Saranac Lake）まで連れて行ってもらい、そこの結核療養所跡（トルードウ、Edward L. Trudeau が１８８２年に開いたことで有名）を訪ね、世界最初の外気小屋である通称「リットル・レッド」（Little Red）の写真をとって、砂原先生へのお土産にしたりした。またプリンストン経由でフィラデルフィアに行くなどのドライブに連れて行っていただいたのも懐かしい思い出である（いずれも和風のお弁当をわれわれが提供するのと引き換えであった）。ニューヨークの美

術館、オペラ、音楽会などを楽しんだのはいうまでもない。

こうして1964年末に1年の勉強を終え、ニューヨークで歩くことと片言を話すことを覚えた長男を連れて、ヨーロッパ数か国を歩き、イギリスではストーク・マンデビル病院を見学し、またロンドンの世界理学療法連盟本部に旧知の（日本だけでなくニューヨークでも会っていた）事務局長ニールセン女史を訪ねたりして、1965年1月末に南回りのプロペラ機で帰国したのであった。まことにあらゆる意味で実り多い1年余りであった。なお、行きにはなかった首都高速ができていて、羽田空港から新宿まであっという間に行くことができて驚いたものである。

唯一の痛恨事は、留学中の1964年7月、故郷の母が62歳で亡くなったことである。今のように国際電話もファクスもなく、大分遅れての手紙での知らせであった。パスポートは1回限りの時代で、帰国したら失効し、1か月ほどかけてもう一度取り直さなければならず、帰ることなど問題外で、葬儀にも参列できなかった。母の死因は慢性腎不全が悪化しての尿毒症であった。人工腎透析は当時アメリカではすでに試験的に始まっていたし、数年後には日本でも実用化される。医学の進歩がもう少し早ければ母ももっと長生きできたのに、と残念である。

注1　ヘンリー・ヴィスカーディ（Henry Viscardi, Jr.）1912年、貧しいイタリア人移民の子として生まれたが、生まれつき両大腿切断の状態にあった。25歳のとき初めて義足をつけ、「94センチの身長が172センチになった」のである。戦争中は戦傷切断兵のリハビリテーションに従事、戦後 Just One Break（本文参照）の専務理事を経て「アビリティーズ」社を設立。その興味ある人生は著書“Give us the Tools”に詳しい〔邦訳 伊東、1974、1985年〕。

第5章 ● この50年の歩み

日本と世界のリハビリテーション医学

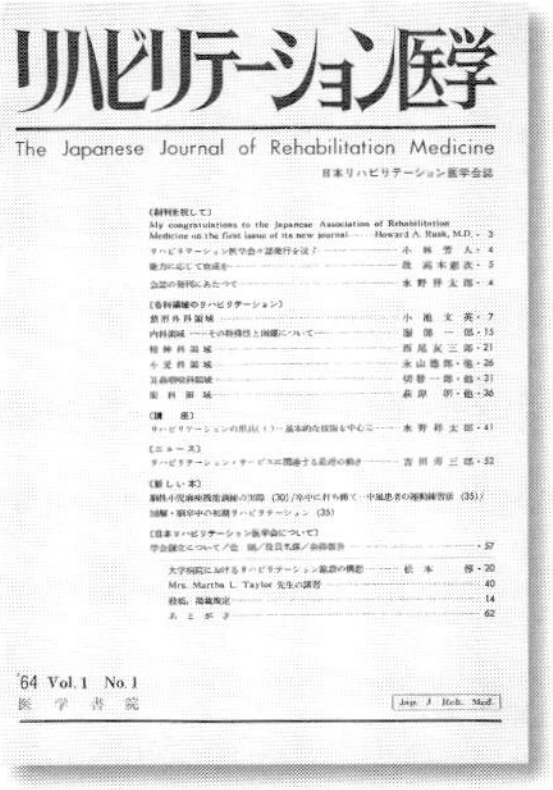

『リハビリテーション医学』創刊号（1964年）

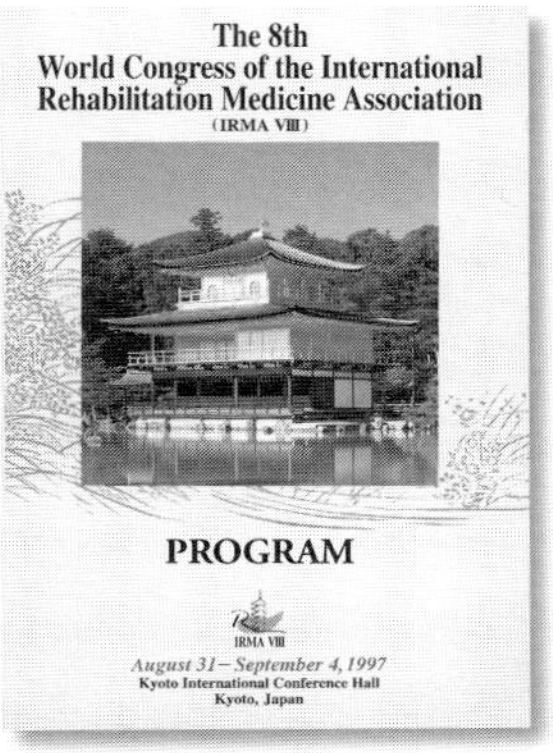

第8回国際リハビリテーション医学会プログラム（1997年）

「記念すべき年」　１９６３年から今年２０１３年までの半世紀の、日本と世界のリハビリテーションの歩みをみてみよう。ただこの時期には、起こったことがあまりにも多く、現在に近くなるほど読者が直接体験された、あるいはよく知っておられる出来事も多くなるので、すべてを述べようなどと無理なことは考えず、テーマを次の5つに絞り、それぞれのテーマのなかでも筆者が直接関係したことに重点を置いて述べさせていただいた。ある程度の偏りはお許しをいただきたい。

① 日本リハビリテーション医学会の歩み（学術集会、会員数、専門医制度、法人化、国際活動など）
② 大学におけるリハビリテーション医学の臨床・教育・研究体制の整備（講座・診療科・中央部門など）
③ 関連専門職の歩み（理学療法士・作業療法士・言語聴覚士・義肢装具士の数、協会、教育など）
④ リハビリテーション関係諸制度の歩み（医療保険制度、高齢者リハ研究会など）
⑤ 対象疾患・障害の変遷と科学技術としてのリハビリテーション医学の課題の変化

なお、この時代（最近50年）に起こった出来事だが、テーマとの関係で一部、第6章（リハビリテーションのこれから）で述べることにしたものがあることもご了承いただきたい。

日本リハビリテーション医学会の歩み

◎学術集会（第26回までは学会総会）の歩み

第一回学会総会

先にも述べたが、第一回日本リハビリテーション医学会総会は水野祥太郎初代会長のもとに１９６４年7月12日に大阪で行われた。会長講演は「リハビリテーション医学の地域社会における諸活動」で、映画供覧を交えての講演であった、特別講演は大島良雄の「脳血管損傷のリハビリテーション」と田村春雄（大阪府立身体障害者更生指導所長）の「肢体不自由児の職能療法」（作業療法の意味）であった。一般演題（口演）は67題、ポスターなどの展示は10題、計77題であった。

一般演題の内容を見ると、脳卒中18、脳性麻痺6、運動器疾患6、心疾患4、頸髄損傷・ポリオ・筋ジストロフィー・身障スポーツ各1などは、数はともかく現在でもよくみられるテーマであるが、その他に、結核6、温泉療法3、ハンセン病2などの時代を感じさせるテーマもあった。さらに精神科3、眼科3、歯科口腔外科2などのように、「リハビリテーション医学」というよりは「医学的リハビリテーション」全般にわたる、より広い範囲のものもあった。これがその後どのように変っていくかは興味あることであり、のちに詳しく検討する（⬇１８６頁）。

学会総会（学術集会）の歩み

第一回以後現在に至るまでの50回の学会総会（第27回からは後述する社団法人化のため学術集会と呼称）の期日、開催地、会長、テーマ（会長講演、特別講演など）を**表5－1**に示した（第８回までを次頁に示し、全体は巻末に収めた）。

学会総会（学術集会）の日数は、第一回は1日のみであったが、次の第二回総会（東京１９６５年 大島良雄会長）からは2日間となり、その後第25回（横浜 １９８８年、大川嗣雄会長）から３日間になって〔東日本大震災のため秋に延期した第48回（２０１１年）が２日間だったのを例外として〕今日に至っている。

開催地をみると、東京が15（千葉県幕張開催が実質東京なので、その2を加えると17）と多いのを別にすれば、横浜6、仙台、神戸、福岡各3、札幌、名古屋、鹿児島各2、青森、宇都宮、静岡、金沢、京都、大阪、岡山、倉敷、徳島、松山、別府、長崎各1と、ほぼ万遍なく全国的に開催されている。

会長・学術集会長にみるリハビリテーション医の三つの世代

第26回までは会長が毎年交代し、前年に就任した会長が会務を統括するとともに総会（今の学術集会）を1年かけて準備し、その終了とともに次の会長にバトンタッチする方式であった。第26回総会

表 5-1　学会総会（学術集会）開催一覧

1	開催日：1964 年 7 月 21 日　会場：大阪府医師会館（大阪市） 会長：水野祥太郎〔大阪大学・整形外科〕 ［会］リハビリテーション医学の地域社会における諸活動（映画供覧）
2	開催日：1965 年 4 月 11～12 日　会場：国立教育会館虎ノ門ホール（東京都） 会長：大島良雄〔東京大学・物療内科〕 ［特］Ⅰ眼科領域のリハビリテーション Ⅱ精神医療におけるリハビリテーション活動の現況 Ⅲ耳鼻咽喉科領域におけるリハビリテーション
3	開催日：1966 年 4 月 5～6 日　会場：九州大学医学部中央講堂（福岡市） 会長：天児民和〔九州大学・整形外科〕 ［特］最近の義肢の進歩
4	開催日：1967 年 5 月 27～28 日　会場：東京厚生年金会館（東京都） 会長：砂原茂一〔国立療養所東京病院〕 ［特］神経筋系生理の新しい課題
5	開催日：1968 年 6 月 1～2 日　会場：国立教育会館（東京都） 会長：小池文英〔整肢療護園〕 ［特］筋疲労の生理学
6	開催日：1969 年 5 月 24～25 日　会場：日本都市センター（東京都） 会長：相沢豊三〔慶應義塾大学・内科〕 ［会］日本リハビリテーション医学会の歩み
7	開催日：1970 年 7 月 22～23 日　会場：札幌市民会館（札幌市） 会長：河邨文一郎〔札幌医科大学・整形外科〕 ［会］北海道における地域的リハビリテーションの進展
8	開催日：1971 年 5 月 14～15 日　会場：国立教育会館虎ノ門ホール（東京都） 会長：小林太刀夫〔東京大学・内科〕 ［特］筋力増強の理論

［会］会長講演／［特］特別講演

（巻末の資料 1 につづく）

（1989年）で法人化が行われたのちは、理事長が会務を統括するようになり、学術集会長が毎年交代して、次の年の学術集会の準備にあたるようになった。

そこで巻末の資料1に従って会長・学術集会長の顔ぶれをみていくと面白いことに気がつく。それはリハビリテーションに携わる医師に大まかにみて三つの世代があり、会長・学術集会長に三世代の交代をみることができることである。

第一世代は、整形外科、内科などの本来の専門をもち、それを主としながら、「リハビリテーションもなさる」方々である。もちろん関与の程度には濃淡があって、ご自分でかなりなさる（あるいはなさった）方から、弟子に活発な人がいて、それをバックアップするタイプまでさまざまであった。最初は特に不文律として、整形外科－内科－整形外科という順に会長が交代していった。これが第11回まで続き、その後も不規則になりつつ、第23回ごろまで続く。

第二世代は、私自身がそうだが、はじめに整形外科、内科などに入局するが、間もなく（多くは海外での研修を経て）リハビリテーションに専念するようになり、自分を「リハビリテーション医」であると自覚するようになった人々である。この世代が会長となった一番早い例は第13回会長の横山　巖氏である。その後しばらくは第一世代に戻るが、第18回の明石　謙氏、第22回の高橋　勇氏などを経て、第24回の上田以後はほとんどこの世代となる。

次の第三世代とは、医師となってすぐに（他科を通らずに）リハビリテーションの道に入り、「オールラウンド」に、すべての身体運動障害を対象とする、「最初からリハビリテーション医」の人たちである。こういう方たちは後述するように大学病院にリハビリテーション科（講座または診療科）あるいはリハビリテーション部ができるようになった１９６０年代後半から１９７０年代前半にかけてリハビリテーション医学の研修を始めるのであるから、学術集会長となるのはかなりあとにならざるを得ないが、それでも第41回の江藤文夫氏あたりからそういう方がほとんどになっていくといえよう。

もちろんこの世代論はあくまでも私の大まかな試論であって、細かい修正が必要かもしれない。たとえば第５回会長の小池文英氏などは、整形外科からほとんどすぐに肢体不自由児療育の道に入り、戦後いち早くアメリカに学び、終生療育に専念されたので、「第二世代だ」というべきかもしれない。また、私が第二世代に数えた方のなかにも、卒業後どこかの科に一応籍を置いたとしても、比較的はやく留学して（あるいは国内留学で）リハビリテーション医学を学び、その後はそれに専念したような「第三世代」というべき方がおられるかもしれない。また逆に、最近あらたにリハビリテーション医学の道に入ってこられる方々にしても、必ずしもすべてが「オールラウンドのリハビリテーション医」の研修を受けてではなく、中にはいわば他分野からの「転入」で、「第三世代をめざす第二世代」というべき方々もあると思われる。

いうまでもなく、世代間に優劣はなく、すべての方がその時代時代において必要な役割を果たしておられるのである。

なお、発足後現在に至るまでの学会役員の変化をうかがうために、約10年おきの役員名簿を巻末に載せたのでご参照いただきたい。会長・常任理事・理事・監事・幹事についてみると、はじめは第一世代一色で、20年後の１９８３年にやっと少数の第二世代が入りはじめたものが、１９９４年には第二世代がほとんどとなり、２００４年には第三世代がほぼ半数となり、さらに２０１２年まではほとんど第三世代一色になるのがみてとれるであろう。

発表内容の変遷(1)——米学会との比較

次に総会・学術集会の内容についてみてみたい。

筆者は日本リハビリテーション医学会発行の『リハビリテーション白書（第2版）21世紀をめざして』で担当した「特論2 リハビリテーション医学の科学性」のなかで、日米のリハビリテーション医学会一般演題（ポスターを含む）のテーマ別分析を行った。その際、細かい変動の影響を少なくし、大きな動向をみるために、1967～68年、1977～78年、1987～88年の10年おきの2年合計の数値をとった（**表5—2**）、〔リハ学会 1994年 pp27-50〕。今回はできれば1997～98年、2007～08年のデータを加えて、この50年の変遷を概観できるようにしたいと思ったが、時間の制約で果たせなかった。ただ、これだけでも少なくとも大きな傾向をうかがうことができるので、同じ表を再掲することにした。

なお、アメリカの学会には専門医だけで作るAmerican Academy of Physical Medicine and Rehabilitation（AAPM & R 以下アカデミーと略）と、医師（専門を問わない）とその他の専門職〔原則博士号（PhD）所持〕で作るAmerican Congress of Rehabilitation Medicine（ACRM 以下コングレスと略）の二つがある。前者のアカデミーは1938年に結成され、第3章で述べたような経過を経て1951年にこの名称となったものである（➡134頁）。また後者のコングレスは1891年と1918年に発足した電気療法と放射線の2団体が1932年に合併してAmerican Congress of Physical

表 5-2　日米のリハビリテーション医学会一般演題の比較

テーマ ＼ 年度	日本リハ医学会			アメリカ・リハ医学会		
	1967～68	77～78	87～88	1967～69	77～78	87～88
脳卒中	62.5 (42.5)	93.5 (28.2)	199 (29.7)	9 (6.5)	32.5 (7.5)	90.5 (8.8)
頭部外傷			4.5 (0.7)	1 (0.7)	1 (0.2)	100 (9.7)
脊髄損傷	4 (2.7)	15 (4.5)	40 (6.0)	14 (10.1)	80 (18.4)	129 (12.6)
脳性麻痺	11 (7.5)	27 (8.2)	78.5 (11.7)	1 (0.7)	6 (1.4)	9.5 (0.9)
各種神経筋疾患	13 (8.8)	21.5 (6.5)	48 (7.2)	12 (8.7)	28 (6.5)	120.5 (11.7)
切断	8 (5.4)	24 (7.3)	17 (2.5)	2 (1.4)	2 (0.5)	48 (4.7)
リウマチ・整形外科疾患	8 (5.4)	21 (6.3)	76.5 (11.4)	10 (7.2)	10 (2.3)	89 (8.7)
疼痛性疾患	4 (2.7)	4.5 (1.4)	8 (1.2)	1 (0.7)	21 (4.8)	44.5 (4.3)
呼吸器疾患	1 (0.7)	7 (2.1)	4 (0.6)	1.5 (1.1)	3 (0.7)	3 (0.3)
循環器疾患	6 (4.1)	20 (6.0)	10.5 (1.6)	1 (0.7)	10 (2.3)	5.5 (0.5)
その他の疾患	5 (3.4)	18 (5.4)	21 (3.1)	12 (8.7)	66.5 (15.3)	67.5 (6.6)
高齢者	3.5 (2.4)	10 (3.0)	31.5 (4.7)	1.5 (1.1)	4 (0.9)	25 (2.4)
その他（正常を含む）	21 (14.3)	69.5 (21.0)	132.5 (19.7)	72 (52.2)	141.5 (32.6)	285 (27.8)
計	147 (100%)	331 (100%)	671 (100%)	138 (100%)	434 (100%)	1,077 (100%)

Therapy となり、１９４４年に American Congress of Physical Medicine、１９５２年に American Congress of Physical Medicine and Rehabilitation、１９６６年に American Congress of Rehabilitation Medicine と改名して現在に至ったものである。現在両者の共同機関誌となっている Archives of Physical Medicine and Rehabilitation（APMR）は、本来はコングレスの機関誌であった〔Glitzer & Arluke 1985年〕。この両者はこの表の時期には共同で学会を開催していた（のちに分離）ので、表の数字は両者のいわば合計である。

なお、１９６８年はアメリカでは一般演題の募集がなかったが、これはカナダで国際学会が開催されたためという〔里宇 2003年〕。そのため、**表5―2**では、１９６８年のアメリカの分は１９６９年をもって代えている。

この表はこの3分の1世紀の間の日米両国のリハビリテーション医学関連の研究テーマの時代的な変化と両国間の差を示すものであり、非常に興味深い。

対象疾患を比較すると、まず気がつくのは脳卒中に対する関心度の違いである。日本では脳卒中は常に演題数の首位で、ほぼ30～40％に及んでいるのに対し、アメリカでは７～９％を占めているに過ぎない。これとまったく逆なのが脊髄損傷である。わが国では増加傾向はあるものの３～６％の範囲にとどまるのに対して、アメリカでは１９６７～６９年の時点ですでに10％を占め、１９７７～７８年で18・4％と高くなり、その後やや下がるが、それでも首位を占めており、脳卒中に比べると常にはるかに多い。

さらに興味あるのは頭部外傷であって、アメリカでは初め少数であったが急激に増えて９・７％に達していたのに対して、日本では87～88年に初めて現れるが、非常に低い率にとどまっている。

これは日米両国の間の社会的条件や国家的政策の違いを如実に示している。アメリカでは対外的にはベトナム戦争をはじめとするうち続く戦争、国内的には交通事故により、脊髄損傷、特に頸髄損傷が多発し、それが大きな政治問題となった。このため１９７０年代から国の政策として全国に多数の脊髄損傷リハビリテーション・センターが作られ、グラント（研究費）も多額に上るなど、研究が大きく促進されたのである。さらに１９８０年代に入って、同じ外傷性の原因による頭部外傷にも研究費の範囲が広げられたため、その研究も促進された。

他の疾患についてみると、脳性麻痺に関する研究は日本に多く（８～12％）、アメリカにはきわめて少ない（１％前後）。また切断に対する関心は、以前はわが国のほうが高かった（日５～７％対米１％前後）が、あとになると逆転傾向がみられる（３％対５％）。その他、特に70年代以後は疼痛性疾患に対する関心が、アメリカでやや高い（１％対４～５％）のに対して、同時期の関節リウマチおよび整形外科疾患は日本のほうがやや高い（６～11％対２～９％）こと、循環器疾患が日本のほうがやや多いこと、高齢者に対する関心は日本のほうが高いが、アメリカでもかなり急速に関心が高まりつつあったことなどをうかがうことができる。

このような差には、他の類似の学会の存在や活発さについての差も、ある程度関係していると思われる。たとえば、脳性麻痺については以前からアメリカにはアメリカ脳性麻痺学会（American Academy of Cerebral Palsy）が存在していることがリハビリテーション医学会での演題を少なくしている可能性がある。またわが国での切断や義肢に関する演題の減少傾向は、日本義肢装具学会（１９６８年義肢装具研究同好会として発足、１９７２年日本義肢装具研究会、１９８４年から現行名）の発展によるものとも考えられる。

発表内容の変遷（2）

先に日本リハビリテーション医学会の第一回総会（１９６４年）の一般演題の内容が多彩であったと述べた（⬇１８１頁）が、ここでそれが年を追ってどのように変化したかについてみてみたい。

まず第一回総会で「時代を感じさせるテーマ」と述べた結核（６題）、温泉療法（３題）、ハンセン病（２題）であるが、わずか３〜４年後の１９６７〜６８年には、結核と温泉療法は全くなくなり、ハンセン病は３題（２・０％）であった。しかし１９７７〜７８年、１９８７〜８８年にはこれら３者はまったくみられない。これはいわば当然の「時代の変化」であったと思われる。

次に第一回総会でみられた精神科（３題）、眼科（３題）、歯科口腔外科（２題）についてみると、１９６７〜６８年を①、１９７７〜７８年を②、１９８７〜８８年を③とすると、精神科は①１題（０・７％）、②４題（１・２％）、③３題（０・４％）と、数は少ないが続いている。眼科（視覚障害）は①５題（３・４％）、②１題（０・３％）で③はない。歯科口腔外科は①〜③とも演題はない。

他方、言語聴覚障害に関する発表であるが、**表５—２**では疾患別に脳卒中、脳性麻痺、その他の疾患に分散して分類されていたため把握できなかったが、今回それを独立に集計してみると、①23（15・６％）、②15（４・５％）、③９（１・３％）と、初めは多いが、急速な減少傾向がある。ただ、あたかもそれを代償するかのように、③において高次脳機能障害（言語以外）が17題（２・５％）とかなり急激に出現してくる。これはのちに「高次脳機能障害」の概念が確立されるのは１９８０年代とするのに符合する（⬇２５６頁）。

以上のように、学会発表を通じてみるわが国の「リハビリテーション医学」の内容は、最初は広い範囲の障害を対象とすることが試みられたが、次第に運動機能障害を中心に、内部障害、高次脳機能障害（言語障害を含む）、一部精神科（身体障害者の精神科・心理的側面の問題を含む）などに収斂してきたように思われる。ただこれについても、先に述べたように、他の学会の動向とも合わせて、今後より広い見地から検討される必要があろう。

◎会員数の変化と初期の学会体制整備

会員数の増加——特に１９８９年前後の急成長

日本リハビリテーション医学会の会員数の変化を図５—１に折れ線グラフと5年ごとの数字で示した。なお図には示してないが、最新の２０１２年の会員数は９７６５名である。

この図を一見してわかるように、全体として「細長い斜めS字型のカーブ」であり、１９８９年前後の伸びが極端に大きい。細かくみると、1年間の会員増が最大であったのは１９８９～９０年で、１５１６名増えている（５６１６名から７１３２名へ）。それに次ぐのが１９８８～８９年で、１４２４名増えている（４１９２名から５６１６名へ）。また、１９９０～９１年間には１３１９名の増員、１９８７～８８年間には１１４６名の増員であり、結局１９８７～９１年の４年間の会員増は合計５４０５名にのぼった。これは１９８７年の３０４６名から１９９１年の８４５１名へと、４年間で実に３倍近

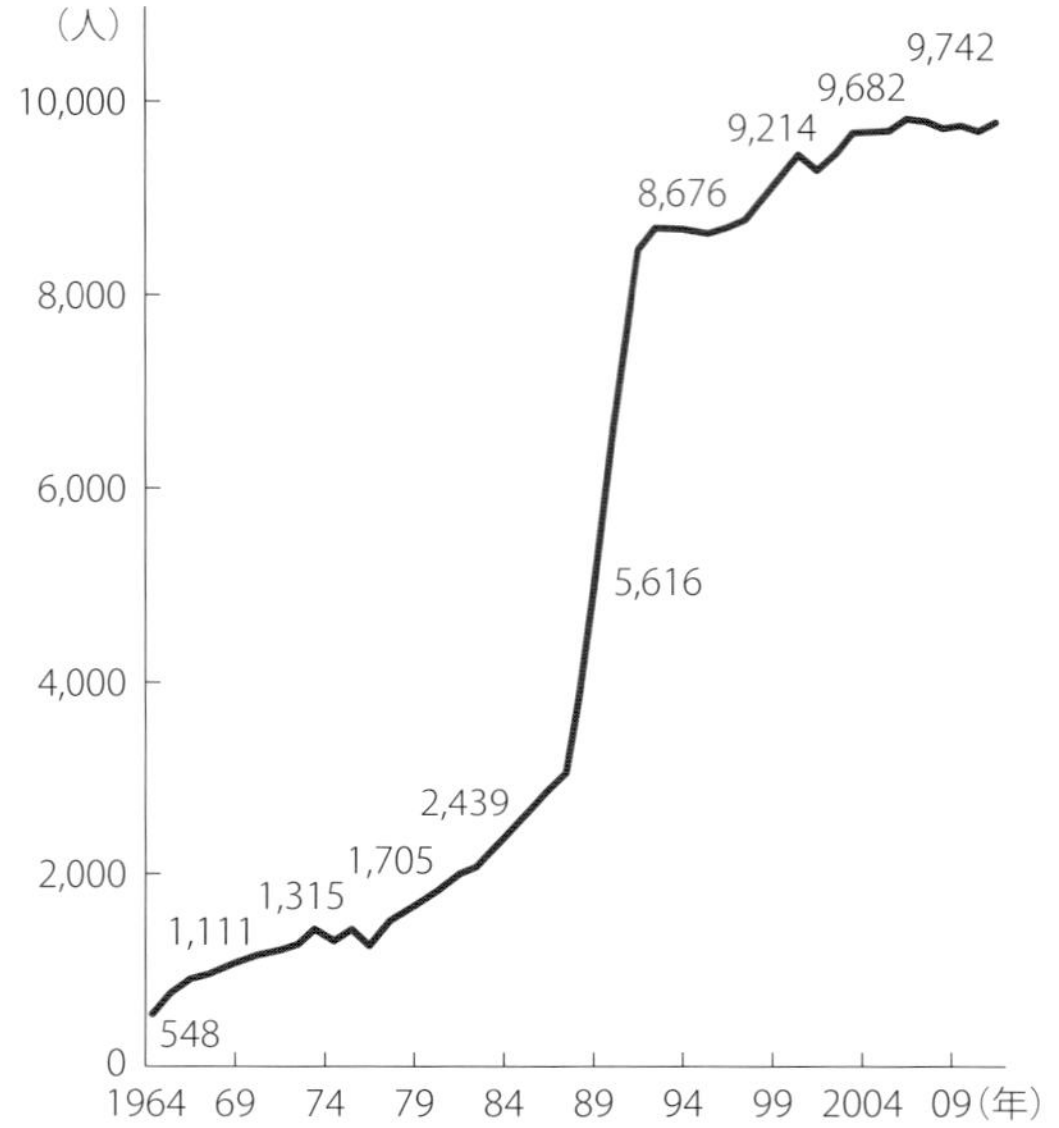

図５-１　日本リハビリテーション医学会学会員数の推移

くに増えたことを意味する。逆に１９９１年を過ぎると、毎年の増え方は急激にスローダウンする。

なぜこの１９８７〜９１年の時点でこのような急激な増加があったのかは興味深いことである。まさかバブル経済（１９８６〜91年）の直接的な影響ではあるまいし、学会法人化（１９８９年）との関連も考えにくい。後述する専門医制度（１９８１年）、特に１９８７年からの認定臨床医制度の影響ということは考えられるが、証明は難しいので、今後の検討課題としたい。

なお、最近の十数年（１９９９年以後）の会員数は９０００名台でわずかな増減を繰り返しており、「一万人の壁」はなかなか超せないようである。

学会体制の整備——各種委員会

話を戻して、学会は１９６３年９月の発足後間もなく、最初の仕事として各種委員会の設置に着手

表5-3　学会委員会および委員（1964年2月）

プログラム委員会
- ◎勝木司馬之助（九大・内科）
- 江副　　勉（松沢病院）
- 杉山　　尚（東北大・温研）
- 田村　春雄（大阪・身障者指導所）
- 原　　武郎（九州労災病院）

障害等級委員会
- ◎稗田　正虎（国立身障者指導所）
- 笠松　　章（東大・神経科）
- 笹本　　浩（慶大・内科）
- 沢島　政行（東大・耳鼻咽喉科）
- 下河辺政平（国立身障者指導所）
- 杉浦　清治（東大・眼科）
- 松林誠之助（東京労災病院）

学術用語委員会
- ◎沖中　重雄（虎の門病院）
- 江副　　勉（松沢病院）
- 大島　良雄（東大・物内）
- 砂原　茂一（国療・東京病院）
- 土屋　弘吉（横浜市大・整形）
- 津山　直一（東大・整形）
- 服部　一郎（九州労災病院）
- 稗田　正虎（国立身障者指導所）
- 水野　祥太郎（阪大・整形）

社会保険診療報酬委員会
- ◎水町　四郎（関東労災病院）
- 相沢　豊三（慶大・内科）
- 伊藤　久次（伊東温泉病院）
- 小池　文英（整肢療護園）
- 小林　八郎（武蔵療養所）
- 野崎　寛三（東京医大・整形）
- 宮田　五郎（済生会中央病院・眼科）

訓練用器具委員会
- ◎多田富士夫（整育園）
- 上田　　敏（東大・中尾内科）
- 五味　重春（整肢療護園）
- 佐久間穰爾（東大・物内）
- 田村　春雄（大阪身障者指導所）

技術者養成委員会
- ◎砂原　茂一（国療東京病院）
- 石田　　肇（日本医大・整形）
- 江副　　勉（松沢病院）
- 小野　哲郎（阪大・整形）
- 小林太刀夫（東大・内科）
- 芳賀　敏彦（国療東京病院）
- 服部　一郎（九州労災病院）
- 稗田　正虎（国立身障者指導所）

編集委員会
- ◎大島　良雄（東大・物内）
- 相沢　豊三（慶大・内科）
- 天児　民和（九大・整形）
- 江副　　勉（松沢病院）
- 切替　一郎（東大・耳鼻科）
- 小池　文英（整肢療護園）
- 小林太刀夫（東大・内科）
- 佐藤　孝三（日大・整形）
- 田口　恒夫（お茶大・児童科）
- 萩原　　朗（東大・眼科）
- 水野祥太郎（阪大・整形）

◎は委員長

し、1964年2月10日の理事会で、**表5－3**に示すように、7つの委員会と、その委員長、委員を決定した。学術用語委員会だけは前年12月に発足していた（⬇22頁）。

この表を見て感じるのは、先に会長（大会長）について述べたよりは、当然ながら世代が下で、第二世代に属する委員が10人近く入っており、その点では会の実務を支える体制がすでに曲がりなりにもできつつあったということである。

なおその後の変化を見るために、発足後25年後の1

９８９年と、約50年後の２０１２年の各種委員会の名簿を巻末に収めた。ここでも会長、役員などと同様に世代交代の進行がよくみてとれるのは興味深い。

機関誌「リハビリテーション医学」の発刊

学会発足直後の委員会の活動として特に重要なものの一つは「学会の顔」である会誌の発行であった。編集自体は編集委員会の仕事だが、発行体制を作るのは幹事の仕事である。まだ５００人程度の会員しかなく、編集や出版の経験もないわれわれ幹事としては自力ではとてもできないので、どこかの出版社を頼るほかはなかった。

幹事会で相談して、私が「ダメもと」で当たってみることにして、先にリハビリテーション特集をやってくれた『綜合医学』の発行元である医学書院に頼み込んで、幸いに何とか引き受けていただいた。あとでうかがうと、とても採算に乗らないが、将来の発展性に賭けて引き受けていただいたそうである。

初めから月刊などというのはとても無理なので、季刊（1、4、7、10月）とし、しかも最初の年は十分準備の時間をとって7月、10月の2冊だけ出すことまで決めて、私はアメリカに旅立った。

こうして１９６４年7月に会誌「リハビリテーション医学」（英文名 The Japanese Journal of Rehabilitation Medicine）の第一巻第一号（本章扉写真参照）が発行された。

巻頭には編集委員会からの依頼を受けて私が直接頼み込んで書いてもらったラスクの祝辞（学会の発足と会誌の創刊を祝って）を英文のまま掲載し、それに小林芳人日本医学会会長（前 東大薬理学教授）

の祝辞、故高木憲次氏の言葉、水野祥太郎会長のあいさつが続いた。

特集は「各科領域のリハビリテーション」で、整形外科領域（小池文英）、内科領域（服部一郎）、精神科領域（西尾友三郎 昭和医大）、小児科領域（永山徳郎 九大）、耳鼻咽喉科領域（切替一郎 東大）、眼科領域（萩原 朗 東大）と、非常に広い範囲をカバーしていた。

それに続いて「講座」として水野祥太郎「リハビリテーションの用具」の第一回（全二回）があり、その他リハビリテーション関係の新刊書の紹介、そして「日本リハビリテーション学会について」の会告（「学会創立について」「会則」「役員名簿」「委員会及び委員長」「会務報告」）などがあった。

以上の内容からもわかるように、当時は他にリハビリテーション関係の雑誌が全くなく、専門書も数えるほどしかなく、また医学界全体でも一般社会でも「リハビリテーション」というものがほとんど知られておらず、その存在意義自体を自分たちが先に立って主張しなければならないような、いわば「啓蒙」の時代であった。それが発刊当時の学会誌をして、通常の学会誌とは異なり、啓蒙的・啓発的な性格をもたざるを得ないようにしたのであった。このような傾向は、その後数年かけて徐々に学界と社会の認識が深まり、他のリハビリテーション関係の雑誌もできていくにつれて薄れていくが（『理学療法と作業療法』が１９６７年、『総合リハビリテーション』が１９７３年に発刊 ともに医学書院）、かなりあとまで続くことになる。

なお学会誌『リハビリテーション医学』は、はじめ季刊であったが、第3巻（１９６６年）から特別号として総会プログラム号を加え年5冊となった〔第14巻（１９７７年）のみは例外的に「臨時増刊特集号」を加え年６冊〕。そして第18巻（１９８１年）から年６冊の隔月刊となり、第27巻（１９９０年）が厚い学会抄録特別号を加えて7冊だったのを経て、第28巻（1991年）からは念願の月刊（年12冊）となっている。なおその後、第43巻（2006年）から「学会抄録号」が別に出るようになり、年13冊となって現在に至っている。

日本医学会への加盟

日本リハビリテーション医学会の発足後早期の重要な出来事は、発足後5年足らずで、1968年7月に日本医学会への（分科会としての）加盟を果たしたことであった。

日本医学会は医学に関する学会の連合体で、その起源は1902（明治35）年に、16の分科会が東京で同時に開かれ、約1700名が参加した「第一回日本聯合医学会」である。第3回以降は「日本医学会」と改称し、以後、終戦直後を除いて4年ごとに総会が開催されて今日に至っている。直近では第29回総会が2015年に京都で行われる予定である。現在、118の分科会があり、医学関係学会が340～50あるなかで、その約3分の1のものが、厳密な審査のうえで一定の水準を備えたと認定され、分科会として加盟を承認されているのである。したがって、その分科会となることには「質の保証」「医学界の公認」という意味がある。

日本リハビリテーション医学会は56番目の日本医学会分科会であった。ちなみに神経学会は53番（1961年加盟）、老年医学会は54番（1964年加盟）と非常に近い。なお、形成外科学会は63番（1972年加盟）、救急医学会は74番（1980年加盟）、脳卒中学会は97番（2003年加盟）、手外科学会は110番（2011年加盟）などのように、有力な学会でありながら加盟の遅かったものも少なくない。

この日本医学会加盟にあたっては、日本リハビリテーション医学会の発起人・理事としての冲中重雄先生の存在が非常に大きかった。冲中先生はこの後まもなく１９７１年に、第18回日本医学会総会（東京）を会長として主宰することからもわかるように、学問の世界に大きな影響力をもっておられたのである。

◎その後の学会体制整備と活動

地方会――その萌芽としての関東地方懇話会

現在日本リハビリテーション医学会の地方会は全国に８つ（北海道、東北、関東、北陸、中部・東海、近畿、中国・四国、九州）あり、その目的は、会員相互の学術交流、生涯教育研修会の計画・実施、リハビリテーションに関する啓蒙活動、その他と規定されている〔学会ホームページ「地方会組織に関する規則」2003年〕。

しかしこのように整理されたのは比較的最近のことで、それ以前は自然発生的にさまざまなかたちのものが試みられた。その最初のものは１９７２年６月に東京で開かれた「関東地方リハビリテーション医学懇話会」であった。これは私や横浜市大リハビリテーション科の大川嗣雄科長などの発意で始めたもので、若手の研修体制の一環として、研究発表の場を提供しようとするものであった。当時はリハビリテーション医学の「第二世代」「第三世代」が増えてきた時代で、研修体制の整備が大きな課題になっていたのである。

幸い、以前から義肢装具の同好会を一緒にしたりしていた順天堂大学整形外科教授の山内裕雄君（東大の同級生）の好意で、お茶の水駅に近くて便利な順天堂大学の講堂を土曜の午後に無料で使わせてもらった。これは意外に盛会で、９月と12月にも行い、その後もほぼ年３回開催した。

その後各地にそのような会ができていき、学会の正式な地方組織として認められるようになっていくのである。

卒後研修会

同じく研修体制の一環として重要なのが卒後研修会であり、同じころからぜひやりたいと念願していた。実は七沢病院の横山巌院長と語らって、同病院を場として私的に、「リハビリテーション医学セミナー」の第一回を１９７２年11月、第二回を１９７３年６月に、ともに脳卒中をテーマに開き、いずれもかなりの参加者があった。特に全国各地の温泉病院の院長クラス、部長クラスの参加が多かった。

しかし、私的な努力には限界があり、もっとテーマを広げ、若手を惹きつけるためにも学会全体の事業とすることが必要と考えられた。また内容の充実のためには期間も長くしたいし、そうすれば会場費もかかり、講師謝礼や資料なども必要になる。若手の研修が目的なので、高い受講料をとることもできない。そのため学会関係者に必要性を説き、必要な補助金を探すことから始めなければならなかった（今と違って学会の財政にも全く余裕のない時代であった）。

幸い常任理事の小池文英先生が奔走してくださり、日本肢体不自由児協会を通じて清水基金の助成金をいただくことができ、１９７５年10月に第一回の研修会を全国心身障害児福祉財団（東京新宿区）で開くことができた。会期は10月13日（月）～17日（金）の1週間で、テーマは「脳性麻痺の医学的リハビリテーション」であった（担当委員は五味重春、高橋 勇）。内容は充実していて、主な方だけをあげても小池文英、中村隆一、高瀬安貞、梶浦一郎、田口恒夫、高橋 勇など10人のエキスパートの講義があり、なか1日には四つの施設の見学を含んでいた。最後に試験があり、その後模範解答が示され、自己採点し、最終討議はそれをめぐって議論するという、非常によく考えられたプログラムであった。受講者（終了証発行者）は41名で、参加は無料（交通・宿泊は自己負担）であった〔五味・他 1976年〕。

第二回は「リハビリテーション医学総論（I）関節の生理学・筋神経の生理学・呼吸循環器・リハビリテーション工学・運動学」（担当委員：明石 謙、荻島秀男、岩倉博光）で、同１９７５年12月15日（月）～19日（金）に川崎医大（倉敷）で行われ、参加者は43名であった〔明石・他 1976年〕。

第三回は「片麻痺のリハビリテーション」（担当委員：上田 敏、間 得之、長谷川恒雄）で、１９７６年2月2日（月）～6日（金）に伊豆地方の二つのリハビリテーション病院（伊豆韮山温泉病院と中伊豆温泉病院）を会場にお借りして行い、参加者は60名であった〔上田・他 1976年〕。

その後、第四回は１９７６年10月「リウマチのリハビリテーション・リハビリテーション総論２」のテーマで、東北大温泉研究所（宮城県鳴子）において担当委員：杉山 尚、今田 拓、萱場倫夫で行い、参加者54名であった。第五回は１９７６年12月「筋萎縮性疾患のリハビリテーション・リハビリテーション総論３」として、54名が参加して東京で行われた（担当委員：上田 敏、千野直一）。第六回は「脊髄損傷のリハビリテーション」で、１９７７年1～2月にかけて、横浜市で54名が参加して行われた（担当委員：大川嗣雄、宮崎一興）。

以上の６回で清水基金の助成（３年間）が終わったため存続が危ぶまれたが、それまでも希望者が多く、選考に苦慮するような状態で、継続を希望する声が強かったので、有料で継続することになった。その後はほぼ年２～３回の頻度で全国各地で行われ、テーマも非常に多彩である〔江藤 2003 年〕。

専門医制度

第３章で述べたアメリカの場合もそうであったが、新しい医学分野の専門性を高め、医学界内部と一般社会での一定の評価・信頼を得るために重要なのが専門医制である。私自身も先に述べた地方会や研修会に取り組んでいた１９７２年ごろから、最大の課題は専門医制の確立であることを意識していたし、冲中先生からも強く「リハビリテーションの専門医制を作りなさい」といわれていた。しかしその実現は１９８０年までずれ込んでしまった。

それは日本のリハビリテーションの特殊性にあった。歴史的に、リハビリテーションの専門家は、整形外科、内科などの各科別に分かれ、さらにそのなかでも脳性麻痺、脳卒中、リウマチなどと疾患別の専門である傾向が強く、身体障害全体を横断的に対象とする、「障害の医学」であるリハビリテーション医学全体の専門医といえるのは、第二世代でさえ必ずしも全員とはいえず、第三世代は当時やっと少しずつ育ちはじめたばかり、という状況だったのである。アメリカ型の「オールラウンドの専門医」の「直輸入」ではなく、日本の現状に即した制度を工夫する必要があったのである。

学会発足当初には医学教育委員会はなく、５年後の１９６８年に新設され、初め水野祥太郎委員長で、私は最初からその委員であった。１９７１年に津山直一先生が委員長になられ、そのもとで日本に即した制度のあり方が種々検討された。結局、専門医制度のもとに「専門医」と「認定医」の2種類の資格を設ける案が固まってきた。専門医（当時のいいかたではスペシャリスト）とは「リハビリテーション医学全般にわたって知識と経験をもつもの」で、認定医（同エキスパート）とは「他科を専門としていて、その方面のリハビリテーションに関する深い知識と経験をもつもの」である。

そこで医学教育委員会は１９７６年秋と１９７７年春の2回、学会評議員に専門医制度に関するアンケートを行った。第一回アンケートでは専門医制を作るべきかどうかだけを聞いたが、賛成60％、時期尚早27％であった。第二回では「専門医と認定医との2種の資格を作る」という案を示して賛否を問うたが、この「二本立て」案に賛成67％、あくまで一本であるべきだとするもの33％であった。

この結果に立って、１９７７年秋に全会員に行ったアンケートでは、専門医制を「なるべく早く作るべき」43・１％、「将来作る方向で進むべき」49・５％、反対３・９％で、遅かれ早かれ専門医制を作るべきとする意見が計92・６％にのぼった。作る場合に「二本立て」にするかどうかについては、二本立て71・９％、あくまで一本立て24・３％であった。

これらの結果から委員会は、会員の多数の賛成が得られたものと考え、さらに作業を進めて、詳しい制度案を作成し、これが１９８０年の第17回総会で可決された。それをもとに同年中に初年度経過措置による18名の専門医が医学教育委員会によって選任され、会長によって任命された。

この初年度経過措置（特例）は、かつてアメリカでも行われたことがあり、いわゆる「グランドファーザー・クローズ」（Grandfather clause）と称されるものである。これは「専門医を認定できるのは専門医だけ」という原則を守りつつ、一方では「ニワトリが先か卵が先か」というジレンマから脱するための、第一回に限っての特例である。この方法で認定された専門医が認定委員会を作り、その後の試験（専門医）や書類審査（認定医）を行っていくのである。

ちなみにこの最初の18人は次の人々であった（所属・敬称略）。明石　謙、安藤徳彦、岩倉博光、今田　拓、上田　敏、江口寿榮夫、大井淑雄、大川嗣雄、緒方　甫、荻島秀男、高橋　勇、千野直一、長尾竜郎、中村隆一、博田節夫、三島博信、三好正堂、横山　巌。これらはほぼ第二世代の代表ともいうべき顔ぶれであった。

こうして、1981年には最初の試験・審査が行われ、専門医20名、認定医44名が誕生した。その後種々の制度手直しがあり、1987年から認定臨床医制度が発足し、それに伴って1992年からは専門医を専門医－1、認定医を専門医－2と呼ぶことになった。

その後、2001年をもって専門医－2の新たな審査は終了となった。これは、最初には必要だった、日本特有の事情による「二本立て」制度が、20年を経てその役割を果たし終わったことを意味していた。

専門医の数は着実に増加し、2002年には専門医－1は532名、専門医－2は334名で、両者を合わせた総数は866名となっていた。その年の認定臨床医数は573名である〔江藤 2003年〕。その後も増えつづけていることはいうまでもない。

ただ、最近は医学界全体で専門医のレベルを統一するために制度改革の動きが始まっており、ここ数年の間に大きな制度変化が起こる模様である。

『リハビリテーション白書』の発行

１９７９年5月、学会から『リハビリテーション白書――リハビリテーションの現状と課題』が刊行された。これは１９７４年12月に発足した「リハビリテーション白書委員会」(委員長　上田)の編集によるもので、その趣旨は「初版の序」(第16回会長佐藤孝三氏)によれば、「学会創立15周年を迎えるにあたり、わが国のリハビリテーションの歴史と現状、および現状における問題点と将来への展望について、学会の立場からまとめた一書をつくり、広く世に問う」ためのものであった〔リハ学会 1979年〕。

委員は委員長以下7名であった(上田 敏、今田 拓、大川嗣雄、五味重春、澤村誠志、博田節夫、横山 巌)。なにしろ初めての試みであったので、情報交換、意見交換、論旨・結論へ向けての意思統一をめざして、各委員がテーマを分担しての調査、報告、討論の「勉強会」を１９７５年1月から、ほぼ２か月に1回のペースで2年半にわたって行った。委員外からも小川 孟(職業リハ)、村田 茂(国立特殊教育研究所)、大村潤四郎(行政⬇15頁)などの各氏をお招きし、長時間にわたり詳しいお話をうかがった。１９７７年後半からは各章を分担しての執筆活動に入り、草稿についての2回にわたる検討会を経て、１９７８年の理事会に提出して一応の承認を得て、その後細部についてさらに修正を加えて、当初の15周年(１９７８年)記念には少し遅れたが、発行にこぎつけたものである。前後十数回にわたる長時間の委員会が、ほとんど欠席者もなく、内容の深い率直な議論が展開されたことで、誰よりも委員たち自身にとって非常に勉強になる有益な経験であった。

この白書の刊行後まもなく、１９８１年が国連による「国際障害者年」(International Year of Disabled Persons, IYDP)に指定され、障害者問題やリハビリテーションに対する社会一般の関心が著しく高まったことも幸いして、当初の予想をはるかに上回る読者を得た（1年半に4刷）。そのため、専門医制度などの新しい問題を含めた「増補改訂版」の発行を決め、前記の委員に当初から事務局員格で資料収集などに協力していただいていた二木 立氏（➡236頁）に委員として加わっていただき第二次白書委員会を1981年の理事会決定によって発足させ、1982年6月に発行した〔リハ学会 1982年〕。これも幸いに好評であった。

その後10年余りの新しい情勢を反映させるために、『リハビリテーション白書（第2版）——21世紀をめざして』が1994年に二木 立委員長（担当理事 上田）のもとに新しい執筆者（三島博信、加倉井周一、安藤徳彦、明石 謙、古賀良平、千野直一）を加えて発行された〔リハ学会 1994年〕。

さらに2003年4月には、医学分野にテーマをしぼった『リハビリテーション医学白書』が、木村彰男委員長（石神重信担当理事）のもとに、赤井正美、水落和也、里宇明元の各委員の編集下に、36人という多数の方の執筆で発行されている〔リハ学会 2003年〕。

◎学会の社団法人化

以上のようなさまざまな変化ののちに、日本リハビリテーション医学会に起こった大きな「事件」は1989（平成元）年の社団法人化であった。この年の『リハ医学』26巻213頁に、下記のような津山直一理事長名の同年8月1日付の会告「社団法人の設立について」が掲載されている。

「昭和58年以来懸案となっておりました本学会の社団法人の設立が、8月1日付けで文部大臣の許可がおりました。これもひとえに会員各位のご支援のお蔭と感謝しております。

今後本学会としては、組織面並びに財政面での基盤を強化して、増大する社会的要請に応えるべく、公益法人（＊）としてより一層の努力をしていきたいと存じますので、会員各位の倍旧のご協力をお願い申し上げます。」

なお、文中に＊をつけて示した「公益法人」とは現在の用法とは異なる。当時は社団法人に現在のように「一般」「公益」の別はなく、社団法人・財団法人はともに公益性をもつものとされ、「公益法人」と呼ばれることも多かったので、その意味での表現である。その後２００８年12月施行の民法改正によって、社団法人にも財団法人にも「一般」「公益」の別が生じ、現在日本リハビリテーション医学会は「公益社団法人」となっている。

法人化問題のはじまり

ここで「昭和58（１９８３）年以来の懸案」とは、学会法人化の問題が6年前からの懸案であったことを示しているが、実は学会の公式の場で「社団法人化」の必要が初めて述べられたのは、さらに1年前の１９８２年6月の、第19回学会での佐々木智也会則検討委員会委員長の「法人化の必要に迫られてきており、次年度はその具体化を検討する予定」との発言であった。

これが委員会の検討を経て、正式に提案され了承を得たのが、次年度の第20回学会のときであった。次いで１９８４年の第21回学会では法人化に必要な基金を（企業からの寄付ではなく）会員からの募金で集めることが提案され承認される。

表　日本リハビリテーション医学会の公共活動

1．教育活動
　イ．医師卒後研修会の開催
　ロ．義肢装具適合判定医研修会の開催
　ハ．PT・OT 養成施設等教員講習会の開催
　ニ．関連団体教育活動の後援
　ホ．リハビリテーション医学教育用サウンドスライドコレクションの編集・発行
2．専門医・認定医の認定
3．福祉機器の開発と研究
4．リハビリテーション広報活動、リハビリテーション白書の編集

その必要性

佐々木氏は「法人化の必要に迫られる」事情について、1985年3月の学会誌エディトリアル（リハ医学22巻63頁）で次のように詳しく述べている。

「（前略）本学会は…（中略）…他の日本医学会分科会と比較すれば、象牙の塔にとじ込もることは避け、社会性と公共性とを併せ持った学会であることに、特色とまた誇りを持っている。（中略）**表**はリハビリテーション医学会がこれまで継続的に行ってきた事業の中で、日本医学会分科会としては当然の会誌発行、学術集会開催などを除き、極めて公共性、公益性の高い項目を示している。その内容を整理してみて、本学会の活動の社会的、公共的性格を改めて認識した次第でもある。中でも、1．のロ．は厚生省社会局の委託により社団法人日本整形外科学会との共催、ハ．は厚生省健康政策局の委託、3．は通産省工業技術院よりの委託研究であり、法人格のない任意団体としては異例の活動である。また、専門医・認定医の認定にしても、内容が立派であるのに任意団体の認定では重みに欠ける憾みがある。すなわち…（中略）…社会責任を果たすために法人格を取得して公共的な活動の基礎を固めなければならない時が

正に到来したのである。（中略）
幸いなことに、最難点の一つと考えられていた法律問題については、法曹界の実力者である三ヶ月 章東大名誉教授の全面協力が得られ、明るい見透し（注 原文ママ）が得られた。他の難点である基本財産などの資産形成については、関連する業界の援助を受けるべきか否かで悩んだ。役員会では、リハビリテーションの精神は独立自尊であり、会員からの募金で資産をつくり、企業に依存すべきでないとする正論が大勢を占め、昨年の第21回総会でも承認された。会員の皆様よりの募金で多大のご負担を強いたが、多数のご賛同が得られ、心から感謝すると共に、今後一段の発展を期している」

学会法人化基金の募金

佐々木氏のこのエディトリアルが載った同じ号（リハ医学22巻１２２-１２３頁）にはすでに、学会法人化基金募金への応募者の第一次リストが掲載されており、１９８５年２月27日までの応募者６６４名の名が連ねられている。約半年の募集期間中に、当時２６８２人であった全会員の４分の１近くが募金に応じたことになる。これはさらに第二次（同年９月25日まで）５７４名（同誌22巻３２０-３２１頁）、第三次（１９８６年４月８日現在）23名（同誌23巻１６１頁）と続く。このように、１年半ほどの期間に計１２６１名、会員の半数近くが募金に応じたわけである。

その結果、社団法人化のための基金（「法人設立積立金特別会計」）は会員の募金を中心に、一部学会編集の図書（「リハビリテーション白書」「義肢装具のチェックポイント」など）の印税なども加え、最終的に4600万円近い額となった（4597万8560円）、（同誌27巻495頁）。これを募金に応じた会員数で機械的に割れば、一人当たり実に3万6000円を超える額となる。学会法人化への会員の理解と熱意はこのように高かったのであり、この節の冒頭に紹介した津山理事長の「これもひとえに会員各位のご支援のお蔭と感謝しております」という言葉が単なる常套句ではなかったことがわかる。

社団法人日本リハビリテーション医学会設立総会

こうして一見順調に滑り出した法人化への動きであったが、募金がほぼ終了してからも最終の法人化認可までに3年余りを要したことからもわかるように、さまざまな書類の準備、文部省との折衝には多大の時間を要した。この間に東大名誉教授であり弁護士でもあった三ケ月 章氏には懇切なご指導をいただいた。私も幹事の一人として、佐々木委員長のお供をして何回か三ケ月先生をお訪ねしたものである。

こうして思わぬ時間を要したが、ようやく文部省担当官の内諾も得られ、最後の手続きとして、社団法人日本リハビリテーション医学会設立総会が、第26回学会（今田 拓会長、1989（平成元）年5月31日～6月2日 仙台）の際に、通常の総会に引き続いて開催された。会議は今田会長が議長となり、以下の諸点が満場一致で承認された（同誌26巻310-318頁）。

①日本リハビリテーション医学会を発展的に解散して、社団法人日本リハビリテーション医学会を設立する。

②定款・同施行細則を定める。

③一切の権利義務・財産を文部大臣の設立許可の時点で新組織が継承する。
④設立後3年間の事業計画並びに収支予算
⑤役員〔理事（理事長）〕津山直一、〔理事（常任理事）〕横山 巌、上田 敏、大川嗣雄、〔理事〕明石 謙、今田 拓、岩倉博光、緒方 甫、佐々木智也、高橋 勇、中村隆一、米本恭三、〔監事〕祖父江逸郎、野島元雄
⑥評議員 現評議員が移行
⑦会員および事務職員 全員が新組織に移行
⑧設立代表者 津山直一氏を選任
⑨議事録署名人 上田 敏、横山 巌

こうして、この設立総会の議事録を含めた各種の書類を設立代表者津山直一先生の名で文部省に提出し、同年8月1日づけで文部大臣の設立許可をいただいたのである。

こうして、日本リハ医学会の現在に至る発展のための確固たる組織的基盤が、会員の強い支持のもとに築かれたのであった。

なお理事・理事長の任期は2年で、再選を妨げない。第一代理事長（1989〜94年）は先に述べたように津山直一氏であったが、第二代（1994〜98年）は米本恭三慈恵医大教授、第三代（1998〜2004年）は千野直一慶應大教授、第四代（2004〜08年）は江藤文夫東大教授、第五代（2008〜12年）は里宇明元慶應大教授であり、現在の第六代理事長（2012年〜）は水間正澄昭和大教授である。

その後の重要事項

ここでこの法人化以後の、学会に関する重要な事項について、二つに限って述べておきたい。それはいずれも理事長をはじめとする理事会の努力によるもので、一つは米本理事長時代の１９９６年に「リハビリテーション科」が医療法上の標榜科目として承認され、病院が表示することができるようになったことである。またもう一つは千野理事長時代の２００２年に科学研究費補助金（文部科学省）の総合領域として「リハビリテーション科・福祉工学」が新設され、リハビリテーションに関する研究費の申請のいわば「窓口」が一本化され、事実上申請が通りやすくなったことである。これらはいずれも臨床・研究のうえでのリハビリテーション医学の独立性・独自性が、学会創立後30～40年を経てようやく公認されたといってもいい出来事であり、意義深いことであった。

◎日本リハビリテーション医学会の国際活動

この節の最後に学会の国際的な活動をみてみよう。これには種々のものがあるが、最大のものは国際学会の開催である。

すなわち、１９９７（平成９）年８月31日～９月４日の５日間にわたり、京都国際会館でリハ医学会としては初めて取り組んだ国際学会として、第８回国際リハビリテーション医学会医学会（The 8th World Congress of the International Rehabilitation Medicine Association, IRMA VIII）が開催された。（社）日本リハビリテーション医学会が主体であったが、かたちとしては、（財）日本障害者リハビリテーション協会、日本学術会議との共催であった。

リハビリテーション医学の国際学会の歩み

リハ医学の国際学会には実は二つのものが並存していた。古い順に国際物理医学リハビリテーション連盟（International Federation of Physical Medicine and Rehabilitation, IFPMR 1952年創立）と国際リハ医学会（ＩＲＭＡ、1970年創立）である。前者は各国の学会の連合組織で、１国１学会だけしか加入できず、日本ではすでに日本温泉気候物理医学会が加盟していた。後者は個人加盟の国際学会で、医師であれば誰でも加入できた。内容的には前者はドイツ・フランス的な、やや古い物理療法（温熱・水治・電気）の影響がまだかなり残っており、後者はほぼ近代的なリハビリテーション医学に統一されていた。どちらの学会も４年に１回の開催で、それが２年ずれているので、２年おきに国際会議がある勘定になり、私は第三回ＩＲＭＡ（バーゼル、1978年）以来１回を除いてほぼ毎回両者に参加し研究発表を行っていた。なお、先にも書いたように（⇒134頁）、ＩＲＭＡはリット（Licht）を中心とするアメリカのリハビリテーション医が、ヨーロッパ、特にフランス中心のＩＦＰＭＲにあきたらず、いわば反乱を起こして作ったものであった。

日本開催決定まで

私は国際学会に参加するにつけて、わが国のリハ医学が量・質ともに世界の先進国の水準に達しているのに、それがあまりにも世界に知られていないことを残念に思うようになった。そしてそのような状況を打破する一つの方法として、日本での国際会議開催を考えるようになっていった。

１９８２年のプエルトリコでの第四回ＩＲＭＡで、第五回ＩＲＭＡ（マニラ）の組織委員長のレイエス（Tyrone M. Reyes）と知り合いになった。その後彼から「日本にプロモーションに行きたい」という話があったので、１９８５年の第22回リハ医学会（宇都宮）の高橋　勇会長にお願いして、「外国人講演」として“IRMA V—Too good to miss!”という題で話す機会を作った（リハ医23巻8頁）。また１９８６年２月のＩＲＭＡ Ｖは、マルコス大統領追放に至るマニラの「ピープルズ・パワー」運動の最中で、欧米からの参加者が少なかったなかを、日本人は万難を排して多数参加した。そのときのＩＲＭＡ理事会で、次期（１９８６〜９０年）会長となったレイエスが私を副会長に推してくれた。日本にＩＲＭＡを呼ぶという気持ちが固まったのはそのころである。そうして１９８７年私が第24回日本リハ医学会の会長を務めた際に、レイエスＩＲＭＡ会長をラウンドテーブル・ディスカッションの演者として招き、また彼の臨席のもとに有志による「ＩＲＭＡ日本支部」を設立した。

そうしてリハ医学会の理事会にもご相談しながら、１９９０年のマドリッドでのＩＲＭＡ Ⅵの際のＩＲＭＡ理事会に正式に立候補し、複数の候補国の中から仮決定として日本一つにしぼられ、次の年のワシントンでのＩＲＭＡ理事会に開催計画明細（組織委員会名簿、予算など）を提出して、ようやく正式決定にこぎつけたのであった。

組織委員会は、津山直一名誉組織委員長のもと、上田　敏組織委員長、千野直一事務局長、明石　謙財務担当、中村隆一プログラム委員長、石神重信組織運営委員長、などをはじめ全31名で、その下に各種委員会のメンバーが２百数十人という大規模なもので、まさに学会の総力をあげての取り組みであった。

ＩＲＭＡ Ⅷ、京都（１９９７年）

その後の経過について詳しくは学会誌をご参照いただきたいが（上田、エディトリアル、リハ医学29巻１８３-１８４頁、同誌30巻７０１頁）、１９９７年、ＩＲＭＡ Ⅷは世界の55か国から約１８００名（海外約７００名、国内約１１００名）の参加を得て、盛大に開催された。心配されていた財政問題は、津山直一先生のご発案で、法人化の場合と同様に会員各位の絶大な醵金をいただき解決した。

学会の内容は総会講演5、教育講演26、シンポジウム36、パネルディスカッション5、ワークショップ2、セミナー6、特別プログラム（ＯＴシンポジウムとＳＴシンポジウム）11、一般演題６８３（口演３７７、ポスター３０６）と非常に充実していた。日本人による発表も多く、「日本の業績を広く世界に発信する」という所期の目的を相当程度達成することができた。

ＩＳＰＲＭ（国際物理医学リハビリテーション医学協会）の発足——さらなる国際化へ

実はこの間、１９９４年ごろからＩＲＭＡとＩＦＰＭＲの二つの国際学会の統合の動きが始まり、種々協議の末、ＩＲＭＡについては日本での第8回（１９９７年）を最後とし（私は１９９７～１９９９年の2年間、最後のＩＲＭＡ会長を務めた）、ＩＦＰＭＲについてはワシントンでの第13回（１９９９年）を最後として、１９９９年に二つの組織が合体して個人加盟・団体加盟の両方を認める「国際物理医学リハビリテーション医学協会」（International Society of Physical and Rehabilitation Medicine, ISPRM）が発足する運びとなった。これは２００１年アムステルダムで第一回学会を開き、その後2年おきに世界各地で開催されるようになっている。２０１３年には北京で開催される。

なお、このPhysical and Rehabilitation Medicineという名称は、１９９８年のＩＲＭＡ理事会での統合問題の議論のなかで私が提案したもので、“Physical Medicine”と“Rehabilitation Medicine”とを“and”でつなぎ、共通する“Medicine”を一つにしぼったものであり、それが他の理事の賛同を得たものであった。

大学におけるリハビリテーション医学の臨床・教育・研究体制の整備

リハビリテーション医学の発展と深い関係があるが、直接学会と関係するテーマではないため、節をあらためて、１９６３年以後今日に至るまでの、大学におけるリハビリテーション医学の臨床・教育・研究体制の整備について述べる。

大学病院診療科

大学病院におけるリハビリテーションの診療そのものは、第１章で述べたように１９６３年７月の東大病院中央診療部運動療法室にはじまるが、固有の病床をもつ点で「格」として中央診療部門より高い「診療科」としての最初は、5年後の１９６８（昭和43）年5月１日の横浜市立大学医学部リハビリテーション科（大川嗣雄科長）の発足であった。これは同大整形外科土屋広吉教授（ラスクのもとへの留学歴があり、リハビリテーション医学への造詣が深い。１９７２年第9回リハ医学会会長）のお力で独立診療科として発足したもので、初めは5床であったが、その後大きく発展し、多くのリハビリテーション医を育てた。

特に市立大学として行政との関係が深い利点を活かして、多くの市立病院にリハビリテーション部門を作って人材を供給し、すべての市立肢体不自由養護学校の校医にリハビリテーション専門医を派遣したり、さらに伊藤利之氏が中心となって創立した横浜市総合リハビリテーションセンター（1987年）において、訪問サービスに重点をおいた独自の地域リハビリテーションの「横浜モデル」を確立するなど、その功績は大きい。

リハビリテーション医学講座

大学における独立の講座（診療科を併設）は、横浜市大リハビリテーション科のさらに6年後の、1974年の獨協医科大学のリハビリテーション医学講座（高橋　勇教授）開設をもって嚆矢とする。次いで1974年には川崎医科大学に講座が開かれ、明石　謙氏が弱冠40歳で教授になられた。1978年には産業医科大学にも講座（緒方　甫教授）が開かれ、1981年には（1978年から一部始まっていたが）東海大学に講座（村上恵一教授）が開設された。やや間をおいて、1986年には藤田保健衛生大学に講座（土肥信之教授）が開設された。以上はすべて私立大学であったが（産業医大のみは準国立）、1988年に鹿児島大学に国立大学で初めてのリハビリテーション医学講座（田中信行教授）が設けられた。同年には東京慈恵会医大にも講座（米本恭三教授）が開設される。

なお1982年の時点で、これら以外に講座に準じるものとして5か所の研究所・研究施設などにリハビリテーション関連の部門が置かれ、その多くに教授職が置かれていた〔国立4校――弘前、東北、群馬、岡山。公立1校――福島医大（リハビリテーション研究所）〕〔リハ学会 1982年 p411〕。

この間およびその後の経過は、学会の教育委員会と「大学病院リハビリテーションセンター連絡協議会」が1972年、78年、83年、90年の4回にわたって行った「リハビリテーション医学教育および大学病院におけるリハビリテーション診療に関する調査」（連絡協議会会長は第一、二回の際は津山直一、第三、四回の際は上田）でたどることができるが〔医学教育委員会 1973年、79年、大学病院リハ協議会・医学教育委員会 86年、大学病院リハ協議会 91年〕、詳しくは述べず、ここでは学会医学教育委員会（委員長佐藤徳太郎）による1996年の調査を紹介する。

この調査（回収率83・2％）でみると、1963年以後の33年間に全体として大きく増えており、国立大学では43校中講座3、診療科2、中央診療部23であり、公立大学では8校中講座0、診療科3、中央診療部5、そして私立大学では全29校のうち、講座8、診療科13（うち本院5、分院8）、中央診療部9（本院6、分院3）であった〔米本 1997年〕。

その後の17年間にもさらに増えているはずであるが、学会の委員会による調査は、その後の2回（2007、09年）とも教育・診療については詳しいが、講座などについては尋ねていないため、残念ながら最近のデータはない〔椿原 2008年、上月 2011年〕。

リハビリテーション医学の卒前教育

学会教育委員会の最新の調査（2009年、回収率84・1％）によると、リハビリテーション科独自の講義を行っているのは、国立大学65・0％（22/34）、公立大学（防衛医大を含む）75・0％（6/8）、私立大学80・8％（21/26）で、全体では72・1％と、私立、次いで公立で多い傾向があった。また講義時間数は、中央値とレンジで示すと、国立5・0時間（1・7〜31・5）、公立12・0時間（1・5〜22・0）、私立11・3時間（1・0〜50・0）と、中央値では国立が公私立の半分以下であり、ばらつきが非常に大きいが、概して私立・公立、国立の順であった。

臨床実習を行っているのは国立73・5％（25/34）、公立75・0％（6/8）、私立88・5％（23/26）であり、日数は中央値とレンジで比較して、国立0・5日（0・5〜10・0）、公立は3・5日（0・5〜5・0）、私立は2・8日（0・5〜10・0）と、やはり国立が不十分であった〔上田 2011年〕。

ただ、日数・時間数などが比較的よい私立、公立においても、レンジでみるばらつきは非常に大きく、講座などのある比較的限られた大学でのみ十分に近い卒前教育が行われているだけであり、他方では、まだ0・5日程度の実習（おそらく整形外科の実習の一部として半日ほどリハビリテーション部門を見学する程度であろう）で済ませている大学が少なくないのは残念である。

関連専門職の歩み

リハビリテーションには多くの関連専門職（コメディカル・プロフェッション）の参加によるチーム・アプローチが不可欠であり、第1章、第3章でも内外のその誕生の経過についてみてきた。本章ではその後の、今日に至る経過をたどってみたい。

◎有資格者の動向――著しい最近の増加

理学療法士

まず有資格者の数をみると、２０１２年の国家試験の結果を踏まえた最新のデータ（**図５―２**）で、理学療法士は１０万５６０名と、この年はじめて10万人の大台に乗った。前年は9万７１０名であったから、この年だけで1万人近く（９８５０名）が増えたことになり、この増え方もこれまでで一番大きかった。この年の受験者は1万１９５６名、合格者は９８５０名で、合格率は82・４％であった。

試みに10年前の２００２年と比較すると、当時の有資格者は3万３４１５名であったから、10年間で

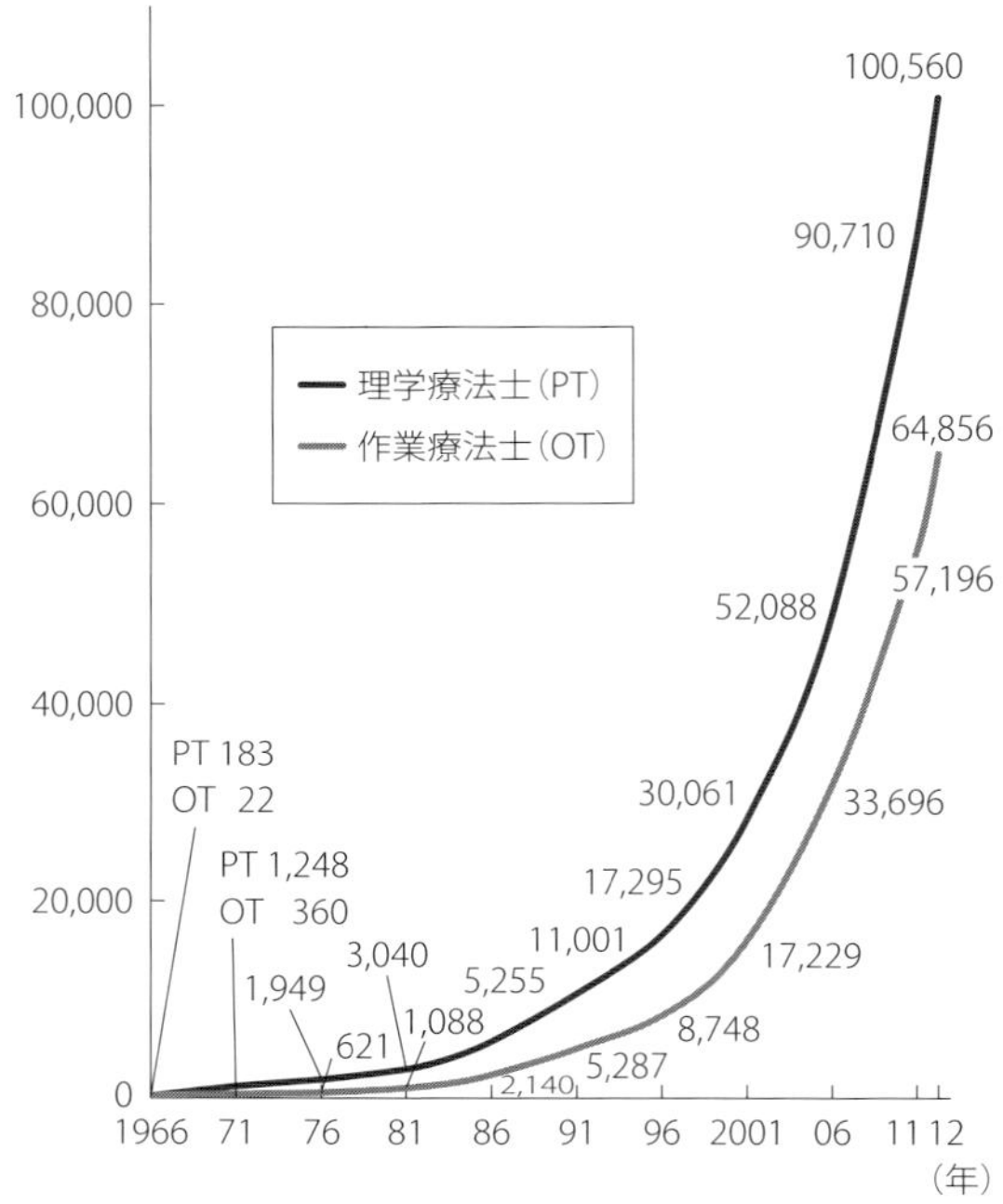

図 5-2　理学療法士・作業療法士有資格者数の推移

ほぼ３倍に増えたことになる。さらに10年前にさかのぼると、１９９２年の有資格者は１万２０３０名であったから、これまた10年間で３倍近い増え方だったことがわかる。まさに指数関数的な急上昇である。

　これは、先に述べたリハビリテーション医学会の会員数の増加が１９８９年前後に著しく、最近はほぼ安定しているのに比べると明らかに異なったパターンである。

作業療法士

同じ年のデータ（図５―２）で作業療法士有資格者総数は６万４８５６名と理学療法士の３分の２弱である。国家試験受験者は５８２１名、合格者は４６３７名で、合格率は79・７％であった。

　この場合も伸び数（合格者数）は年々増加傾向にあり、10年前の２００２年には有資格者数１万９８１６名、１９９２年には同５８２７名であったから、10年ごとに３倍以上の増加であり、理学療法士よりもむしろ急ピッチである。

なお、いうまでもなく、作業療法士の業務は身体障害のリハビリテーションと精神障害のそれとにまたがる。そのため専門、あるいは得意な分野も二つに分かれる。ただ最近は、認知症、高次脳機能障害、発達障害など、身体障害と精神障害の両者に関係する分野で働く作業療法士も増えており、両者を峻別することは難しい。それを承知のうえであえて推測すれば、精神障害の分野を専門とする人は作業療法士全体の３〜４割といってよいのではないだろうか。

理学療法士・作業療法士国家試験特例受験資格延長問題（１９７１年）

今となってはその重要性を実感するのが難しいかもしれないが、当時としては深刻な問題であったので、ここで理学療法士・作業療法士国家試験特例受験資格の延長問題について触れておきたい。最初に定められた特例受験資格の5年間（実際には１９６６〜７１年の６回の試験）でも不合格者が、特に理学療法士志望者に多く残った（この間の理学療法士の合格率は９・６〜21・６の範囲）ので、１９７１年に特例期間延長の強い運動が起こって政治問題化したのである〔砂原 1977年〕。

マッサージ師が中心となった延長推進側は5年延長を唱えていたので、もしそれが通れば5年後には再延長、さらに再々延長と半永久的に続く可能性があった。そのため、質の低下をおそれたリハビリテーション医学会も整形外科学会もこぞって反対したのはやむを得ないことであった。

この年の春は推進派・反対派とも政治家への「陳情活動」に明け暮れた。私などもその一環として、砂原先生のお供をして、「目白御殿」に田中角栄氏（当時自民党幹事長、のち総理大臣）を訪ねて「陳情」したりしたものである。その際田中氏は「弁護士の業務の一部を税理士や弁理士に認めるのと似ているね。いろいろ議論があって難しいんだよ」と面白いことをいわれたので、私は思わず「でも先生、医者が足りないからといって保健婦に医者の業務を全部認めるようなものですよ。それでいいんですか？」と反論してしまった。すると田中氏は「うーん、医者と保健婦はたしかに違うねぇ。…君なかなかいいことを言うなあ」といって、笑いにまぎらわせてその場は終わった。その後いろいろの話題を残した方であったが、たしかに憎めない人柄の人であった。

この問題の結末は、われわれの運動がどれだけ効果があったのかはわからないが、結局１９７１年４月1日の法律改正（法律第28号）で、これまで同年３月31日までの5年間だった特例期間が３年延長されて１９７４年３月31日までとなった。これは「延長はするがこれ切り」ということであり、現実にその３年後には延長運動は起こらなかったのであった。

言語聴覚士――誕生までの曲折とその後の発展

言語聴覚士の国家試験が始まったのは理学療法士・作業療法士より3分の1世紀遅れて１９９９年であった。実は言語聴覚士の資格の必要性は理学療法士・作業療法士のそれと同じころから痛感されており、第1章にみるように種々の審議会などでも取りあげられたし、リハビリテーション医学会をはじめとする関係者もさまざまな努力をはらった。

たとえば１９８０年には、耳鼻咽喉科学会、リハビリテーション医学会などの4団体の要望を受けて、厚生省が「言語療法士（仮称）身分制度検討会」を設置し、一見実現に至るかにみえたが、結局検討会は２回で中断した。その後１９８８年には医学・歯科医学界の25学会・団体によって「医療言語聴覚士資格制度推進協議会」（代表 津山直一）が発足し、法の成立を働きかけ、独自の（民間の）認定試験を行うなど、種々の努力をはらった。私も津山先生のお供をして、有力政治家に陳情したりしたものである〔上田 1994年b〕。しかし、「言語聴覚士法」（１９９８年）の成立までには結局10年を要した。

　問題は当時の言語聴覚療法従事者内部での意見の違いが大きく、一致に至らないことであった。その要点は、この業務ではそれまで教育（特殊教育・特別支援教育）・福祉分野に従事する人が多く、その大半は大学卒以上の学歴をもち、また医療職とちがって医師の指示を必要としていなかったことであった。そのため、理学療法士・作業療法士と同様に、３年の専門学校コースを最低基準として、医師の指示のもとに業務を行うという、いわば「現実論」的な案に賛成できない気持ちは理解できた。しかし他方では、耳鼻科、リハビリテーション科などの医療分野に働く人たちも増えてきており、その人たちにとっては国家資格がないことはあらゆる面で不利であった。

　特に１９７１年に当時東京新宿戸山町にあった「国立聴力言語障害センター」に「附属聴能言語専門職員養成所」が設置され、大学卒業者に対する1年コースの教育（医療従事者としての）が始まった。それが１９７９年に所沢に移って「国立身体障害者リハビリテーションセンター学院聴能言語専門職員養成課程（１９９９年から言語聴覚学科）」となり、１９９２年からは大卒2年のより充実したコースとなったという事情も、医療従事者としての国家資格の必要性を一層強めた（ちなみに、私はこの学院に戸山町時代から「リハビリテーション概論」の講義を頼まれ、10数年通ったのもなつかしい思い出である）。

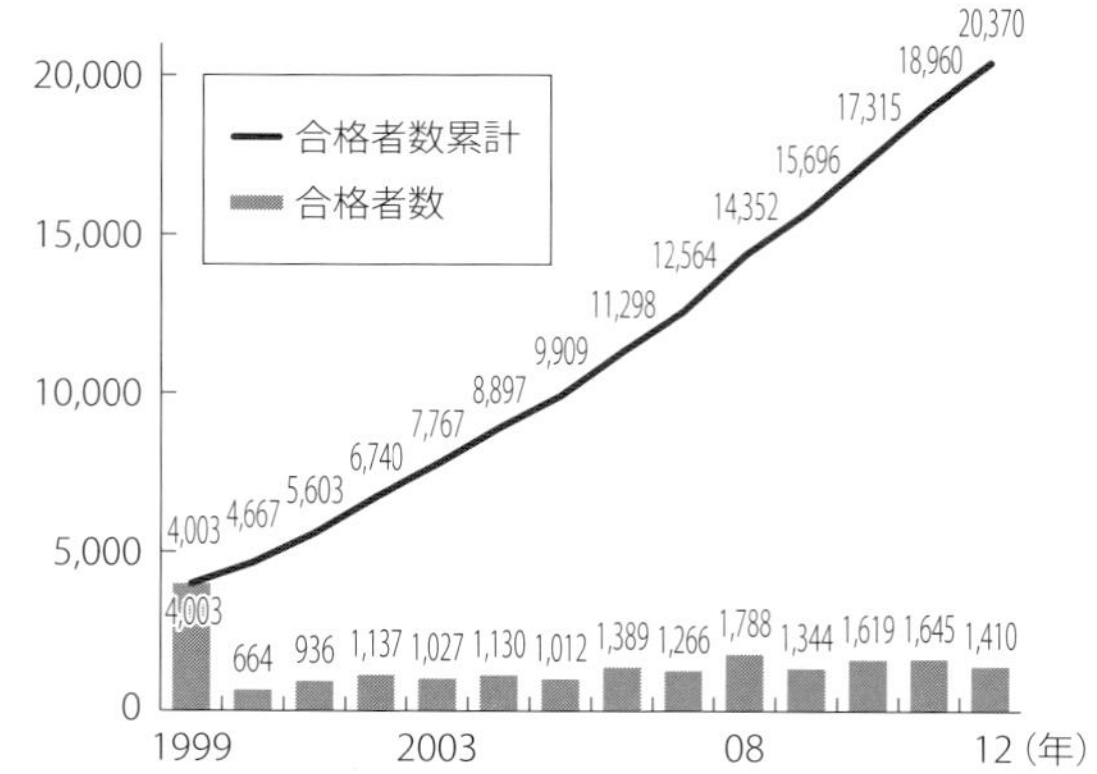

図 5-3　言語聴覚士・合格者数の推移

このような経過を踏まえて、結局1998年に成立した「言語聴覚士法」では、資格要件は理学療法士・作業療法士と同様の「専門学校・短大・大学で3年以上の教育」の他に、4年制大学卒業者に対する2年間の教育という、上記の国立リハセンター学院に対応するコースも設けられた。また「医師の指示」は一部の医療行為を除いては必要なくなり、代わりに「医師の指導」を受けるということになった。

こうした曲折の末に行われた1999年の最初の国家試験の受験者は4556名という多数にのぼった（**図5－3**）。いかに待望された職種であったかがわかる。なお、合格者は4003名（合格率87・9％）であった。2012年までの有資格者は2万3370名で、13年間で5・1倍に増えており、理学療法士・作業療法士を上回るほどの増加率である。

義肢装具士

義肢装具士法は1998年に施行され、同年に国家試験が始まった。これは理学療法士・作業療法士より22年遅れ、言語聴覚士より11年早かった。これもリハ医学会が最初の要望書（1972年）を提出してから16年、国立リハビリテーションセンター学院に3年制の「義肢装具専門職養成課程」（のちに義肢装具学科）が発足した１９８２年から６年を要した〔澤村 1994年〕。

１９９３年の第６回国家試験までの合格者累計は２１４４名で、最近２０１２年の有資格者累計は４０７８名であり、19年間に約２倍になっていた（**図５－４**）。前に述べた３職種とは異なり、最近の急激な増加傾向はなく、ここ十数年の毎年の増加は９０～１４０名の間にほぼ安定していたが、この数年やや増加傾向がみられる。

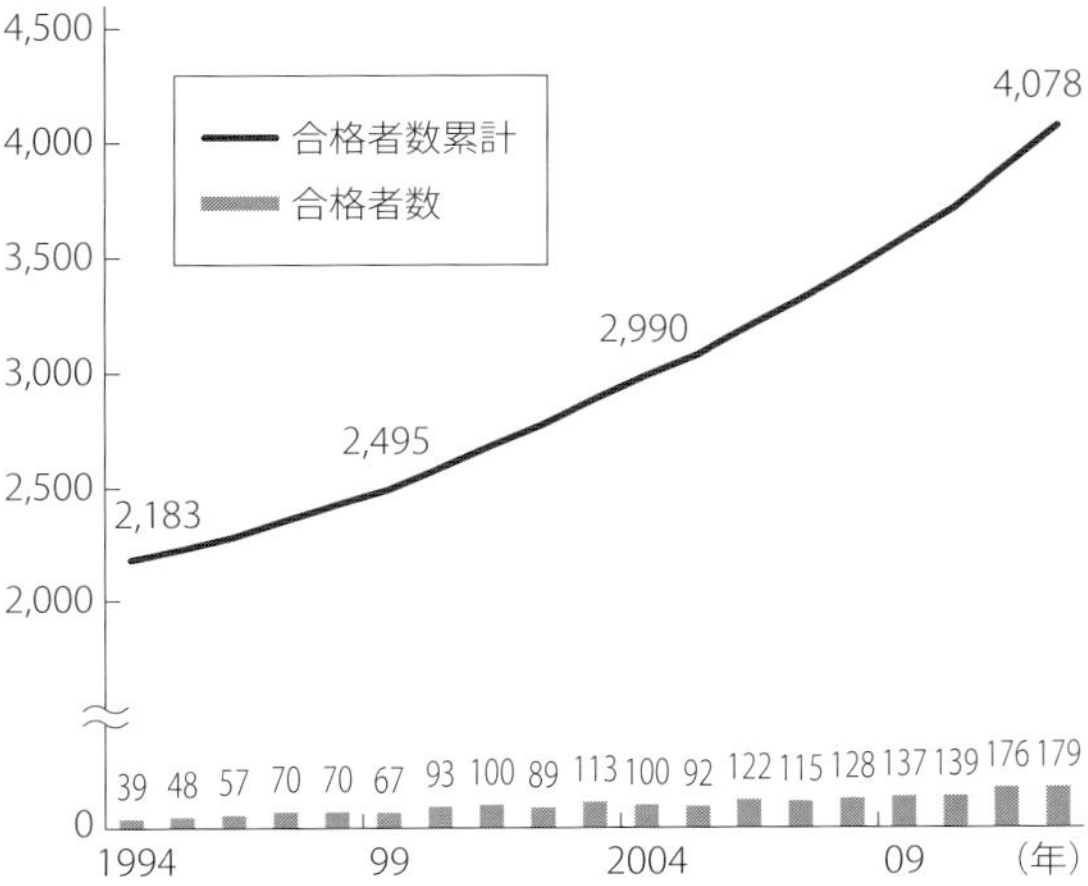

図 5-4　義肢装具士・合格者数の推移

その他の専門職

医学的リハビリテーション・チームを形成するその他の専門職には、看護師、保健師、ソーシャルワーカー（社会福祉士など）、臨床心理士などがあり、介護保険関連では介護支援専門員（「ケアマネジャー」）、介護福祉士なども関係し、いずれも重要であるが、これらはリハビリテーションのみに限られず、医療・介護・福祉全般に活躍する職種なので、リハビリテーションの場で活躍する人数を把握することは困難であり、他の機会をまちたい。

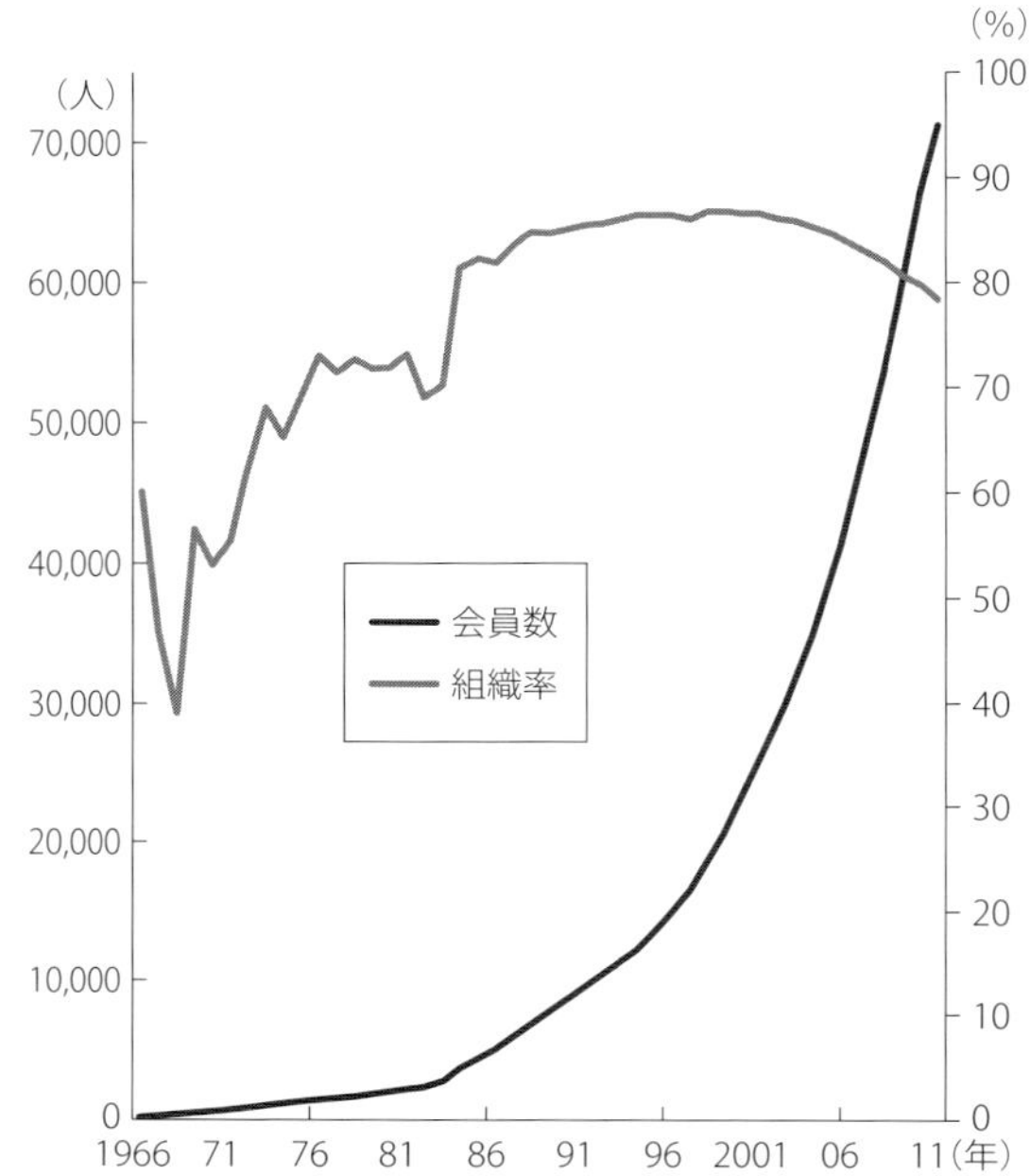

図 5-5　日本理学療法士協会協会員数と組織率の推移

◎専門職協会の歩み

話を１９６６（昭和41）年に戻すと、第一回国家試験の結果、日本最初の理学療法士・作業療法士たちが誕生し、間もなく自分たちの専門職団体である協会を創立した。

日本理学療法士協会

日本理学療法士協会は１９６６年７月１７日に、１１０名の会員で結成された（有資格者１８３名中。組織率60・１%）。清瀬のリハビリテーション学院で行われた結成総会には会員65名が出席し、引き続く記念式典には私も招待され出席した。会員数のその後の増加は**図５—５**に示すように著しく、２０１１年には７万１１３９名と高い組織率（78・４%）を示している。

初代会長（１９６６〜６９年）は遠藤文雄（以下、敬称略）、副会長は保田良彦、岩本 敬であった。その後の会長は、松村 秩（１９６９〜７１年）、野本 卓（１９７１〜７３年）、矢郷弥太郎（１９７３〜７５年、一部鈴木正彦が代行）、松村 秩（1975～89年）、奈良 勲（1989～2003年）、中屋久長（2003～07年）、であり、現在の半田一登（2007年～）に至る。

この間の1972年に日本理学療法士協会は社団法人（現 公益社団法人）となった。またいうまでもなく、理学療法士学会は1966年以来毎年全国各地で行われ、全国研修会も同様に1966年から毎年行われている。なお1973年には機関誌「臨床理学療法」（現「理学療法学」）が創刊された〔畐学療法協会 2006年〕。

日本理学療法士協会は早くから世界理学療法連盟（World Confederation for Physical Therapy; WCPT）に加盟しており、今やその有力メンバーである。1999年5月23～28日、横浜でその第13回学会が、アジアで初めて開催され、海外から2000人近く、国内参加約3000人と盛大であった。

日本作業療法士協会

1966年9月25日には日本作業療法士協会が18名の会員で結成された（アメリカで資格をとった2人を含む有資格者22名中、組織率81・8％）。私は、やはりリハビリテーション学院で行われた結成総会にご招待いただき、当然出席のつもりであったが、その前夜に台風が来て終夜眠ることができず、ヘトヘトだったので申し訳ないが欠席した。会員数のその後の変化は**図5－6**に示すとおりで、2012年には会員4万5820名で、最近25年間の組織率は70～80％と高い。

初代会長（1966～79年）は鈴木明子（以下敬称略）、その後は矢谷令子（1979～91年）、寺山久美子（1991～2000年）、杉原素子（2000～09年）を経て、現在の中村春基（2009年～）に至る。

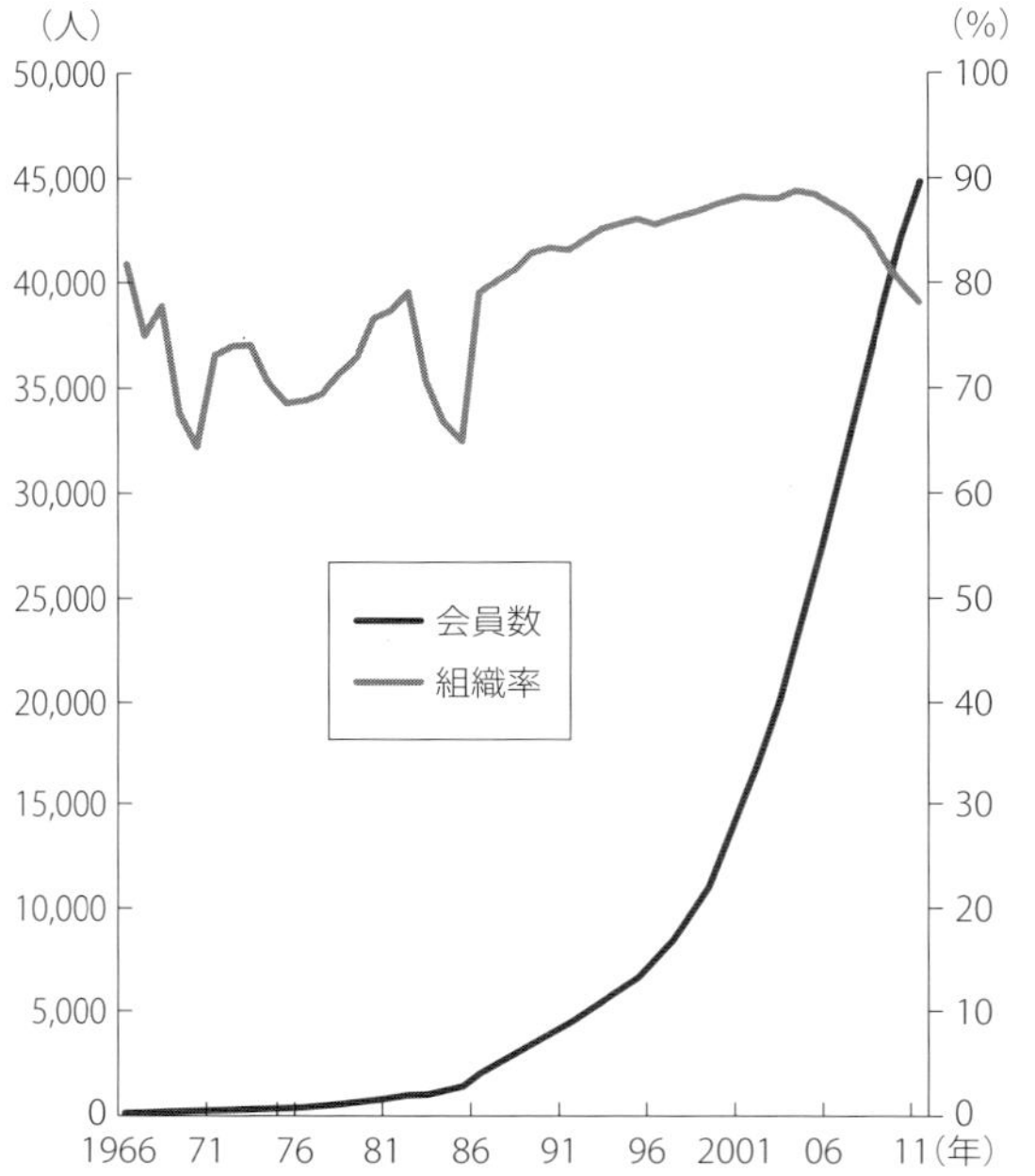

図 5-6　日本作業療法士協会協会員数と組織率の推移

なお日本作業療法士協会は1981年に社団法人（現 一般社団法人）となった。なお学会、全国研修会も全国各地で行われている。

機関誌については、はじめは1967年創刊の「理学療法と作業療法」（医学書院発行）を準機関誌として、「OT協会ニュース」を掲載していたが、1981年からは機関誌「作業療法」を発行するようになった〔作業療法協会 1996年〕。

なお日本作業療法士協会は世界作業療法士連盟に加盟し、その有力メンバーであり、2014年6月18～21日、横浜においてその第16回大会が開催されることになっている。

以上のように、日本理学療法士協会・作業療法士協会は、手を携えて日本のリハビリテーション医学の発展のために努力し、またともに大きく成長してきたが、2016（平成28）年には両協会とも結成50周年という記念すべき節目の年を迎えることになる。

日本言語聴覚士協会

日本言語聴覚士協会は２０００年1月16日に設立され、２０１１年に会員は1万人を超えている（当時の有資格者は1万８９６０名）。初代会長は藤田郁代（２０００〜０５年）で、現会長は深浦順一（２００５年〜）である。

機関誌「言語聴覚研究」を２００４年から発行しており、２００９年に一般社団法人化した。

日本義肢装具士協会

一般社団法人 日本義肢装具士協会は１９９３年５月23日に設立され、学術大会、セミナー、講習会の開催、また協会誌『ＰＯアカデミージャーナル』の発行を行っている。初代会長（１９９３−２００１年）は田澤英二で、その後は高橋啓次（２００１〜０５年）、栗山明彦（２００５年〜１３年）を経て現在の坂井一浩（２０１３年〜）に至る。

◎専門職教育の動向

理学療法士・作業療法士の教育

わが国で最初の理学療法士・作業療法士養成施設は、前述したように１９６３年創立の清瀬の国立療養所東京病院附属リハビリテーション学院であった。

それに続いたのは、１９６４年の大阪府立盲学校（４月）と東京教育大学附属盲学校（５月）の、いずれも「高等部専攻科理学療法科」であった。これに対する学界の反応は、「驚き」を通りこして「否定的」であった。まだ法律も検討中で、視覚障害者に資格取得を認めるかどうかも論争の的になっていた時代であったので、整形外科学会、リハビリテーション医学会とも「反対」の姿勢であった。

これについては、文部省（特殊教育課）から学会理事会に対して「全盲者は入学させず、比較的軽度の視覚障害者に限る」などの説明があったりし、ようやく両学会とも容認に転じたという経過もあった。そのためか、初めは5校が予定されていた盲学校は、１９６５年に徳島盲学校に理学療法科が設けられ、計3校になったところで打ち切られ、その後の新設はなくなった。

これと違って両学会が諸手を挙げて賛成したのは、１９６６年に九州労災病院に付設された準国立の「労働福祉事業団九州リハビリテーション大学校」（理学療法・作業療法）であった。これまではすべて国立・準国立であったが、１９６８年にははじめての私立の「高知リハビリテーション学院」（はじめ理学療法のみ）が発足し、また１９６９年には公立の「東京都立府中リハビリテーション専門学校」（理学療法・作業療法）が発足するなど、次第に充実していった。

その後も少しずつ増え、だんだんにピッチを上げて、理学療法に関しては**図5－7**に示すように１９９２年には５０校を超え、６年後の１９９８年には１００校を超え、その10年後の２００８年には早くも２００校を超えた。現在（２０１２年）理学療法士教育機関は全２５１校にのぼり、うち４年制大学が90校、３年制短期大学が5校、専門学校が１５６校である。

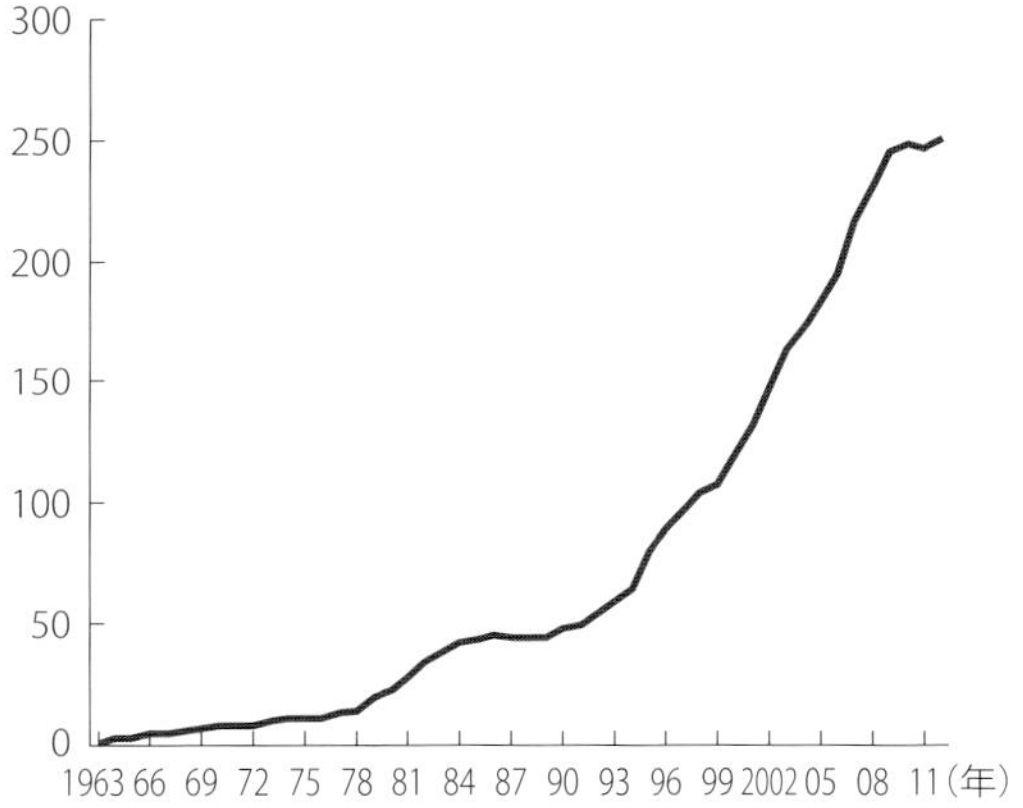

図 5-7　理学療法士養成校数の推移

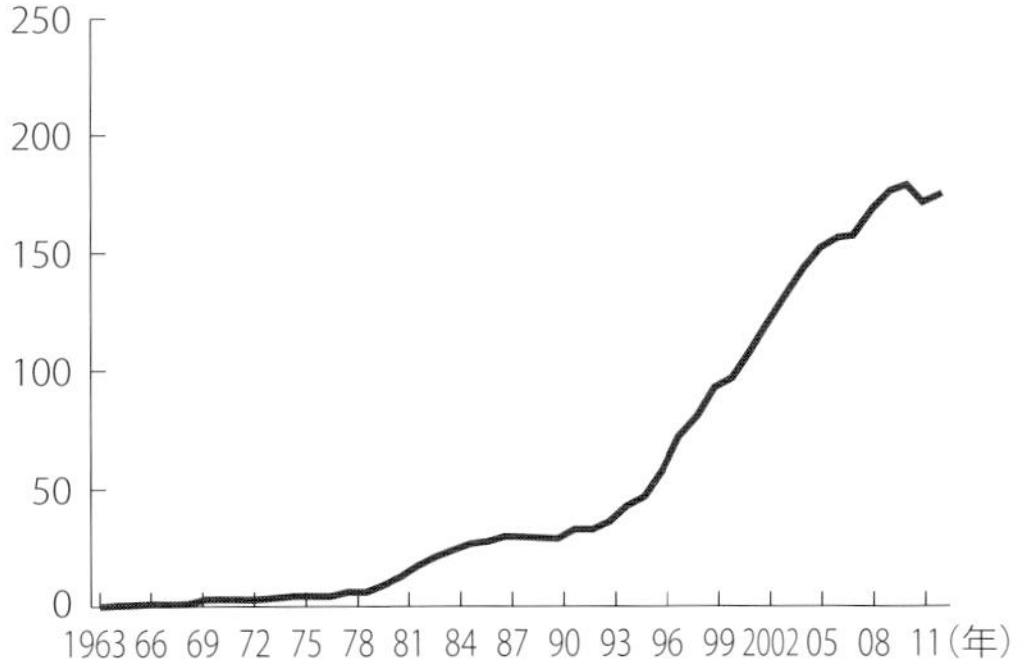

図 5-8　作業療法士養成校数の推移

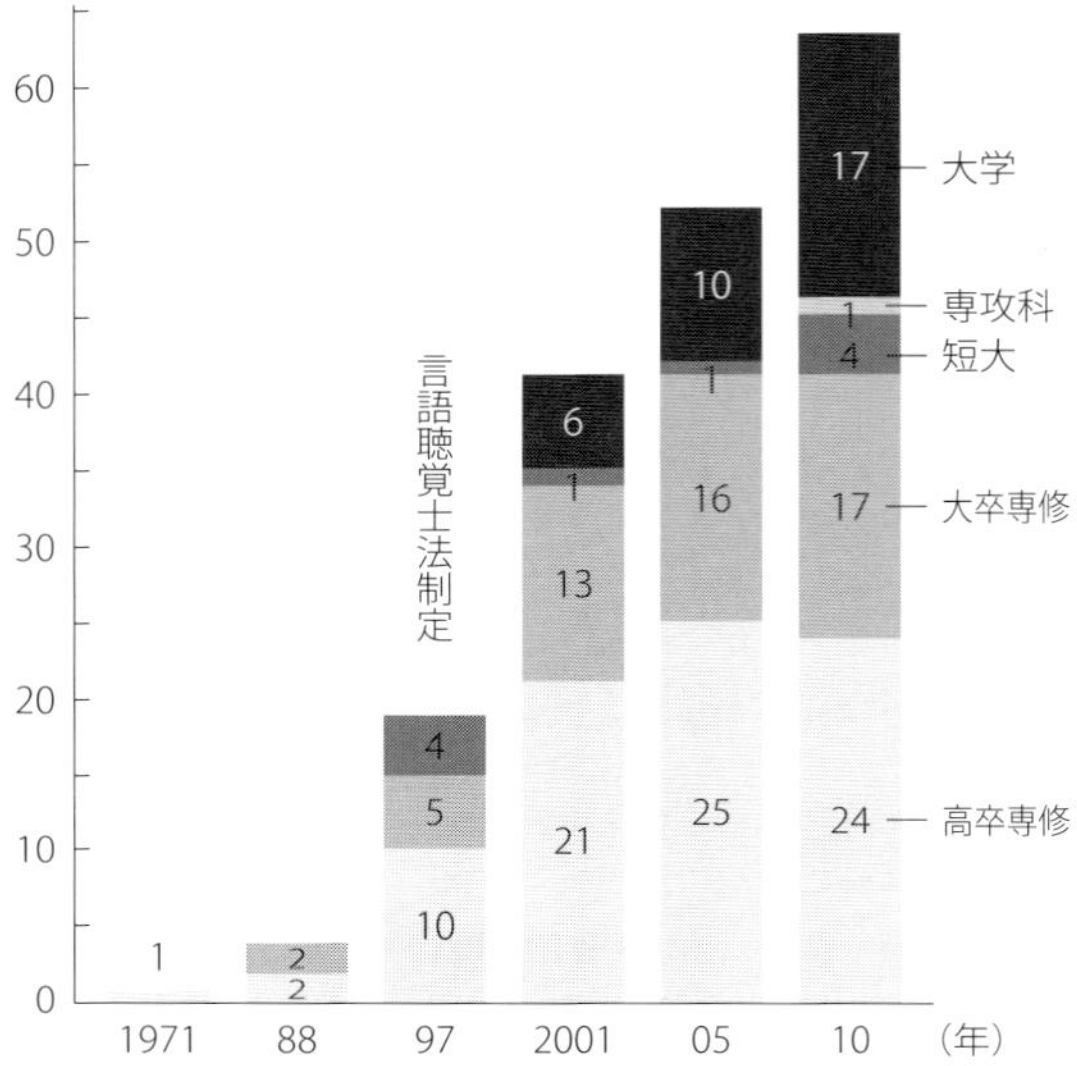

図 5-9　言語聴覚士養成校数の推移

作業療法士に関しては**図5―8**に示すとおりであり、現在（2012年）作業療法士教育機関は全179校にのぼり、うち4年制大学が64校、3年制短期大学が3校、専門学校が112校である。

この間に特に注目されるのは、最初の短期大学が1979年に金沢大学（国立）に設けられたこと、また最初の4年制大学が1992年に広島大学（国立）に設けられたことである（ともに理学療法・作業療法）。なおこれらとはやや意味が異なるが、1973年に「働きながら学ぶ」をモットーに、夜間課程を中心とする「社会医学技術学院」（東京小金井）が下河辺征平氏（⬇18頁）によって開設されたのも意義あることであった（はじめ理学療法のみ、1980年から作業療法も）。

言語聴覚士の教育

言語聴覚士の教育は先に述べた1971年国立聴力言語障害センター（1979年からは国立身体障

害者リハビリテーションセンター）付設の学院に始まるが、その後、資格制度が定まらないにもかかわらず学校は増え、１９８８年に発足した前記の「医療言語聴覚士資格制度推進協議会」によって認定された教育機関だけでも、１９９４年の時点で12校14課程に及んでいた（４年制大学２、４年制専門学校１、４年制大学卒業者あるいは医療職の有資格者に対する２年の過程４、３年課程専門学校７）〔上田 1994年b〕。

その後の経過は図５―９に示すとおりであり、２０１０年の教育機関は全63校で、うち４年制大学17、専攻科１、短期大学４、大卒後専修コース17、高卒専修コース24、計67コースである。

義肢装具士の教育

義肢装具士学校は前述の国立障害者リハビリテーションセンター学院に義肢装具学科（現名称）が１９８２年に設けられるのに始まったが、その後増加して、現在は４年制大学３、４年制専門学校１、３年制専門学校６、計９校（４年制と３年制の併設校が１校）である。

◎理学療法士・作業療法士の職域の拡大

この節の最後に芳賀敏彦氏の論文を紹介かたがた、理学療法士・作業療法士の職域の拡大について考えたい。氏は、広く欧米の理学療法士・作業療法士のありかたを視察・調査した経験から、わが国でのこれらの職種の職域が欧米に比べて狭いのではないかと憂慮された。

氏は、諸外国では、理学療法士はＩＣＵ（集中治療室）、ＣＣＵ（心疾患集中治療室）、ＩＲＣＵ（救急呼吸管理室）において、呼吸管理の大きな担い手となっており、整形外科の手術直後の処置に手術室で参画し、熱傷に対する早期治療にも加わっていると指摘された。また一般の学校での、学生生徒の姿勢の問題への対応（机や椅子の合理的調整）、職場における職業病（腰痛など）の予防など、予防面における業務もあるとした。

また氏は、かつて米国で腎不全病棟（人工透析）に自殺者が相次いで出て問題になったとき、その解決に最も活躍したのは作業療法士であったことからもわかるように、作業療法士は、生命の維持に不安をもった患者の生き甲斐の支えとしても大きな力を発揮できる可能性があると指摘された〔芳賀 1977年〕。

以上の氏の指摘は、３分の1世紀前の当時としては妥当なものであった。しかしその後事態はかなり変わり、たとえば理学療法士は、日本胸部外科学会、日本呼吸器学会、日本麻酔科学会３学会合同呼吸療法認定士の基礎資格として（看護師、臨床工学技士などとともに）認められている。整形外科術後の処置への参画も多い（切断など）。作業療法士については、認知症、高次脳機能障害などの分野への関与が増えている。

ただ芳賀氏の指摘には現在も傾聴すべき点が多いので紹介させていただいた。なお付言すると、芳賀敏彦氏は芳賀信彦氏（現 東大リハビリテーション科教授）のお父上である。親子二代でリハビリテーションに携わる方が出る時代になったのである。

リハビリテーション関係諸制度の歩み

◎医療保険制度の変遷

「リハビリテーション総合承認施設」制度（１９９２年）まで

リハビリテーション医療は、歴史的には身体障害者福祉法（１９４９年）・児童福祉法（１９４７年）による障害児者に対する公費負担医療としての更生医療・育成医療（指定機関に限る）が主で、通常の医療保険の点数は「整形外科機能訓練」という項目しかなく、それもきわめて低い額で、一般医療のなかではとても採算のとれるものではなかった。私はこれについて「拒否的というべきほどに低い」と評したことがある〔上田 1970年〕。

それが改善されたのはようやく１９７４年になってからである。この年の診療報酬改定で、「身体障害運動療法・作業療法」の項目が作られ、その施設基準が設けられ、それを満たす施設に限っての点数（「複雑なもの」80点、「簡単なもの」40点）が認められた（この他に「精神科作業療法」30点もあった）。その後この点数は年を追って引き上げられていき、特に１９８１年の大幅改定では「複雑」３０

0点、「簡単」120点にまで増加した（精神科作業療法は40点）。さらに1991年にはそれぞれ345点、145点（精神科作業療法100点）となり、制度開始時に比べ17年間に3～4倍になった。

さらに1992年には制度の大きな改正があり、項目の名称が「リハビリテーション料」に変わり、「リハビリテーション総合承認施設」の制度が設けられ、その基準を満たす施設では理学療法Ⅰ、作業療法Ⅰとして複雑580点、簡単170点（いずれも6か月以内）の高い点数が認められた。従来の基準のものは理学療法Ⅱ、作業療法Ⅱの名称になり、複雑480点、簡単155点と、これも前年に比べ引き上げられた。同時に精神科作業療法、精神科デイケア・ナイトケアの施設基準が定められ、200点と前年よりも倍増した〔今田 1994年〕。

以上により、二木氏によれば特に1981年の大幅引き上げのころから、リハビリテーション部門はそれまでのような絶対的赤字部門から脱し、特に一般病院では「健全経営」が可能となり、それまでの「赤字神話」は払拭すべきものとなった。しかし、言語聴覚療法の点数は依然極端に低く、ソーシャルワーカーや医師の技術料も認められないなど、問題も残った〔二木・三島 1994年〕。

なお、この二木氏の発言は、1975年から代々木病院（東京渋谷区）という大都市の一般病院で、まさに都市型（居住地近接型）の、しかも脳卒中発症初期からの「早期リハビリテーション」を実践してきた氏の「実感」であった。ちなみに私はこの氏の先駆的な仕事をできるだけ世に広めたいと思い、氏との対談による（しかしデータ豊富で、内容的には専門書である）『脳卒中の早期リハビリテーション』という本を企画し出版した〔二木・他 1987年〕。この本は幸いに版を重ねただけでなく〔同 1992年〕、厚生省保険局技官の目にとまって声がかかり、後年「早期リハビリテーション加算」が実現するという実際的な効果までもたらした。なお二木氏はその後医療経済学の専門家となり、日本福祉大学教授、学長（２０１３年から）を歴任し、著書多数である。

都市型（居住地近接型）リハビリテーションの時代

このようなリハビリテーションの診療報酬の引き上げが、それまでも徐々に始まっていた「都市型（居住地近接型）」のリハビリテーション医療の普及を加速させ、他方では「温泉地型リハビリテーション」（➡82頁）を退潮に向かわせることになる。また直接これと関係があったかどうかは不明だが、当時は肢体不自由児（主に脳性麻痺児）の早期療育の必要が叫ばれ、「通園センター」方式の（それまでの入所中心でない）リハビリテーションが都市部に普及する時代でもあった。このように、リハビリテーションが遠隔地の入院・入所中心から、患者・障害児・者が居住する地域で、通院・通所で（入院するにしても短期間で）提供される時代への転換が始まったのである。

なお、本章第1節で述べた１９８９年ごろからのリハビリテーション医学会会員数の急上昇（➡１９1頁）が、このような（次に述べる２０００年の大変化も加わった）診療報酬の急上昇（に伴うリハビリテーション実施病院数の増加）に連動した現象だったことも考えられなくもなく、今後の検証が必要であろう。

「回復期リハビリテーション病棟」制度と介護保険（２０００年）

その後２０００年に介護保険の施行とほとんど同時に「回復期リハビリテーション病棟」の制度が発

足したことは、それまでにも進行していた「医療改革」（病院の機能分化、入院期間の短縮など）の流れがほぼ固まったものとみることができる。

すなわち、急性期のリハビリテーションは特定機能病院や大学病院を含む一般病院で早期から、できる限り短期間に行われ、回復期リハビリテーションは「回復期リハビリテーション病棟」で行われる。この「回復期」という名称は「急性期」と対照してのものであるが、「疾患あるいは機能障害の回復がみられる時期」という印象を与えがちだという問題がある。これは、あくまでもＡＤＬ（日常生活活動）を主とする、ＩＣＦ（国際生活機能分類、後述）概念でいう「活動制限」の回復という意味にとらえるべきものである。

「回復期リハビリテーション病棟」は、脳卒中、大腿骨頸部骨折、あるいは「内部疾患や外科手術などによる廃用症候群のある患者を発症（または術後）３か月以内に入院させ、６か月以内の集中的なリハビリテーションを行うもの」と位置づけられた。リハビリテーション以外の治療、検査などは包括払いである。

しかも、この回復期リハビリテーション病棟は「寝たきり予防」と「自宅復帰」を目的とすると定められ、そのためのプログラムを「リハビリテーション総合実施計画書」（ＩＣＦの視点に立った総合的な評価と目標設定・計画）に沿って、医師・看護師・理学療法士・作業療法士らが共同で作成し、患者・家族に説明し、その同意を得たうえで集中的に実行するための病棟であると規定されている。すなわち後に述べる（➡310頁）ような「協業」に立った病棟ＡＤＬ・活動向上訓練と患者の自己決定権の尊重がリハビリテーションの当然の姿として認められたわけである。これが正しく行われれば従来よりはるかに早期にＡＤＬをはじめとする家事その他の「活動」を自立させ、早期に自宅に復帰して、何らかの社会参加を行う自立した生活を築くことが可能になると期待された。なおこの「回復期リハビリテーション病棟」は急速に増加し、現在のリハビリテーション病院の主流となっている（注１）。

しかし問題がなかったわけではない。それは介護保険サービスとの関連であった。同年に施行された介護保険では、介護療養型医療施設、介護老人保健施設、通所リハビリテーション（デイケア）、通所介護（デイサービス）などが、いわゆる「維持期のリハビリテーション」を担当するものとされたため、リハビリテーション、特に高齢者のそれは（上に述べたように）回復期で完結する（させる）ものではなく、当然のように維持期のリハビリテーションを必要とする（それをしていなければ必ずＡＤＬその他の活動は低下する）ものであるかのような誤解が広まった。

◎「高齢者リハビリテーション研究会」報告書（２００４年）

そのような危惧とも関連して、高齢者におけるリハビリテーションの正しいあり方を研究し、提言するために、厚生労働省老健局内に２００３年７月「高齢者リハビリテーション研究会」が設けられ、私がその座長となった。

「尊厳」を強調する高齢者介護研究会報告を受けて

これは、同年６月の同じく厚生労働省老健局「高齢者介護研究会」（座長　堀田　力）の報告書（高齢者介護研 2003年〕を受けたものであった。その報告書は、高齢者介護の基本は、高齢者がたとえ介護を要する状態になったとしても、その人らしい生活を自分の意思で送ることを可能にする「高齢者の尊厳を支えるケア」であるとし、介護予防とリハビリテーションはその重要な柱であると強調していた。しかしその一方、報告書は「現状にあっては本来の介護予防・リハビリテーションの効果が得られていない」と厳しい認識をも示していた。それを受けて、高齢者リハビリテーションのあるべき方向を探求するために研究会が設けられたのである。

この研究会は、各分野の研究者、日本医師会をはじめとする専門職団体・その他の団体、当事者（利用者）、メディア、行政関係者など広い範囲の20名の委員からなり、ほぼ毎月、7回にわたる会議を開いてさまざまな角度から検討を加え、第5回研究会では各種の専門家を招いてヒアリングをも行った。その結果に立って２００４年１月の報告書をとりまとめた〔高齢者リハ研 2004年〕。

報告書の構成

報告書のタイトルはそのものズバリに「高齢者リハビリテーションのあるべき方向」とした。

内容はまず「高齢者リハビリテーションの現状」と題して、①高齢者リハビリテーションの歴史と現状、国際的な動向にはじまり、②高齢者人口の動向、③サービスの実施状況〔予防（「健康日本21」、老人保健事業、介護予防事業、など）、医療（特にリハビリテーション医療）、介護（特に介護保険制度のなかでのリハビリテーション、在宅復帰の状況、居宅サービスの状況、福祉用具貸与、の状況）〕、④地域リハビリテーション支援体制、⑤リハビリテーション専門職などの現状、などの現状分析を行った。

次いで「介護保険制度施行後見えてきた課題」と題して、①死亡の原因疾患と生活機能低下の原因疾患とは異なる、②軽度の要介護者が急増している、③介護予防の効果があがっていない、④高齢者の状態像に応じた適切なアプローチが必要、などの諸点を指摘した。

次いで「高齢者リハビリテーションの基本的な考え方」と題して、①高齢者の態様に応じた対策が必要、②廃用症候群への対策の重要性（特に「作られた寝たきり」「作られた歩行不能」「作られた家事不能」の予防の重要性）、③生活を支えるという目標、④個別的・総合的なサービスの提供、⑤評価に基づく計画的な提供、⑥地域で提供できる体制の整備、⑦質の確保、⑧基盤の整備、などを強調している。

それに続いて「現行サービスの見直しへの提案」として、①生活機能低下の予防、②医療・介護におけるリハビリテーションのあり方、③地域リハビリテーションシステムについて論じている。

これに続くのは「必要な基盤整備」と「国民と専門家に求められること」、そして「おわりに」であった。そのあとに研究会委員名簿、研究会の経緯、そして多数の参考資料が続く。

基本的な考え方――「脳卒中モデル」と「廃用症候群モデル」の提唱

報告書は以上にみるように網羅的に、関係する問題を広く検討・分析しており、その内容には現在でも通用するものが少なくない。しかし、あまりに広範囲にわたるため、詳しくは原文をみていただくことにして（インターネットで全文が閲覧できる）〔高齢者リハ研 2004年〕、ここでは最も重要な「基本的な考え方」についてのみ述べたい。

高齢者のリハビリテーションのあるべき姿を考えるうえでもっとも重要なのは、リハビリテーションが克服の対象とする障害（ＩＣＦ（後述）では「生活機能低下」）の起こり方は、従来はただ一つしかないと考えられがちであったのに、実は二つあるということである。つまり、リハビリテーションの基本的な進め方にも全く違う二つのタイプがあるのだということである。

従来のものは「脳卒中モデル」と呼ぶべきで、**図5－10**（上）に示すように、脳卒中、骨折などによる急激な生活機能の低下に続いてある程度の回復傾向を示すものに対して、その回復を促進するプログラムである。

これに対して、新しい第二のモデルは「廃用症候群モデル」であり、廃用症候群（最近の呼び方では「生活不活発病」）のみか、変形性関節症などの慢性疾患に廃用症候群が加わったもので、**図5－10**（下）に示すように徐々に（しかし詳しくみれば階段状に）生活機能が低下してくるものをいう。このモデルに対しては、急激に低下した時期にいち早く発見して短期集中的な「活動」（ＡＤＬなどの生活行為）向上のためのリハビリテーションを行う「早期発見と早期対応」が有効である。これは「断続的リハ」と呼ぶべきで、従来いわれてきた漫然とした「維持期リハ」とは区別すべきものである。現在介護保険で急激に増えている軽度の要介護者の多くは、このような「廃用症候群モデル」に属するものである。

ちなみに、**図5－10**では縦軸を「生活機能」としているが、生活機能の三つのレベル（➡３００頁）（ＩＣＦ）のなかでは「心身機能」ではなく、「活動」と「参加」、なかでも「活動」を中心に考えたものである。

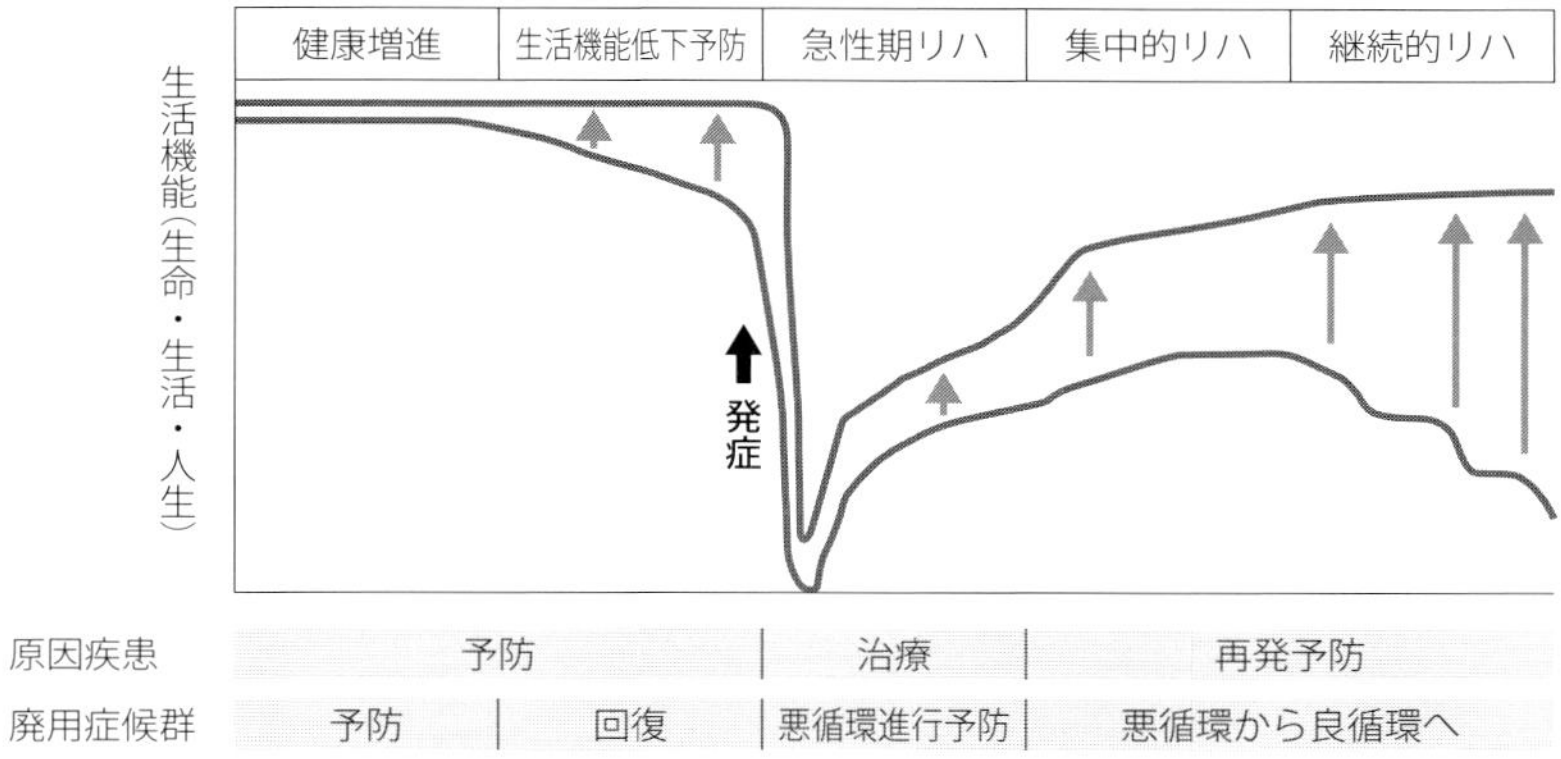

脳卒中モデル(脳卒中・骨折など)

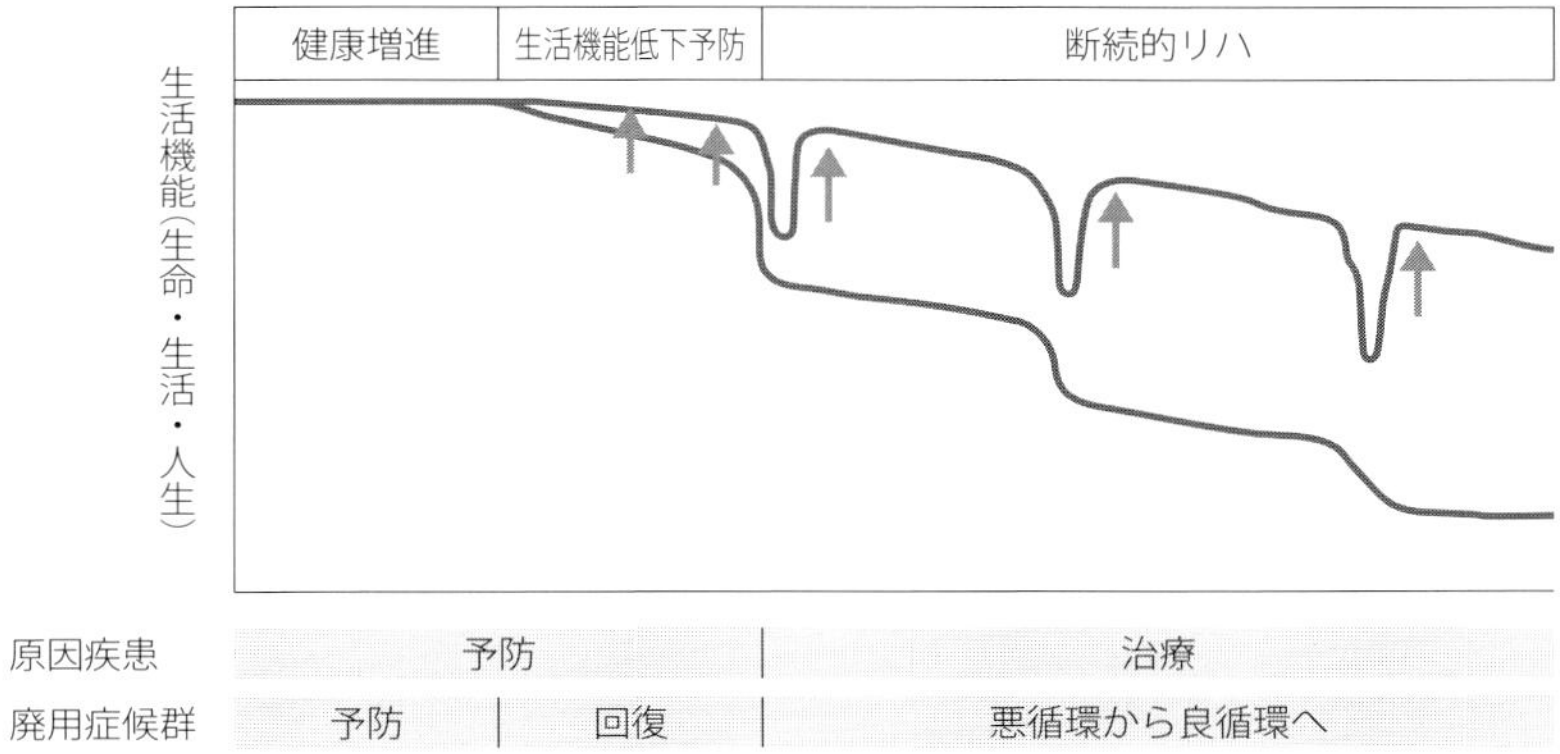

廃用症候群モデル(廃用症候群，変形性関節症など)

図 5-10　生活機能低下の状態像―
脳卒中モデル（上）と廃用症候群モデル（下）

〔上田 敏：高齢者リハビリテーション研究会（第１回）における発表〕

二つのタイプに対応するリハビリテーション・プログラム

リハビリテーションの進め方としては、脳卒中モデルにおいては、①発症直後からリハビリテーションを開始し、②自宅復帰をめざして短期的に集中してリハビリテーションを行ったあとに、③自宅復帰後は日常的に適切な自己訓練を行う（そのように入院中から指導する）とともに、具体的な課題や、より高度な目標が設定されたときに、必要に応じて、期間を定めて計画的にリハビリテーションを行うことが基本となる。**図5―10**ではこれを①「急性期リハ」、②「集中的リハ」、③「断続的リハ」の名称で示している。

一方、廃用症候群モデルにおいては、徐々に生活機能が低下してくることから、生活機能の低下が軽度である早期にリハビリテーションを行うことが基本となる。これは、「廃用症候群モデル」では最初から「断続的リハ」を行うということである。この断続的リハビリテーションとは「必要に応じて、期間を定めて計画的に行うリハビリテーション」であり、漫然と続ける「維持期リハ」を否定し、それに代わるものである。

なおこの二つのモデルの存在は実証的な研究で確認されており、地方小都市の全要介護認定者542名のうち要介護状態になるまでの経過を綿密な聴き取りと診察により分析すると、「脳卒中モデル」が271名（50・0％）、「廃用症候群モデル」が226名（41・7％）であり、残りの45名は「その他」（主として認知症による生活機能低下）であった〔Okawa et al 2009年〕。

この高齢者リハビリテーション研究会については、中村老健局長と座長の上田との対談〔中村・他 2004年〕と、委員の一人であった大川弥生氏の解説〔大川 2004年b〕が読みやすく参考になる。

〔最後にこのような意義ある研究会を企画・実施された厚生労働省の老健局中村修一局長、老人保健課外口崇《たかし》前課長、麦谷真理課長（いずれも当時）に感謝と敬意を表したい〕

対象疾患・障害の変遷とリハビリテーション医学の課題の変化

この節ではリハビリテーション医学・医療が対象とする疾患・障害のこの50年間の変化と、それに対応する科学・技術としてのリハビリテーション医学の学問としての課題の変化について考えてみたい。

このテーマは実はリハビリテーション医学の中心的・中核的な問題であり、これまで取り上げた学・協会の活動や、卒前卒後教育や資格問題、また医療制度などの問題は、もちろん重要ではあるが、中核を支える構造のようなものである。その意味では本節のテーマは、むしろ本書の中心部分を占めるべきものであり、本章のトップにきてしかるべきものだったといえるかもしれない。

しかし、考えてみればわかるように、これは実は1冊の大部な本になってもおかしくないような大きなテーマであり、実証的に書いていくには、数年かけての綿密な文献調査が必要である。これは将来の問題としたい。

しかし他方では、このテーマは本書にとっては省くことのできないものである。たとえ概観であり、スケッチ的であるとしても書かないわけにはいかない。そのため、思い切って細部を省いて、いわば「心棒」ともいうべき大きな流れの方向だけを太い筆で「一筆描き」的に描き出してみることにした。

当然私見が入るし、偏りがないとは保障できない。したがって、やや遠慮してこのように最後の節にもってきたのである。

◎対象疾患・障害の時代的変化

第2章全体でみたように、この１００年近くの間に、わが国のリハビリテーションの対象者は、大きくみて「小児」→「青年・成人」→「高齢者」と重点を移していき、それに伴って主要な対象疾患・障害もポリオ→切断→脊髄損傷→脳卒中・心疾患のように変わってきた。しかし変わったのはあくまでも重点であって、重点でなくなったからといって、それらの疾患・障害そのものがなくなったわけではない。また、同じ疾患でも時代とともに疾患像・障害像が変化して、リハビリテーションの課題が大きく変化することもしばしばみられることである。

以下わが国を中心に、主要なリハビリテーション対象疾患・障害の、ほぼこの50年余りの疾患像・障害像の変化を概観してみよう。なお順序はほぼ「小児」→「青年・成人」→「高齢者」の順に従いたい。

●「小児の時代」の疾患・障害

ポリオ――残された課題

戦前からの小児・青年の障害の「主役」であったポリオは、１９６１年の生ワクチン（セービンワクチン）の緊急輸入・緊急接種で劇的に新規発病が激減したことは確かだが、それでポリオ問題が完全解決したわけではない。問題は二つあって、第一は、皮肉なことに無毒・弱毒化されたはずの生ワクチンそのものに、時に「先祖がえり」的な毒性復帰が起こることがあり、ワクチン接種そのものでポリオに罹患するという、痛ましい例が少数ながら発生してきていることである。それに対して、不活性化（ソーク）ワクチンへの切り替えが長らく要望されてきて、最近ようやく実現した。

第二の問題は「ポストポリオ症候群」（post-polio syndrome, PPS）である。これは、若いころにポリオに罹患したが、歩くことができるようになり、教育を受け、職業に就き、家庭をもち、障害を克服できたと思えるようになった人に、40～50歳代に近づくころから筋力の低下がはじまり進行する現象であり、日本だけでなく国際的にも１９８０年代からの大きな問題である。特に１９６０年近くの大流行のときに2、3歳の子どもで感染した人々が、50歳代前半に入ることになり注目すべき問題となっている。

ＰＰＳの原因についてはいろいろな説があるが、有力なのは再支配シナプスの「過用」説である。これは、ポリオの回復期に、生き残った脊髄前角ニューロンが多数の新しい枝を出して、本来のニューロンとの結合を失った筋線維との間で新しいシナプス結合をして代償的に再支配して、一見機能を回復する「代償的再支配」と関係している。これにより筋力は回復するが、実は一つのニューロンが正常と比べると何倍もの筋線維を支配しているため、ニューロンにとっての負担が過重となりがちで、加齢とともにニューロン分枝あるいはシナプスに「過用性変性」が起こって神経支配が再び失われていくということである。したがってＰＰＳの予防のために必要なのは、いかにして、従来の生活を維持しながら「筋の過用」を防ぐか、という「生活のしかた」のきめ細かい指導であり、その点でのリハビリテーション医学の（「障害（悪化）の予防」に関する）責任は大きい。

デュシェンヌ筋ジストロフィーとその他の筋萎縮性疾患

デュシェンヌ筋ジストロフィー（Duchenne Muscular Dystrophy, DMD）は、上下肢の進行性の近位型筋原性筋萎縮で、かつては「20歳までは生きられない」といわれた遺伝性（性染色体劣性）の疾患である。私はNYUでディーヴァーたちからそのリハビリテーションについて学び、興味をもち、帰国して間もなく、千葉県（四街道市）にできたばかりの国立療養所（養護学校併設）とも協力して、「日本的生活様式（畳の生活）に沿った障害評価スケールとリハビリテーション・プログラム」（施設ではなく自宅での生活に重点をおいて）の建設に取り組んだ〔上田 1992年 pp33-39、上田 1994年a pp96-97〕。その結果、特別支援教育のコースを全く通らず、小・中・高すべて自宅から通う普通教育を経て、大学まで進学できた「ノーマライゼーション」の成功例まで生み出すことができた〔上田 1992年 pp223-229〕。

その後、本疾患のケアは医療技術の進歩によって著しく進歩した。10歳前後に歩けなくなったら車椅子、それが操作できなくなったら電動車椅子、呼吸が困難になれば酸素補給あるいは人工呼吸、最終的に起こってくる心不全（心筋の変性による）に対する治療などによって寿命は著しく延長し（言語機能と指先の運動機能は最後近くまで残るので）、30歳、40歳の壁を越えて、在宅勤務を含む就労に成功する例も出てきている。

「20歳までは生きられない」といわれていた（そしてかつてはそのとおりであった）患児に、このように「人間らしい生活」を実現できている例が増えてきたことには「隔世の感」がある。一見リハビリテーションというよりはケアが中心なようであるが、運動能力低下を遅らせること、拘縮・脊椎変形（側彎症）その他の合併症の予防、安楽な座位時間の延長のための車椅子・椅子のクッションの工夫、体位排痰法の指導をはじめとして、リハビリテーション的な知識・技術の必要性は高い。

その他、福山型先天性筋ジストロフィー（Fukuyama type Congenital Muscular Dystrophy, F-CMD）のリハビリテーション〔上田 1992年 pp38-41、上田 1994年 a p98〕、ウェルドニッヒ・ホフマン病のリハビリテーション〔上田 1992年 pp41-42、上田 1994年 a p98〕、その他の筋萎縮性疾患のリハビリテーション〔上田 1994年 a p99〕など、多くの疾患で、リハビリテーションは必要不可欠である。

脳性麻痺

脳性麻痺は１９６０年代初頭の、生ワクチンによるポリオの「制圧」ののちに肢体不自由児の代表的な存在になった疾患・障害である。ここでは二つの問題をとりあげたい。

第一の問題は全般的な寿命の延長に伴って起こってきた問題で、脳性麻痺者の加齢に伴う「二次障害」の問題である。これは、脳性麻痺者が40～50歳代になると、これまでなかった種々の新たな障害が出現してくることをいう。これには種々のものがあるが、多くは「過用」と「廃用」（生活不活発病）にかかわる問題である。

特に注目されるのは、アテトイド型脳性麻痺における過用性の著しい頸椎変形（頸椎症）と、それに伴う脊髄症・神経根症（そしてそれに伴う障害の悪化）である〔上田 1994年 a p93〕。この予防は、（後述するが）アテトイド型脳性麻痺の、特に頸部に集中しがちな「過剰な」運動をいかに抑制し、軽減するかという課題と密接に関連している。

第二の問題は、脳性麻痺の「疫学」の問題である。脳性麻痺の発生率やその障害像が、医学・医療の進歩に伴って、意外に時代とともに大きな変化をみせてきたという事実は意外に知られていないので、注意を喚起したいのである。すなわち、竹下研三氏（鳥取大学脳神経小児科教授）は、第一に、脳性麻痺の発生率は、１９５０年代後半の「出生児１０００人あたり２・５例」から、１９７０年後半の「同１０００人あたり０・６例」へと、実に４分の１以下に、劇的に減少したこと、その減少率は周産期死亡率や早期新生児死亡率の減少と一致しており、あきらかに周産期医療の進歩（抗生物質、血液型不適合に対する交換輸血、核黄疸に対する光線療法）によるものであったことを指摘している。氏はこれにより核黄疸による脳性麻痺児（前述のアテトイド型がこれに当たる）は療育施設から「一掃された」とまでいっておられる。

しかしこの話には続きがある。それは氏が続けて、１９８１年以降、脳性麻痺の発生は明らかに再び増加する傾向をみせているといっていることである。すなわち、いったん１０００人当たり０・６人に減少した脳性麻痺が、１９８０年代の末までに、再び１・０人に増加したのである。これに寄与した新生児医療の変化について、氏は「人工換気医療の導入」であり、これにより従来なら死亡していたと思われるハイリスク児（脳内出血など）、特に体重２５００グラム以下の低体重児が救命されたと考えている。これらは重度の知的障害を伴う四肢麻痺になる可能性が高く、現にその割合は増えているという〔竹下 1990 年〕。「救命技術の進歩が重度の障害児をつくる（救う）」ともいうべき、医療のジレンマと生命倫理の難問に、リハビリテーション医学もまた直面しなければならないのである。

◉「青年・成人の時代」の疾患・障害

切断——糖尿病の問題

切断の原因は以前は外傷が主であり、まさに「青年・成人の時代」の代表的な障害であったが、最近はそれが「高齢者の障害」になってきている。

それは、高齢化と肥満に伴って多発するようになった糖尿病の合併症である末梢血管障害による下肢切断が増加しているからである。この場合は外傷性の場合と違って断端の循環も悪い場合が多く、義足ソケットの作り方や断端管理が難しい。さらに糖尿病患者には網膜症、腎症、末梢神経障害、血管障害（細い血管の病変が強いのが特徴）による、切断以外の合併疾患も多く、脳卒中による片麻痺や失明などの深刻な障害を多数合併し、人工透析を必要とする「三重苦」「四重苦」の重複障害例が増え、リハビリテーション・プログラムを非常に複雑・困難にしている。

関節リウマチは「治る病気」になった！

関節リウマチは20～30歳代の女性に多く発病し、慢性疾患と障害、さらに苦痛（痛み）が共存するという、普通の身体障害にあまりない特徴をもち、しかも疾患と障害がともに進行する難しい病気である。また心膜炎、間質性肺炎、環軸椎亜脱臼による頸髄症、貧血、アミロイド性腎障害などの生命にかかわる合併症も多い。

そのためリハビリテーションとしては、障害の進行を遅らせることと、苦痛の軽減に重点をおき、歩行による足部の変形の予防と疼痛緩和（それによる歩行能力の維持・向上）のための足底板や靴型装具、手指の変形予防とＡＤＬ・家事能力の維持・向上のための手副子や自助具など、きめ細かい配慮が必要で、難しいがそれはそれでやり甲斐のある対象疾患である。

ところが最近は事態が大きく変わりつつある。佐浦隆一氏（大阪医大教授）によれば、１９８８年（世界。日本では１９９９年）からメトトレキサートが関節リウマチ薬物治療の「アンカードラッグ」（要となる薬）として使用されるようになり、さらに１９９８年の生物学的製剤の導入（世界。日本では２００３年以降）によって、関節リウマチは「緩解の可能性が高まった」だけでなく、「治癒も可能である」とさえいわれるようになったのである〔佐浦・他 2010年〕。

これは大きな朗報であるが、高い薬価や副作用などの問題も多く、まだ相当な期間は、新しい治療の恩恵に浴せる患者は少ないと思われる。また病気が緩解しても、すでに起こった障害は残るので、障害に対するリハビリテーションは従来どおり必要である。

ただ医学の進歩によって、「不治の病気」が「治る病気」になるということは（かつて結核がそうであったが）すばらしいことである。先に述べた筋ジストロフィー症でさえ、将来的には遺伝子治療による根治が可能になるかもしれないのである。

脊髄損傷――対麻痺から四肢麻痺へ

先にも述べたように、戦中・戦後の脊髄損傷は主として戦傷や炭鉱の落盤事故による胸腰椎損傷による対麻痺（両下肢麻痺）であったが、その後交通事故、特に高速のバイク走者の事故による頸椎損傷による四肢麻痺が増加してきた（⬇65頁）。

この両者は、同じ脊髄損傷とはいっても、障害の重度さ、それに伴うリハビリテーション・プログラムの複雑さや自立の困難さのうえでは雲泥の差がある。もちろん四肢麻痺者のリハビリテーション・プログラムはこの課題に応えて大きく前進し、リハビリテーション工学の進歩ともあいまって、麻痺のレベルにもよるが、ＡＤＬの自立、自動車運転（車椅子の積み込みを含む）を可能にし、就職や社会参加向上につなげることが可能になっている〔上田 1994年 a p89〕。

●「高齢者の時代」の疾患・障害

脳卒中

これはいうまでもなく、「高齢者の時代」の幕をあけた疾患である。

この脳卒中の病態（と障害像）は近年著しい変化をみせてきている。高血圧のコントロールなどによる脳卒中予防の努力が実を結び、脳卒中の発症年齢が高齢化して（若いときにはあまり起こらなくなってきて）おり、特に大きな脳出血が減ってきているのは大変よいことだが、その反面、「両側性多発性微細脳梗塞」の増加がみられている。その結果、麻痺自体は軽いが、両側障害のために、失調症様あるいはパーキンソニズム様の歩行・その他の動作の不安定さが著明な例が少なくない。そのため歩行能力向上のためのプログラムにも、歩行補助具についても新たな工夫が必要となってきている。

またこのような両側性障害では、両側支配である嚥下・構音機能に著明な症状が出やすくなっており、特に嚥下障害は、栄養保持や誤嚥による窒息死の防止ともからむ大きな問題となっている。

もう一つの問題は、脳卒中そのもので、あるいは脳卒中に続発した水頭症の影響も加わって、麻痺は軽いのに、後述の新しい課題である高次脳機能障害が大きな問題となる例が少なくないことである。

外傷性脳損傷

外傷性脳損傷では脳卒中同様の片麻痺も起こるが、高次脳機能障害を起こす例が比較的多い。外傷性脳損傷は若年者に多い（仕事上の事故、バイク運転中の事故などの機会が多い）。運動障害がない（あるいは軽い）場合には、職場に復帰したものの、高次脳機能障害のため長続きしないといった問題が起こりがちであり、今後の大きな課題である。

◎リハビリテーション医学の新しい課題

以上に、ほぼ50年前から知られていた疾患・障害に生じたさまざまな変化、それに伴う新しい課題について述べたが、この間には全く新しいタイプの障害が出現して、リハビリテーション医学の新しい重要課題となったものもある。その代表的なものが高次脳機能障害である。実はこれは後述するようにけっして本当に「新しい」障害ではなく、ちょうど50年前に大量に発生したものであるが、リハビリテーション医学の対象と考えられるようになったのはそれより20年近く遅れ、行政的対応を含めて大きな社会的問題として取り組まれるようになったのは、それよりさらに20年近く遅れた21世紀に入ってからのことだったのである。

高次脳機能障害——特に「新しい」高次脳機能障害

「高次脳機能障害」という概念は現在やや混乱して使われている。すなわち、以前からリハビリテーションの対象とされてきた失語・失行・失認などの「古典的」（要素的）高次脳機能障害に加えて、比較的最近になって記憶・注意・計画・遂行・社会行動・性格などの障害である「新しい」（より行動全般に関係する）高次脳機能障害が注目されるようになったことから、「高次脳機能障害」という概念が、「古典的な」ものと「新しい」ものとの両者を含めたものと理解する立場（筆者はこの立場をとる）と、後者（「新しい」もの）だけを「高次脳機能障害」と呼ぶ立場とが並存しているのが現状だからである。

「新しい高次脳機能障害」とは、たとえば次のような症状である。

バイク事故における6か月もの意識障害から覚めて喜んだのも束の間、手足は普通に動いても5分前のことも思い出せない、壊れたテープレコーダーのように同じことを何度もいう、怒りっぽくもなった。買物も買ったことを忘れ、いくつも同じ品物を買ってきてしまう、返品しようにも買った場所を覚えていない、という状態が続いている30歳代の青年。

また別の50歳の男性は、11年前の交通事故のため、始めたばかりの自営業の廃業、離婚を経験し、意欲の低下があり、何事も長続きしない。抑制が効かない、特に食べることと喫煙（性欲でなくてよかった！　と姉はいう）。計算はできるが抑制が効かず、あるだけ食べ物やタバコに消える。毎日こづかいを５００円もらって過ごしているが、ある日母がうっかり財布を渡して買物を頼んだら、家に帰らず、翌日戻ってきたが、財布のなかは見事に1円もなかった、等々である〔日本脳外傷者友の会 2011年〕。

ちなみに、筆者は光栄にも日本で初めて「高次脳機能障害」という言葉を使ったという評価をいただいているが、それは、１９８３年に雑誌「総合リハビリテーション」11巻8号・9号に「高次脳機能障害」という特集を企画し、その冒頭に「高次脳機能障害とリハビリテーション医学—特集によせて」という、総論と症例報告を書いたこと〔上田 1983年b〕、によるらしい。

高次脳機能障害のリハビリテーションの一症例——空間障害とともに生きる

この「特集によせて」の論文で述べた症例を紹介したい。それは、初診時18歳の女子高校生で、事故による外傷性脳損傷のために「空間障害」（空間的位置関係の認知と操作の障害）を中核症状とする多彩な高次脳機能障害を示した例であった。

初期には左片麻痺による歩行障害などもあったが、数か月で改善し、地誌的障害（「方向音痴」）、物品の整理・分類の困難、計算の困難、着衣失行などが目立った。高校復学（1学級下へ）と卒業後の各種学校（華道）進学が将来の人生のために重要で、空間障害の改善のためにも役立つと判断しそれを勧めた。それ自体は成功したが、各種学校卒業後数か月の受診中断期間中に、自分の判断で7回もの一般就労（メガネ・時計店の販売員、一般事務、キーパンチャー、タバコ屋の店員、など）を試み、いずれも短時日で解雇された。診療再開時には8回目の就労を始めたばかりであった。

仕事上の失敗の内容を詳しく聞き（たとえばキーパンチャーとしての失敗の原因はキーの配置をどうしても覚えられないことであり、タバコ屋での失敗は1日の売り上げの種類別集計で誤りが多いことであった）それを「空間障害」という彼女の基本障害の特徴からくるものであること、そしてそれらに対する対処法を繰り返し説明した。たとえば、「仕事の手順をやって見せてもらっただけでは到底覚えられない」という問題には、「手順を書いてもらうか、自分で文章化して『マニュアルを作る』ように」と指導した（言語機能が侵されていない利点を最大限に活用して、「プラスでマイナスを補う」ことである）。しかしそのような努力にもかかわらず、8回目の就労（事務仕事）は、それまでよりは長続きした（3か月）ものの解雇に至った。

しかし本人はそれをプラスに受け止めてくれた。「これまで自分は病気ではなく、努力が足りないだけだと考えていましたが、これでやっと『障害者の自覚』ができました」といい、それまで拒否していた障害者手帳を受け入れ、都身障センターでの就職相談を経て、最終的に障害者枠での就職（一般事務）に至ったのである。しかもそれが本人の自信を強め、心の余裕を生み、その結果自室の整理整頓、適切な服装の選択などの一般生活行為の点でも改善したという、非常に興味ある、また教訓的な例であった。

この例は、高次脳機能障害のリハビリテーションの方法論を考えるうえで非常に役立った。それは「職業に就く」という、「参加」レベル（ＩＣＦ概念⬇305頁）の問題の解決（「参加」の向上）が、「活動」（ＩＣＦ概念。整理整頓、適切な服装の選択など）の改善をもたらしたことである。

通常考えがちな「心身機能」の改善↓「活動」の改善↓「参加」の向上という、ＩＣＦモデル（⬇２９８頁、**図６―２**）でいえば「左から右へ」の対応・改善プロセスでなく、その逆の「右から左へ」、すなわち「参加」の向上↓「活動」の改善（おそらく「心身機能」の改善をも伴う）というプロセスが有効だったのである。

遅れた高次脳機能障害への対処

厚生労働省が日本脳外傷友の会（２０００年設立、理事長 東川悦子）などの要望に応えて「高次脳機能障害支援モデル事業」を始めたのが２００１年度であったことが示すように、「新しい」高次脳機能障害に行政や社会が気がつき、対策を考えるようになったのはやっと21世紀に入ってからであった〔日本脳外傷友の会 2011年〕。

しかし、実はこの、「新しい」高次脳機能障害自体はけっして「新しく」なかったのである。というのは、本書の「基準年」である１９６３（昭和38）年に、すでに多数の「新しい」タイプの高次脳機能障害者が発生し、大きな社会問題になっていたのである。それは同年11月９日の三井三池炭鉱（福岡県大牟田市）で起こった炭塵爆発であり、死者４５８名を出し、最大の産業事故と言われただけでなく、８３９名にのぼる一酸化炭素中毒による記憶・行動障害を中心とする、多彩な、「古典的」および（今でいう）「新しい」高次脳機能障害を示す患者が発生したのであった。それに対しては精神科・神経内科の医師たちによる診断・治療の試みは行われたが、有効な治療法はなく、当時同じ年に発足したばかりのリハビリテーション医学にはとてもそれに対処できるような力量はなく、患者の多くは新設された大牟田労災病院で長期にわたる療養（収容）生活を送るほかはなかったのである。このときから数えれば，国が「高次脳機能障害支援モデル事業」を始めるのに実に40年近くがかかったことになる。

発達障害

なお，最近注目されるようになった「発達障害」，すなわち，自閉症スペクトラム（ＡＳＤ，自閉症，高機能自閉症を含む），学習障害（ＬＤ），注意欠陥・多動性障害（ＡＤＨＤ）などを含む一群の障害も，高次脳機能障害と類似した面をもつ大きな問題であり，現在はまだ主に教育（特別支援教育と一般教育）分野の問題と考えられているが，すでにリハビリテーション医学の対象にもなりつつあり，今後注目すべき分野である。

◎本章のおわりに――世界のリハビリテーションをみる視点

本章は非常に長くなった。最近の50年間に起こったことを一つの章で扱おうというのだから無理もないが，話題の取捨選択が難しく，重要な問題で論じ残したものも少なくないのではないかと危惧している。特に「日本と世界のリハビリテーションの歩み」と題しながら，世界については，日米の研究動向の比較の問題を除けば，ほとんど触れることができなかったのは残念である。

その欠を補うために，最後に「世界のリハビリテーションをみる視点」について述べて，本章の締めくくりとしたい。

「広く世界をみよう」

まず、最初に強調したいのは、「広く世界をみよう」「アメリカばかりが世界ではない」ということである。これは一見あたりまえのことだが、リハビリテーション医学の世界では、学ぶに値する外国はアメリカだけと無意識に考えている場合が以外に少なくないので、一度立ち止まって考えてみていただきたいのである。

実は私は二木 立氏とともに、『世界のリハビリテーション――リハビリテーションと障害者福祉の国際比較』という本を書いたことがある（二木・上田 1980年）。これは北米2か国（アメリカ、カナダ）と西ヨーロッパ８か国（イギリス、スウェーデン、デンマーク、オランダ、西ドイツ（当時）、フランス、イタリア、スイス）の医学的・職業的・社会的（福祉的）リハビリテーションに関する統計、また障害者の状況に関する統計を収集し、それに日本（特に厚生省による第６回身体障害者実態調査、１９８０）のデータを加えて、国際比較を行ったものである。

これは第３回ＩＲＭＡ（バーゼル １９７８年）の機会に私が企画・募集した、ヨーロッパ各国のリハビリテーション施設見学のグループ・ツアー（3週間に学会参加を含め7か国の13病院・施設を訪問）に参加した二木氏が、現地で熱心に資料を収集し、さらに日本に帰ってからも、欧米諸国のそれぞれの国の各分野の専門家を訪ねて資料を追加し、それをもとに雑誌『総合リハビリテーション』に1年半連載したものをまとめ、徹底的に書き改めた労作である。

アメリカの「技術モデル」とヨーロッパの「福祉モデル」――そしてその「接近」

その本の序論で、私は概観として、アメリカのリハビリテーション（医学的だけでなく、職業的・社会的なものを含め）は「技術モデル」に立ち、福祉的（制度的）な面が弱く、逆にヨーロッパ諸国は「福祉モデル」に立ち、障害者福祉が充実している反面、技術面には弱点がある、という「二つのモデル説」を提示した。

そしてそのうえで、この違いは厳然と存在するが、一方けっして固定したものではなく、「二つのモデルの接近」が進行している、とも述べた。すなわちアメリカでの障害者の「自立生活」（independent living, IL）運動（後述）が制度の改善をうながし、他方ヨーロッパでもリハビリテーションを担う専門医や専門職が増加し、技術面の力量を増してきているという事実の確認であった。

しかし各国の個性はけっして無視できず、たとえばヨーロッパ諸国のなかで福祉の面でも技術の面でも比較的高いレベルにあるのは北欧・オランダ・イギリスなどの比較的北側の諸国であり、逆にイタリアは社会保障全般は進んでいながら技術面では遅れていた。また（西）ドイツは「勤労」に高い価値をおくという点でやや異質であり、一方スイスは「西欧のアメリカ」ともいうべき生活水準の高さと社会福祉の遅れが特徴的であった。逆にカナダは「北米のヨーロッパ」ともいうべく、イギリス風の社会保障とアメリカ風の技術主義とが興味ある混交をみせていた。

肝心の日本についてはあまりはっきりとは書かなかったが、二つのモデルの中間にあり、医療・福祉の制度面は（当時の）アメリカよりは進んでいるが、西欧の福祉国家には及ばず、その欠を技術で補おうとする、やはり「技術モデル」が主であり、今後はヨーロッパ諸国にも学びつつ、「福祉モデル」をもっと強くして、二つのモデルの両立の方向に進むべきだと考えていた。

その後の3分の1世紀

その本の発行からすでに3分の1世紀が経ってしまい、状況はかなり変化していると思われる。特にイギリスのサッチャー首相（サッチャーリズム）、アメリカのレーガン大統領（レーガノミックス）、規模は劣るが日本の小泉純一郎首相（「構造改革」）らの「新自由主義改革」は「福祉モデル」をかなり後退させた。しかし一方、アメリカのメディケア・メディケイド（1965年）はアメリカ医療における比重を徐々に増して、特にリハビリテーション医療は全面的にそれに依存するようになり、安定した経済的基盤が得られ、発展を支えられるようになった。しかしその反面、アメリカ医師会が「社会主義だ」として嫌悪し拒否してきた「医療への外部からの介入」が、（保険会社による）「マネージド・ケア」、さらに「診断群別定額支払い制度」（Diagnosis Related Groups / Prospective Payment System, DRG / PPS）の導入により、きわめて強力になった（日本の制度にもかなり影響を与えている）。それに次章で述べるアメリカでの障害者権利尊重の運動の高まりを考え併せれば、「技術モデル」の牙城であったアメリカにもかなり「福祉モデル」が浸透してきたといえよう。

一方日本では、先に述べたようなリハビリテーション医療費の「厚遇」、さらに介護保険の創設（2000年、ドイツをモデルにしたともいわれる）により、「福祉モデル」はかなり充実した。現在の問題はむしろ、「リハビリテーションを必要としながら（経済的理由で）それを受けられない人がいる」という問題よりも、「本当は必要なくなったのに、『維持リハ』が必要だという理由で、外来・通所リハビリテーションを漫然と続け、『訓練人生』に縛りつけられている人がいる」ということのほうに注目すべき時代になったのではないかと考えられる。その解決のためには本当の「プロフェッショナリズム」(専門職の倫理)に裏づけられた「技術モデル」の一層の質の高さが要求されるのである。

広い視野をもとう

アメリカだけが世界ではなく、世界のどこかで起こったことが明日は日本で起こるかもしれないし、あるいは他の国での「良い実践」(グッド・プラクティス)が日本での実践に貴重な示唆を与えることも多いのである。

私の場合は、「建設期」の日本のリハビリテーションをよくするために、かなり意識的に外国に学ぶことに努めた。具体的には、グループ・ツアー(20~30人)を企画して、1960年代後半から1990年代半ばにかけて、北米3回(アメリカは毎回だが、カナダ2回、プエルト・リコ各1回を含む)、ヨーロッパ7回のツアーを行った。

このうちアメリカの最後は、1984年に行った「ピープル・トゥー・ピープル・プログラム」という、アイゼンハワー元大統領が創始した半国家的団体の企画によるもので、米人医師が案内についてくれ、多くの大学のトップレベルの人と話せたし(晩年のラスクとも再会した)、保健教育福祉省のリハビリテーション担当部門を訪問できたなど、質の高いものであった。またヨーロッパ7回中の3回は、イギリス・オランダ・旧ソ連の、国あるいは専門職団体からの招待による少人数(10人以内)のツアーで、それぞれの国を、案内者つきでふつうはなかなか行かないところまでかなり詳しくみて回ることができた。こうして合計十数カ国の数十の病院・施設を見学し、詳しい話を聞き、その国のリーダー的な人々と多数親しくなり意見を交わすことができた。その見聞・議論から学ぶことは多く、自分の臨床の仕事に生かすことのできたことも多かった。もちろん、欧米だけでなく、個人または少人数での、中国、香港、台湾、フィリピン、インドネシア、オーストラリア、ニュージーランドなどへの訪問も有益であった。

そこで私は読者の皆さん、特に若手の方々に、「ぜひ広い視野をもってほしい」と呼びかけたい。幸い国際学会はさまざまな国で開かれるようになった。そこへの参加（できればポスターでもいいから発表をして）の前後に、観光だけでなくリハビリテーション病院・施設の訪問・見学をぜひ行ってほしいのである。学会や協会においてもそれを推奨・促進・援助し、情報提供や紹介がなされているものと思うが、そのさらなる充実を心から願っている。

注１　回復期リハビリテーション病棟は、リハ医学会社会保障等委員会（委員長 大島 峻）の調査（２００１年９～11月）では、制度発足後1年半余でありながらすでに79病院に達しており、86病院が創設を検討中であった〔大島 2002年〕。その後の発展も著しく、最新の一般社団法人回復期リハビリテーション病棟協会（代表理事 石川 誠）の調査では、全国に１１４５病院、１４４０病棟、６万３７４１病床が確認されている〔石川 2013年〕。

第6章 ● リハビリテーションのこれから

「総合リハビリテーション」をめざして

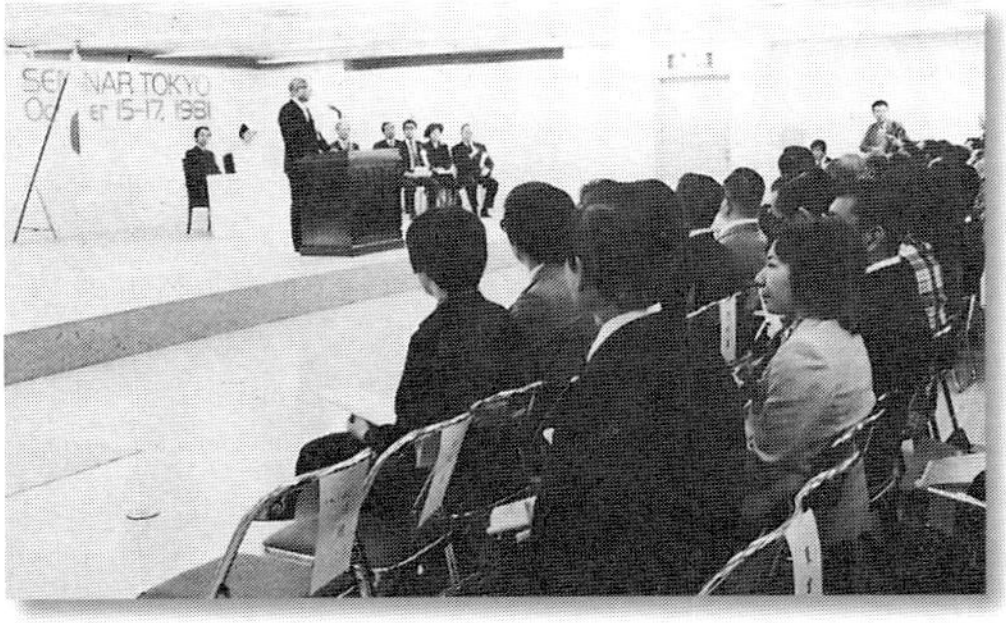

国際リハビリテーション交流セミナー開会式（1981年）

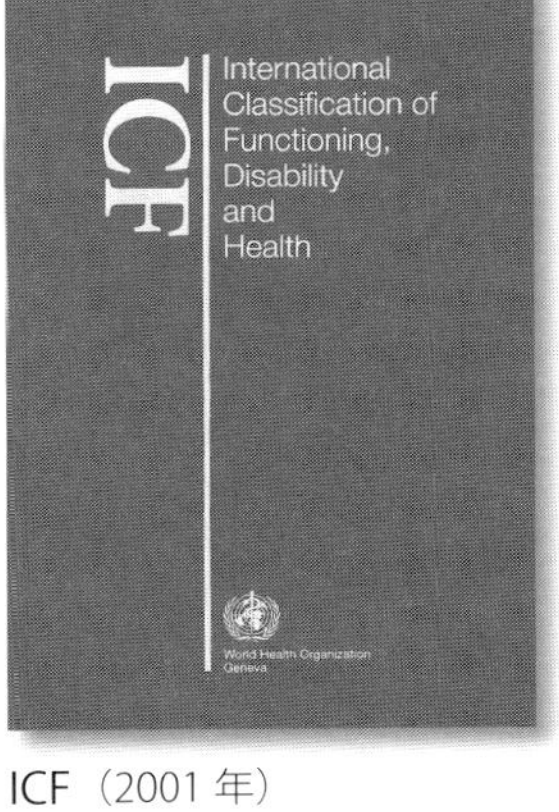

ICF（2001年）

本書もいよいよ最終段階に達した。ここではこれまでみてきた世界と日本の過去１００年の歴史に学びつつ、それを踏まえて今後のリハビリテーションのあるべき姿を展望してみたい。いわば本書の「結論」ともいうべき大事な章である。

「リハビリテーションのあるべき姿」を語るので、異論がありうることは十分承知している。ただ私自身の半世紀以上にわたる臨床実践から生まれた考えと世界の大勢が向かって行きつつある方向とを考え合わせて、「それをどのように具体的・実践的に仕事に生かすのか」を述べたつもりである。

構成は次のようにした。

①「リハビリテーション」と「総合リハビリテーション」

②リハビリテーションの基本理念の深化

③「障害」に関する基本思想の変化——ＩＣＦ（国際生活機能分類）を中心に

特に最後の③のセクションの最終部では、「ＩＣＦの生活機能モデルがリハビリテーション医学に与える示唆」と題して、かなり具体的なプログラムについても論じた。

「リハビリテーション」と「総合リハビリテーション」

これまで「リハビリテーション」の語を特に説明もせずに使ってきたが、実はこれほど誤解されている言葉もないので、本当は本書も「リハビリテーションとは何か」から始めるべきだったかもしれない。ここで改めて説明をさせていただきたい。

◎「全人間的復権」としての「リハビリテーション」とは

「リハビリテーション」という言葉は普通、悪くなった手足の動きを回復させる「機能回復訓練」の意味として狭く考えられている。それどころか、一般の人たちには「リハビリ」は知っているが、「リハビリテーション」というフルネームは知らない方さえ珍しくない。私がある講演のときに、「リハビリテーションとは何のことだとお思いですか」というアンケートをしたところ、『リハビリ』なら知っていますが、『テーション』というのはわかりません」と書いた方があって、「なるほど」と妙に納得させられたものである。

それはともかく、この本を読まれるような専門職の方々は、どこかで一度は、「リハビリテーションとは全人間的復権」ということは聞いておられるはずである。ただそれを単なる言葉としてだけではなく、臨床実践のうえで具体的にどのように理解しておられるのか、が問題なのである。

たとえば、ある本には、「リハビリテーションとは、理念としては『全人間的復権』であり、実際的には理学療法・作業療法を行うことである」と書かれている。単純明快であるが、本当にそれでよいのであろうか。私としては「理学療法・作業療法（だけでなく言語聴覚療法や義肢・装具、ソーシャルワーク、心理臨床、医学的管理なども入るのだが）にもいろいろなやり方があり、リハビリテーションとは、それらを、全人間的復権の目的を達するようなやり方で実行すること」だと思うのだが、この二つの大きな違いをわかっていただいているであろうか。

語源から

「リハビリテーション」（rehabilitation）を語源からみると、ラテン語起源の要素の組み合わせで、re-（再び）-habilis-（人間にふさわしい）-ation（状態にすること）である。

ここで一番大事なのは、いうまでもなく、中心をなす“habilis”の意味である。この語の語源を、手元の羅英辞典（Langenscheidt Pocket Latin Dictionary: Latin-English, English-Latin）で調べると、“habeo”という動詞（to have, to hold, to own など、「持つ」という基本的な意味とそれから派生した「保持する」「所有する」などの意味）の活用形（英語の現在分詞に近いらしい）から作られた形容詞で、suitable（適当な、ふさわしい）、fit（適した、適任の、丈夫な）、proper（適当な、妥当な）、

swift（早い）、skillful（巧みな）のような意味である（以上の英語の日本語訳は講談社英和辞典による）。

すなわち、リハビリテーションとは「再び適した（ふさわしい）状態にする」ことであり、英語でいえば“To make fit again”である。「適した・ふさわしい」とは、いうまでもなく、「人間たるにふさわしい」ということである。

なお論者によっては、habilis と ability の語形の類似（hがあるかないか）から、「hablis とは able ということだ。すなわちリハビリテーションとは「再び能力がある状態にすること」（「能力の回復」）だ、といわれることがある。しかし、これは形の類似からの想像にすぎない、いわゆる「通俗語源」とよばれるもので、話が逆である。というのは、habilis という形容詞から派生した名詞である habilitas は、英語に入って aptitude（適性）、ability（能力）という意味を持つようになる（前記羅英辞典）が、これは habilitas というラテン語が（フランス語を通じて）中世の英語に入る過程で（おそらくhを発音しないフランス語の特徴の影響で）スペルからhがとれて ability となり、「適した状態」イコール「能力」という限定された意味に変化したもので、ラテン語そのものにはじめから「能力」という意味があったのではない。

歴史的用法から

これは中世ヨーロッパ以来のこの語の使われ方をみればもっとはっきりする。

中世からのこの語の用法を列挙すると、次のようになる。

なお古い時代の用法がなくなって、新しいものに変わるのではなく、古いものはそのまま残り、それに新しい用法がつけ加わっていくだけである。

- 中世――廃位された国王の「復位」、貴族や高官の「身分・地位の回復」、宗教的な意味での「破門の取り消し」、世俗的な意味での「無実の罪の取り消し」
- 近代――「名誉回復」「権利の回復（復権）」
- 現代――犯罪者や非行少年・少女、売春婦などの「社会復帰」（「更生」）、政治家の「政界復帰」。さらに人間以外にも転用して、災害からの「復興」、都市の（スラム街などの）「再開発」など。

以上のどれをみても「能力の回復」という意味はなく、より高いレベルでの、「権利・地位・資格・名誉・尊厳の回復」がリハビリテーションであることがわかる。

なお歴史的な用法の具体例として次のようなものがある。

- ジャンヌ・ダルクのリハビリテーション――１４３１年に宗教裁判によって「異端である」として、破門のうえ火あぶりの刑に処せられたが、１４５６年にやり直し宗教裁判が行われ、破門が取り消され、異端の罪も「無実であった」として取り消された。この二重の「取り消し」を指して、フランスの歴史ではこのやり直し裁判のことを「リハビリテーション（復権）裁判」と呼んでいる。
- ガリレオのリハビリテーション――ガリレオ・ガリレイは１６３３年の宗教裁判で「異端の疑いがある」との判決を受け、やむなく地動説を撤回した。その約３６０年後の１９９２年、当時の法王ヨハネ・パウロ二世は10年にわたる特別委員会の審議に基づいて、「この判決は誤りであった」と取り消し、自らガリレオの墓に詣でて謝罪した。このニュースは英字新聞では「ガリレオのリハビリテーション（無実の罪の取り消し、名誉回復）」として報じられた。

・ニクソンのリハビリテーション——ウォーターゲイト事件でいったん失脚し、政界を去ったニクソン元大統領はは数年後に政治活動を再開し「政界復帰」するが、これが週刊誌「タイム」の表紙に“Nixon’s Rehabilitation（政界復帰）”として写真とともに大きく報じられた。

これらのほかにも英文の新聞雑誌などにはこの語は今もよく使われ、医学以外の意味の場合のほうがむしろ多いのである。

障害関連での使われ方と訳語

なお、第3章で述べたように、「リハビリテーション」の語が障害関連・医学関連で用いられたのははるかに遅く（少なくとも犯罪者の「更生」よりあと）、１９１７年のアメリカである（➡１０１頁）。そしてそのときの意味は「機能回復」ではなく「社会復帰」、特に「職業復帰」であった。すなわち犯罪者の社会復帰（更生）という用法がすでに定着していることを前提として、それをいわば比喩的に使って、身体に障害をもった者の社会生活への復帰、特に戦傷者の社会復帰・職業復帰の意味にいわば「転用」したのである。おそらく当時の普通の人にも無理なく意味が理解できる程度の転用だったのである。

さらにいえば、戦後この言葉が日本に入ってきたときに「更生」と訳されざるを得なかった事情も同様であったと考えられる。日本の「更生保護」は、１８８８（明治21）年に金原明善らが、監獄教誨と出獄者保護を目的として設立した「静岡県出獄人保護会社」に始まる長い歴史をもち、戦後まもなくの１９４９（昭和24）年に「犯罪者予防更生法」が制定されて、「更生保護」が国家の制度として成立した。このように当時は"rehabilitation"は「更生」と訳すというのが学術用語としても、法律用語としても決まっていたのであり、「障害者と犯罪者とでリハビリテーションの内容は違う」という、今なら当然のことが、なかなか浸透せず、相当の期間は（少なくとも国立身体障害者更生指導所が国立身体障害センターと改名する１９６４年まで。厚生省の課名としてはそのはるかあとまで）使われていたのである。

全人間的復権（人間らしく生きる権利の回復）

リハビリテーションとはこのように、障害（「生きる」ことの困難）のために「人間らしく生きる」ことが困難になった人の「人間らしく生きる権利の回復」、すなわち「全人間的復権」であると私が初めて書いたのは44年前の１９６９年の『目でみるリハビリテーション医学』初版（武田薬品版）においてであった〔上田 1971年 p2〕。

その後この語は幸いに多くの賛同者を得て、政府の出した「障害者基本計画」（２００２年）にもリハビリテーションとは「障害者の身体的、精神的、社会的な自立能力向上を目指す総合的なプログラムであるとともに、それにとどまらず障害者のライフステージのすべての段階において全人間的復権に寄与し、障害者の自立と参加を目指すとの考え方」である、として取り入れられている。

英語ではどう響くのか

ところで、私の耳には次のようなつぶやきが聞こえてくることがある。つまり「どうも上田は難しいことばかりいう」「リハビリテーションとは何かというのを論じたりするのは日本だけで、外国の本にはそんなことは書いてない」などである。

私としても別に好んで難しいことをいいたいわけではなく、むしろ努めてやさしくいおうとしているのだが、あまりに誤解がひどいので、どうしても黙っているわけにはいかなくなるのである。ただし、「外国の本（アメリカのリハビリテーション医学の教科書のことであろう）に書いてない」というのは確かに事実であろう。しかしそれは実は、「今さらいう必要のないほどの常識だから」なのである。

英語で“rehabilitation”がどういう意味で理解されているのかを知るには、英英辞典を引いてみればいい。たとえば、もっとも権威ある英英辞典といわれているオックスフォード英語辞典〔Oxford English Dictionary（OED）縮刷版 1991年〕では、「歴史主義」に立って英語（イギリスの）で最初に使われた順序にすべての単語の意味が整理され、引用文が付せられている。それをみると、「地位の回復」という意味が１５３３年であり、シェークスピア以前にさかのぼる。障害者についての最初は１９４４年（アメリカでは１９１７年だったが、イギリスでは遅かったのであろう）、“rehabilitation medicine”という用法はやっと１９７１年になってからである（これもイギリスは遅かったようである）。

アメリカでよく使われるWebster's Third New International Dictionary（１９９３年）をみても、「名誉・地位の回復」が最初にあり、「犯罪者・障害者の社会復帰」が次に続く点は同じである。

おそらく英語圏の人にとっては、“Rehabilitation medicine”は「復権医学」「社会復帰医学」と聞こえるのであり、初めは驚くかもしれないが、内容がわかり慣れてしまえば、別に違和感を感じないのであろう。したがって彼らにとっては、今さら「リハビリテーションとは」、などと論じる必要はないのである。日本のわれわれが、たとえば初めて「終末期医療」あるいは「美容外科」と聞いても、何となくわかるのと同じであろう。

◎「総合リハビリテーション」の必要

リハビリテーションがこのように、人間の(手足や言語などの)「部分」ではなく、「人間全体としての権利・名誉・尊厳を回復する」という、大きな目標をかかげるものであるならば、そのような大きな事業は、医学の分野だけでは完全に達成することはできない。障害児の場合でも教育(特別支援教育)の場だけで達成できるものではない。福祉の場だけ、職業の場、介護の場だけで解決できないのも同様である。

さらに、後述する「当事者参加」「自己決定権尊重」という流れに沿って考えれば、総合リハビリテーションは、専門家の努力だけでは本当には達成できず、当事者が主体的に参加すべきものであり、当事者と専門家が協力して、「当事者の自己決定を専門家がその専門性で支える」ものと考える必要がある。

つまり「全人間的復権」としてのリハビリテーションは、当事者とその家族を中心とした、多くの分野・職種の専門家が「横の連携」(同時期に並行・協力して行う連携)、「縦の連携」(時期・段階によるバトンタッチ)を組み合わせた総合的・持続的な連携によって初めて実現できるものだということである。これが「総合リハビリテーション」(Total Rehabilitation, Comprehensive Rehabilitation)である。

なおこれは「リハビリテーション」をめぐる国際的理解〔国連、世界保健機関（ＷＨＯ）などの〕の進展にも対応している。詳しくは他に論じたので、それをみていただきたい〔上田・他 2011年〕。

総合リハビリテーションの構成――四大分野だけでなく

かつては総合リハビリテーションとは、①「医学的リハビリテーション」〔これはこれまで論じてきた「リハビリテーション医学」より広く、機能障害のすべての種類（視覚障害、聴覚障害、精神障害など）に対する医学的なリハビリテーション全般を含む〕、②教育的リハビリテーション（特別支援教育、障害のある青年の大学教育、さらには社会教育をも含む）、③職業リハビリテーション〔職業能力の評価・向上・就職促進・定着支援（ジョブコーチを含む）など〕、④社会的リハビリテーション（障害者福祉の各種サービスのなかで障害者の社会生活能力の向上に向けた働きかけを行う）の４つの分野からなるものと考えられがちであった。

もちろん、これら四分野の重要性は今でも変わらない。しかし現在は、当事者とその家族を中心に、これら四分野に、一般医療、介護、工学、行政、各種のインフォーマル・サービス、さらにはピア・サポート（障害者自身による支援）まで加えた、非常に多くのサービスが、障害当事者が居住する地域社会内で、サービス間の連携と協力に立って、総合的に提供されるものであると、より広く考えるべきである。

これは理想であり、「見果てぬ夢」かもしれないが、この50年のうちにもその種は蒔かれ、今日まで育ってきているのである。

◎わが国での総合リハビリテーションの発展

第三回汎太平洋リハビリテーション会議

私がちょうどＮＹＵでの研修を終え、ヨーロッパ経由で帰国して間もなく、１９６５年4月13〜17日に東京千代田区の旧ヒルトン・ホテル（現　ザ・キャピトルホテル東急）で「第三回汎太平洋リハビリテーション会議」（The Third Pan-Pacific Rehabilitation Conference）が国際障害者リハビリテーション協会（ＩＳＲＤ、現　リハビリテーション・インターナショナル、ＲＩ）と日本障害者リハビリテーション協会との共催で開かれた。これは日本最初のリハビリテーション関係の国際会議であり、また日本最初の「総合リハビリテーション」的な集まりであった。私自身も、この会議の場で初めて知り合い、その後長期間にわたる「総合リハ」のための協力関係に入った職業・社会・教育などの分野の友人が多数いる。

参加者は海外約３００名（英仏、南アなど域外を含む）、国内７００名余りで、開会式には皇太子夫妻（現天皇・皇后）がご臨席された。

著名人の参加も多く、ケスラー、ラスク（ともにＩＳＲＤ元会長）、ディーヴァー、インドネシアのスハルソ、フィリピンのタブランなどの著明な医師や前出のヘンリー・ヴィスカーディ、国内では松本征二氏、水野祥太郎氏、三木威勇治氏、大島良雄氏、辻村泰男お茶の水大学教授（教育）、高瀬安貞氏、橋本祐子氏（日赤語学奉仕団）など多彩であった。

プログラム内容も多岐にわたり、医療・教育・職業・社会などのリハビリテーション分野の間、また従来は小児、成人、高齢者などに分かれていた年齢別の領域の間の最初の交流の機会となった。対象はまだ肢体不自由と一部知的障害に限られるという時代的制約はあったが、初めて関係者が一堂に会して議論した点で、まさにわが国の「総合リハ」の出発点であった。

「交流セミナー」へ、さらに「総合リハビリテーション研究大会」へ

この会議ののち、次の機会は１９７２年８月に東京で開かれた「リハビリテーション教育・研究セミナー」であった。これは松本征二氏が、ウィスコンシン大学のライト教授（George Nelson Wright “Total Rehabilitation” の著書で有名）の来日の機会に、当時の各分野の代表的なリハビリテーション専門家を集めて開催したものである。これも、異なる職種の専門家が一堂に会して意見を交わすよい機会となった〔リハ・セミナー 1973年〕。

その後、１９７７年に小川孟《はじめ》氏を中心に各分野の専門家が集まり（私もその一人であった）、手弁当で準備した「第一回リハビリテーション交流セミナー」が東京で開かれた。それは１９８７年からは日本障害者リハビリテーション協会主催の「総合リハビリテーション研究大会」となって、昨年第35回（横浜）を迎えるまでに発展してきている。その間１９８７年には私の担当で、日本リハビリテーション医学会（私が会長であった）と同時並行・相互乗り入れで行ったが、このように、他の学会・会議類との共催の例も少なくない。

２０１２年までの全35回の「交流セミナー／総合リハ大会」の開催地は全国にわたっており、東京15回、大阪、横浜3回、神戸、岡山、埼玉各2回、福岡、仙台、札幌、北九州、名古屋、神奈川、高知、

那覇各1回である。このように積極的に各地で行ったねらいは、各地に参加者を求め大会の存在を広く知らせることと、準備の過程で現地のあらゆる分野の人々が協力することで、その地の総合リハビリテーションの機運と関係者の結びつきを強めようという二つであった。この第二のねらいは、少なくとも初めの20年余りにはかなりの程度に実現されたといってよい。大会のテーマや内容は、総合リハビリテーションの各分野を網羅するように努めた。また比較的早くから専門家だけでなく、障害当事者が積極的に参加するようになったのも大きな特徴であった。

なお第19回までの主な講演は一書にまとめられている〔リハ協 1997年〕。

国際リハビリテーション交流セミナー（１９８１年）

１９８１（昭和56）年10月15～17日、東京池袋のサンシャインシティで、国際リハビリテーション交流セミナー（REHAB Seminar Tokyo）が開催された。これは国連・国際障害者年（UN IYDP）の記念事業として、日本障害者リハビリテーション協会（リハ協）主催、厚生省・東京都などの後援で行われたもので、海外19か国から56名を招き、国内からは６００名を超える参加者を得て盛会であった〔リハ協 1982年〕。

プログラムは、交流セミナーの運営委員が中心になって企画し、最終的には総会としての国際リハビリテーション交流セミナーの下に部会を三つ置き、第一部会はリハビリテーション交流セミナー、第二部会はリハビリテーション工学セミナー、第三部会はアジア義肢装具セミナーとするかたちになった。大会委員長は太宰博邦（リハ協会長）、運営委員長は小池文英（同常務理事）、部会の委員長は第一が上田、第二が加藤一郎（早稲田大学教授）、第三が土屋弘吉（前 横浜市大教授）であった。

第一日午前の開会式は、皇太子ご夫妻（現 天皇、皇后）のご臨席のもと、太宰委員長の開会のことばに始まり、村山厚生大臣、鈴木東京都知事の祝辞、皇太子のおことば、視覚障害のバイオリニスト和波孝禧氏の演奏などがあった。

続く総会Ⅰでは、砂原茂一、エド・ロバーツ（アメリカ、自立生活運動の創始者）、ケオカーン（タイ、医師）の講演があった。第二日午前の総会Ⅱは、「リハビリテーション行政における専門家の役割」と題するシンポジウムであった。最終日午後の総会Ⅲは、各部会の報告ののち、林 宗義（カナダ、精神科医）、スタロス（米、工学）、板山賢治（厚生省社会局更生課長）の講演があり、つづいて閉会式となった。

三つの部会とも外国人の講演も多く内容豊富であり、特に第一部会は第二日午後にはそれ自体が５つの分科会に分かれるなど、全体として「総合リハ」をめざす姿勢が明確であった。

第16回リハビリテーション世界会議

１９８８年9月5～9日には、リハビリテーション・インターナショナル（Rehabilitation International, RI, 前 国際障害者リハビリテーション協会）が4年おきに開く世界会議の、アジアで最初の開催である第16回リハビリテーション世界会議（The 16th World Congress of Rehabilitaiton International）が、東京新宿の京王プラザホテルで開催された「ＲＩの下で日本障害者リハビリテーション協会（リハ協）が主催」。これは5年前のＲＩ総会（ワシントンＤＣ）でオーストリアと投票で争った結果、東京での開催が決まったもので、私はこの招致活動の時点からかかわっていた。

というのは、ＲＩに対する日本代表（日本事務局長、ナショナル・セクレタリー）は、小池文英先生が、１９５６年から（実質的には１９５０年の加盟以来）長年にわたって務めてこられたが、この年（１９８３年）の夏に70歳で亡くなられたので、太宰リハ協会長のたっての要請で、私が急遽第二代のナショナル・セクレタリーとなり、世界会議の日本開催を悲願としておられた小池先生の遺志を継いで、10月の総会での誘致活動を行ったのであった。

第16回リハビリテーション世界会議には、93か国（地域を含む）から２８００人（海外９００人余り、国内１９００人弱）が参加して、豊富なプログラムで活発な議論が繰り広げられた。特に会期半ばに設定した施設見学は、できる限り多種多様な施設を準備し、バスで送迎して、日本の実情をみていただこうと計画したが、これが非常に好評で、日本の総合リハビリテーション活動の国際的な評価を一挙に高める効果があった。

これは国内のリハ関係者の共同の事業として、多くの方に協力していただき、その過程で各分野の交流が促進された。なお、会長は太宰リハ協会長、組織委員長は津山先生で、私は事務局長兼プログラム委員長であった。

リハビリテーション・インターナショナル

ここで、「リハビリテーション・インターナショナル」について紹介したい。これは総合リハビリテーションの各種分野の専門家と障害者自身とが手を組んで運営する、また単一の機能障害種別には限らずあらゆる機能障害（身体障害だけでなく、知的障害、精神障害を含む）を対象とする、種々の意味で普遍的な国際的な総合リハビリテーションの組織である。世界１００か国以上に支部があり、国連に対する諮問団体の資格をもっており、たとえば国連の「障害者の権利に関する条約（障害者権利条約）」（２００６年採択）の作成にも深くかかわったという経験をもっている。

このＲＩは１９２２年に（国際肢体不自由児協会として）結成されたが、そもそもはアレン（Edgar F. Allen）という篤志家のビジネスマンが障害児のために設立したもので、シカゴ郊外の小都市に事務所をもった、「国際」といってもアメリカとカナダだけという、ささやかなものであった。しかし間もなくイギリス、フランス、スイス、ドイツなどが参加し、１９２９年にはジュネーブで第一回の世界会議を開き、欧米12国から約50人が参加し、国際連盟に「障害児の権利宣言」を採択するように申し入れるなど、積極的な動きをみせた。１９３１年のハーグでの第二回大会には参加国は23か国に倍増し、日本からも参加者があったという。

第二次大戦中は活動はほとんど休止したが、戦後は本部をニューヨークに移し、活発な活動を再開する。戦後最初の会長はケスラー（第４代。１９４８〜５１年）、間にスウェーデンの人をおいて、その次の第６代会長はラスク（１９５４〜５７年）であった。この間に名称も最初の「国際肢体不自由児協会」から「国際肢体不自由者福祉協会」へ（１９３９年）、また「国際障害者リハビリテーション協会」へ（１９６０年）と変化し、１９７２年には「リハビリテーション・インターナショナル」となって現在に至る。

日本からは以前高木憲次氏が副会長を務めたが（⬇74頁）、その後、津山直一氏が副会長を務め（１９

８４～８８年）、松井亮輔氏（職業リハビリテーション専門家、ＩＬＯ（国際労働機関）勤務を経て、現法政大学名誉教授、日本障害者リハビリテーション協会副会長）も副会長を務めた（１９８８～１９９６年）。

なお私は１９８３～２００８年まで25年間日本事務局長（ナショナル・セクレタリー）を務め、毎年世界各地で開かれる総会に参加し、おかげでアフリカのスワジランドや、ペルシャ湾の島国バーレーンなど、当時はよく知られていなかった国にも行く機会があった。２００８年に引退し、松井氏が日本事務局長となられた。

リハビリテーションの基本理念の深化

「リハビリテーションのこれから」（以後、特に断らない限り「リハビリテーション」とは「総合リハビリテーション」の意味である）を考えるために重要なのは、この50年の間に世界ではリハビリテーションや障害者問題に関する根本的な思想的変化（理念の「深化」）が起こっていて、それは従来のリハビリテーションのあり方に大きな反省と変化を求めるものであるということである。しかし、残念ながら、それが日本のリハビリテーションの専門家たちにはあまり伝わっていないのではないか、と危惧されるのである。

この思想的変化をキーワードで言い表してみると、それは「自立生活」、「自己決定権」、「社会モデル」（「医学モデル」批判）、「権利モデル」、「障害学」（私がかつて作って学問的な意味で使ってきた言葉だが、それとは全く違った意味の、「社会モデル」に立ったもの）などとなる。こう並べてみると「聞いたことがある」という方は多いのではなかろうか。以下それらを説明しながら、リハビリテーションに対してもつ意味について考えていきたい。

◎リハビリテーションの目標の転換――職業復帰から自立生活へ

「職業リハビリテーション法」から「職業」が取れた！

　アメリカでは１９７３年に「職業リハビリテーション法」が抜本的に改正され、名前まで変わって「リハビリテーション法」に改称された。それに伴って、現場（病院を含む）で患者・障害者にサービスを提供する「職業リハビリテーション・カウンセラー」（➡１７４頁）の名称も「リハビリテーション・カウンセラー」へと変わった。これは第一次大戦時以来「リハビリテーション」の究極の目的は「職業的自立」であるとしてきた伝統的・アメリカ的な思想の根本的な、ある意味では驚くべき変化であった。

背景となった障害の重度化と高齢化

　その背景となったのは障害の重度化と障害者の高齢化であった。

　先に１９４５年前後にディーヴァーらの手によってＡＤＬの概念・技法が確立されたと述べたが、ＡＤＬ技法はその後一層の発展をみせる。それは主としてリハビリテーション対象患者の重度化に対応するものであった。

　アメリカで重視されている脊髄損傷を例にとれば、いかに１９６０年代後半から１９７０年代前半の間に高位の四肢麻痺が著しく増え、リハビリテーション専門家がいかにそれに対応すべくＡＤＬ技術を発展させたかがわかる。たとえば、わずか10年ほどしか隔たっていないLawtonの本〔Lawton 1963年〕

と Ford と Duckworth の本〔Ford et al 1974 年〕の脊髄損傷者の写真を比べただけでも重度化とそれに対する工夫は一目瞭然である。職業についていえば、四肢麻痺の高位化がそのまま職業につくことを不可能にするものではない（アメリカにも日本にも知的職業や経営者として成功している四肢麻痺者は少なくない）が、それをより困難にしていることは否定できない。

障害者の高齢化については説明の必要はなかろう。戦後の急速な寿命の延長は障害者の世界にも及び、就業年齢を過ぎた高齢障害者が増えてきて、「職業復帰」という目標が必ずしも現実的ではなくなったのである。

自立生活

実は第３章で紹介したメアリー・スウィツァー（➡１３７頁）は、ラスクの支援をも得て、１９６０年代の初めからこの法の改正をめざして種々の努力をしていた。その一つは、必ずしも職業に結びつかなくてもＡＤＬが自立し、地域社会で有意義な生活が送れる可能性があれば、そのためのリハビリテーションの費用を政府が負担してもいいではないか、というものであった。しかしそれが実現するには結局は法の改正が必要であった。

なお、このような目的のリハビリテーション・サービスの名称について、職業リハビリテーション局内の多くの意見は「セルフケア・サービス」であった。しかしラスクは「自立生活」（Independent Living）を提案したという〔Verville 2009 年，Walker 1985 年〕。それは１９６２年のことであり、何と後述するカリフォルニア大学バークレイ校でエド・ロバーツ（➡２８１頁）らが始めたアメリカ最初の自立生活センターの創立（1972年）より10年早いことであった。

◎障害者運動からのリハビリテーション批判

アメリカ障害者運動の高揚

アメリカの障害者運動は、１９７０年代に高揚期を迎える。これはこれに先立つさまざまな社会運動に刺激されたものといってもよく、大きな流れとしては「公民権運動」（人種差別廃止、黒人解放、１９６４年の「公民権法」成立で大きな成果をあげる）、「女性解放運動」（フェミニスト運動）などに引き続くものであった。障害者運動を担ったのはさまざまな流れであったが、前記のエド・ロバーツ（重症ポリオ、四肢麻痺に加えて呼吸障害）らが始め、アメリカ全土に広がった自立生活センター（Independent Living Center, ILC）に代表される自立生活運動が盛んで、加えてベトナム戦争の戦傷者（脊髄損傷）を中心とする運動もあった。しかし、その他にも機能障害種別のさまざまな団体があり、個別の施策を求めてバラバラに活動（それも主にロビー活動）しており、その大同団結は実現していなかった。

リハビリテーション法５０４条の衝撃（１９７３年）

それが大同団結に至ったきっかけは、面白いことに、メアリー・スウィツァーが中心となって準備した１９７３年の新「リハビリテーション法」に仕掛けられた一つの「時限爆弾」であった。それは法の最後に目立たない形でつけ加えられた５０４条で、雇用その他における障害者差別禁止をうたい、「連邦政府から補助金を受けている会社・団体は障害者を差別してはならない」という短い条文で、法制定当時は誰も注意を払わなかったという。アメリカの法律には「精神規定」のように、哲学を示すだけで実効を期待しない条文が珍しくないのだそうであり、この条文も「誰が提案したのか今となってはわからない」うちに入っていたのだという。

　しかし法の成立後、その施行規則を作る過程で、５０４条の規則作成は保健教育福祉省内の公民権局の責任とされた。そこのスタッフには「公民権法」に深く関係した法律家（弁護士）が多く、彼らはこの条文が、「公民権法」同様に素晴らしいポテンシャル（可能性）をもっていることに気づく。そして彼らはこの５０４条に立って綿密な障害者差別禁止規則を作り、１９７５年にそれを公表する。当然、障害者団体はこれを歓迎し、雇用者団体は反対する。

　当時は共和党のフォード大統領の時代であり、彼はこの規則を認めようとせず、発効はぐずぐず引き延ばされる。１９７７年1月に民主党のカーター大統領が就任する。彼は選挙運動中、この施行規則に賛成を表明していたが、彼が任命したカリファノ（J. Califano）保健教育福祉長官は、あまりに徹底的（に当時はみえた）なこの規則に懐疑的で、その施行を先延ばしにした。

　皮肉なことに、この行政のサボタージュが障害者団体の大同団結を促し、統一組織の結成にまで至らせた。１９７７年の4月初め、「法が成立してから4年もたつのに実行がさぼりつづけられている」ことにしびれを切らした統一障害者団体は最後通牒を出し、それが無視されると、３００人の障害者がワシントンのカリファノ長官の執務室に一晩の座り込みを行った。その他、全国10か所の保健教育福祉省の地方事務所でもデモや座り込みが行われ、なかでもサンフランシスコではジュディ・ヒューマン（ポリオ）を指導者とするグループが4週間（！）にわたる地方事務所の占拠を行った。マスコミは障害者側に好意的で、大々的に報じ、盛んに政府を攻撃した。その結果、カリファノ長官はついに折れて施行規則に署名し、１９７７年４月末に第５０４条はやっと実効をもつようになったのである〔Scotch 1984年〕。

これがアメリカ最初の障害者差別禁止法であり、その後さらにこれを徹底させ、連邦政府の補助金を得ている会社・団体だけに限らず、あらゆる組織（企業・学校など）での障害者差別を禁止する「障害をもつアメリカ人法」（Americans with Disability Act, ADA）が１９９０年に成立する〔八代・他 1991年〕。日本では後者のほうが有名であるが、実は前記のドラマチックな経過をみてわかるように、その13年前の事件が、端緒としてもっと重要だったのである。

国際障害者権利条約

実はこれに関連するものとして国連障害者権利条約（２００６年12月13日に国連総会で採択、２００8年5月3日に発効）が、障害者の権利を世界的規模で確立しようとする点で重要である。これは日本のリハビリテーションにも関係する点が少なくないが、紙幅の関係で、詳細は解説書（私もリハビリテーションについて執筆している）をご覧いただければ幸いである〔松井・他 2010年〕。

ただ一つ、「障害をもつアメリカ人法」では、「合理的（適切な）配慮（reasonable accommodation たとえば職場の段差解消、車椅子用トイレの設置、就業時間の配慮など）を怠ることもまた差別である」という、画期的な規定が定められ、それが国連障害者権利条約にも受け継がれていること、これは今後の日本における障害者差別問題を考えるうえでも重要な視点であることをつけ加えておきたい〔八代・他 1991年、松井・他 2010年〕。

自立生活の思想と「自立」の三つのレベル

このような運動の過程で成立してきた「自立生活」（Independent living, IL）の思想は、次のような「自立」の概念の根本的な転換であった。

すなわち、第一に、たとえＡＤＬにおいて完全な自立を達成しえず、部分的あるいは全面的な介助を必要としていても、その知的能力によって、有益な職業的・社会的役割を果たすことができれば、それは立派な社会的自立である、というものである。これは空論ではなく、外国でも日本でも、そのような役割を果たしている重度な障害者はけっして少なくないのである。

しかし、ＩＬ思想には第二の点がある。それは、さらに重度な障害者であって、特に有益な職業的・社会的役割を果たすことができない場合でも、自己決定権を堅持しているかぎり、たとえ全面的な介助を受けていても人格的には自立しているのだ、という思想である。このような自己決定権を発揮している（ＡＤＬ的には重度な）障害者が少なくないことも事実である。

私はこれを、「自立」には三つのレベルがあると考えたい。すなわち「ＡＤＬ自立」は重要ではあるが絶対的なものではなく、それよりも「社会的自立（経済的自立を含む）」がより重要であり、さらにそれらの上に「精神的自立」があるという階層的な構造である。

障害者運動側が求めたのは、必ずしも「ＡＤＬ自立」だけでなく、障害の状況に応じて、このような「社会的自立」や「精神的自立」をもリハビリテーションの目標とすべきだということであった。

障害者運動からのリハビリテーション批判

しかしそのような「自立」のとらえ方は、アメリカのリハビリテーション医学界にとっては簡単に受け入れられるものではなかった。１９４０年代のＡＤＬ自立中心のアプローチで大きな成果をあげてきたことが、かえって「ＡＤＬ自立を最高のものとする」という価値観からの脱却を困難にしていたのである。

その思想的なズレをめぐって、障害者運動の側から、特に重度障害者におけるリハビリテーションの目標とプログラムに対して厳しい批判が浴びせられることは避けられないことであった。

◎ＡＤＬからＱＯＬへ――リハビリテーションにおける目標の転換

しかしやがて、アメリカのリハビリテーション医学界は立派にこのチャレンジを受けて立ち、リハビリテーションにおける目標を転換することで、新しい道を切り開いたのであった。

それを主導したのはミネソタ大学の（クルーゼンの弟子である）、カッキー（F. J. Kottke）とアンダースン（T. P. Anderson）であった。特にアンダースンは、自分が主宰する第56回アメリカ・リハビリテーション医学会（ＡＣＲＭ、ハワイ、１９７９年）のメインテーマとしてＱＯＬ（生活の質、人生の質）をとりあげ、リハビリテーション医学の目標を「ＡＤＬからＱＯＬへ」と転換すべきことを大胆に訴えたのである〔Anderson 1982 年〕。この会議では彼のほか、カッキーを含む多くの論者がこの方向を支持する発言を行っている（米学会機関誌のＡＰＭＲ63巻56-73頁、１９８２年に掲載されたFlanagan, Kottke, Zola, DeJong の論文）。

しかも彼は、これより先、ホノルル大会を目前にした１９７９年のＡＰＭＲ10月号でＱＯＬ特集を行い、Crewe のエディトリアルに続いて、DeJong（２編）、Verville, Zola, Berrol, Cole, Tate et al, Lifchez, Bowe（ＡＰＭＲ60巻４３３-４８６頁、１９７９年）の、多数の論文を一挙に掲載し、ＩＬの思想と実際を詳しく種々の角度から検討するなど、このアメリカ・リハビリテーション医学界にとってきわめて新しい問題についての周知徹底をはかるなど、周到な準備を行ったのである。

これはのちに内外のＱＯＬ研究者から「医学の世界ではじめてＱＯＬを取り上げたのはアメリカのリハビリテーション医学である」〔武藤 1992 年〕と高く評価される。実際これ以後になってＱＯＬ重視の思想は医学のなかで、終末期医療をはじめとする種々の分野に広がっていく。

かつてリハビリテーション医学は１９４０年代に、それまで生命の視点しかなく、生命の価値のみを考え、それを絶対としていた医学の世界に、ＡＤＬというかたちで初めて「生活」の視点、「生活」重視の価値観を導入したという功績があった。それに加えて、１９８０年前後にはリハビリテーション医学は、ＱＯＬというかたちで「人生」の視点・価値観を医学の世界に導入したという大きな功績をもったのである。

◎ＱＯＬ向上のためのＡＤＬ向上へ——目標の再確認

私はこのアンダースン、カッキーらの姿勢に全く賛成であった。この二人には１９７５年のアメリカ訪問旅行〔最初のグループ・ツアー、17日間に10都市、11施設（大学・病院・施設）を訪ねた〕のときに初めて会い、それ以来親しくしており（アンダースンは東大リハビリテーション部を訪ねてきたこともあった）、優秀な人たちだと思っていた。

さらに、すでに（日本リハビリテーション医学会の20周年を記念して）「リハビリテーションを考える——障害者の全人間的復権」という理論書を書きはじめていて、（当時はスウェーデンでの見聞に触発されてのことで、カッキー・アンダースンらの活動とは独立にであったが）やはり同じく、ＡＤＬからＱＯＬへの目標の転換が必要だということを論じていた〔上田 1983年a pp 35–38, 45–50〕。また、実際の臨床のなかで、仲間とともに、その実現のための具体的な技術とプログラム作りにも着手していたから、なおさらであった。

それで日本のリハビリテーション医学界にもこの思想を広めたいと思い、カッキー・アンダースンらの論を紹介しつつ、「ＡＤＬからＱＯＬへ——リハビリテーションにおける目標の転換」という論文を書いた〔上田 1984年〕。

ところがしばらくたったところで、私は大変な間違いを犯したのではないかと反省した。それはアメリカと日本との（少なくともリハビリテーション医学の世界での）「風土の違い」を考慮していなかったことであった。

すなわち、少なくとも１９４０年代以来「ＡＤＬ（生活）重視」という姿勢が浸透していたアメリカとは違い、日本のリハビリテーションではまだ「基本から治す」といった、機能障害の回復を最優先し、ＡＤＬには本気では取り組まないという「治療医学的な」ムードが、残念ながら支配的だったからである。

そういう思想的風土に「ＡＤＬからＱＯＬへの目標の転換」という論をぶつけた結果は、「そうか、もうＡＤＬは大事ではなくなったんだ。ＱＯＬをめざせばいいのだ」と受け取られ、実はＱＯＬについては口先でスローガン的・ムード的に唱えるだけで明確な目標として実現しようとはせず、結局は「ＡＤＬから機能障害治療訓練への後退」を正当化する危険があった。もちろん、まともに受け入れていただけた場合もあったと信じたいが、実際をみていると、後ろ向きの反応のほうが多かったように思えたのであった。

そもそも「ＱＯＬ」という概念自体が新しいもので、種々の解釈の余地を残していたし、何よりもリハビリテーション医療の臨床の現場では、「ＱＯＬは医療職の責任範囲ではなく、（社会的な問題の解決という面では）ソーシャルワーカーの担当、あるいは（主観的な心の問題の解決の面では）臨床心理士の担当だ」という「分業主義」が強かったことも、この重大な誤解の原因であった。

そこで私は遅まきながら「ＱＯＬ向上のためのＡＤＬ向上」を強調しはじめる〔上田 1991 年 a〕。さらにその具体的な姿をはっきりと示すことを大きな目的として、『目でみるリハビリテーション医学』の全面的な改訂を行い、その第２版〔上田 1994 年 a〕全体を通して、この思想を具体的な技術やプログラムで裏づける方法を示すように努めた。したがって、「ＱＯＬ向上のためのＡＤＬ向上」ということを本当に理解していただくためにはそれを読んでいただくのが一番よい。

ただその後ＩＣＦ（国際生活機能分類、ＷＨＯ、２００１年）が出され、その「生活機能モデル」で整理すると、「ＱＯＬ向上のためのＡＤＬ向上」がより明快に理解されやすいので、以下それについて、節を改めて述べることにしたい。

「障害」に関する基本思想の変化——ＩＣＦを中心に

２００１年、すなわち21世紀の幕開けの年に、世界保健機関（ＷＨＯ）総会でＩＣＦ（International Classification of Functioning, Disability and Health, 国際生活機能分類）が承認された。これはそれに約20年先立って同じＷＨＯから出されたＩＣＩＤＨ（International Classification of Impairments, Disabilities and Handicaps, 国際障害分類、１９８０年）の改定版として１９９０年代初めに計画されたが、10年近い国際的な改訂作業の末に、根本的な点で異なったものとして完成したもので、単なる改定ではなく、全く新しい別個なものとしてとらえるべきである。

なお、この国際的改定作業には、日本のわれわれも「ＷＨＯ国際障害分類日本協力センター」（代表上田 敏、事務局長 佐藤久夫、副事務局長 大川弥生）を作って、厚生労働省の担当部局とも連絡を取りつつ積極的に参加した。その成果の一つは１９９８年の東京における第６回年次改定会議の開催（ＷＨＯとの共催）であり、２０００年の改定ベータ２案の翻訳・出版であった〔国際障害分類協力センター 2000年〕。またセンターのメンバーは、厚生労働省によるＩＣＦの翻訳作業に協力した。

なおＩＣＦについて以下に述べることは、「ＩＣＦ（国際生活機能分類）の理解と活用」〔上田2005年〕

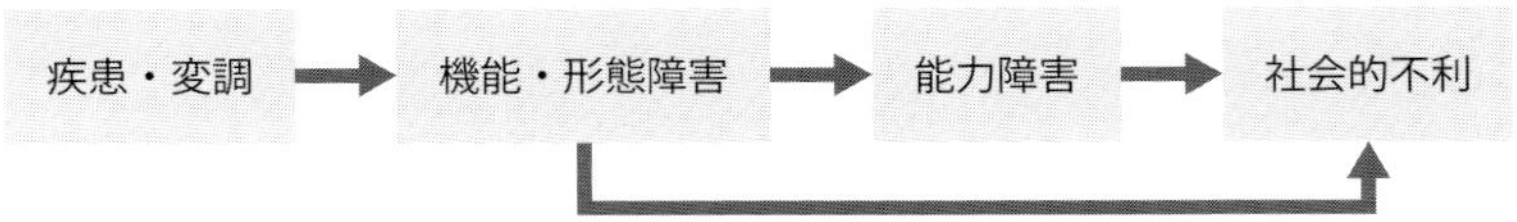

図 6-1　国際障害分類（ICIDH）の障害構造モデル（1980 年）

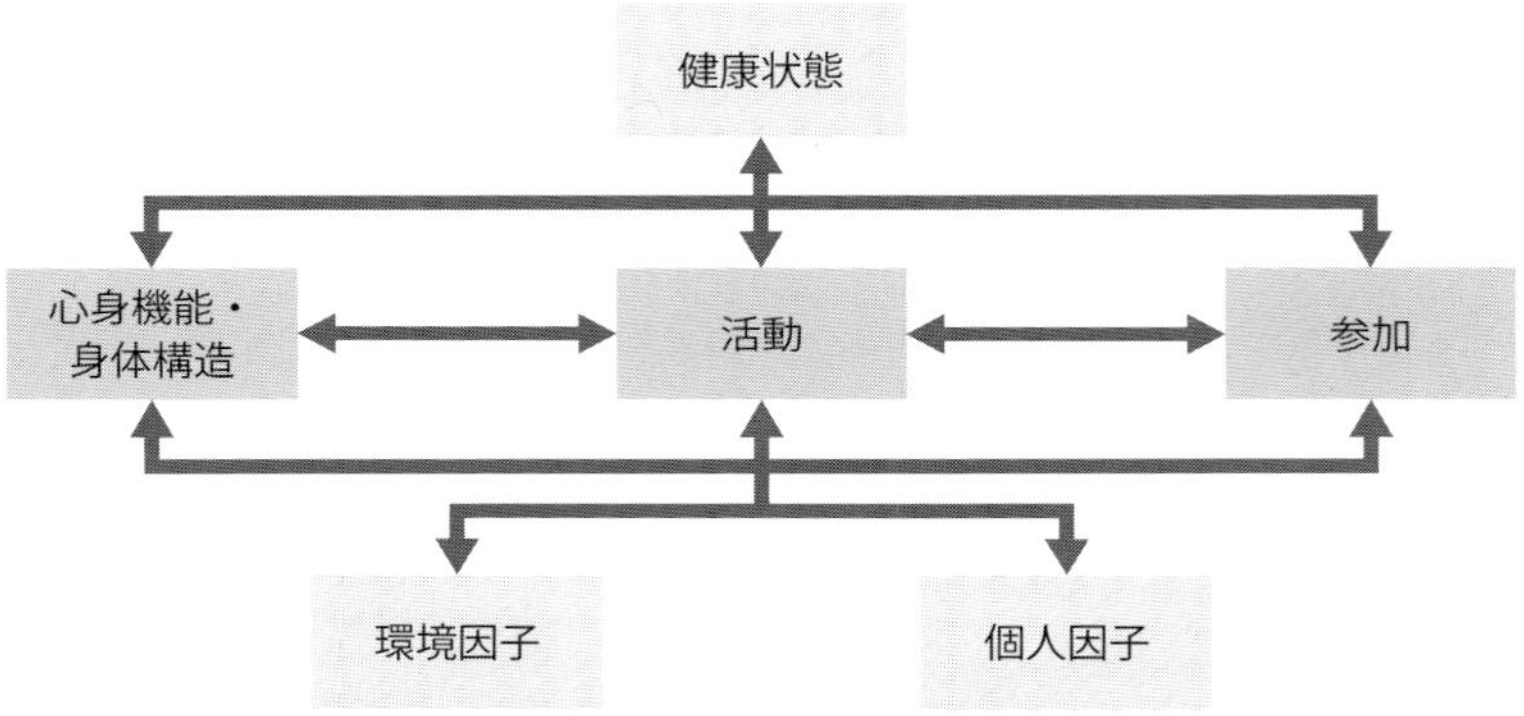

図 6-2　国際生活機能分類（ICF）の生活機能モデル（2001 年）

に詳しく述べているので、詳細についてはそれをご参照いただければ幸いである。

◎国際障害分類（ＩＣＩＤＨ）から国際生活機能分類（ＩＣＦ）へ

図6―1にＩＣＩＤＨの障害構造モデルを、**図6―2**にＩＣＦの生活機能モデルを示す。ＩＣＩＤＨからＩＣＦへの変化を列挙すると次のようである。

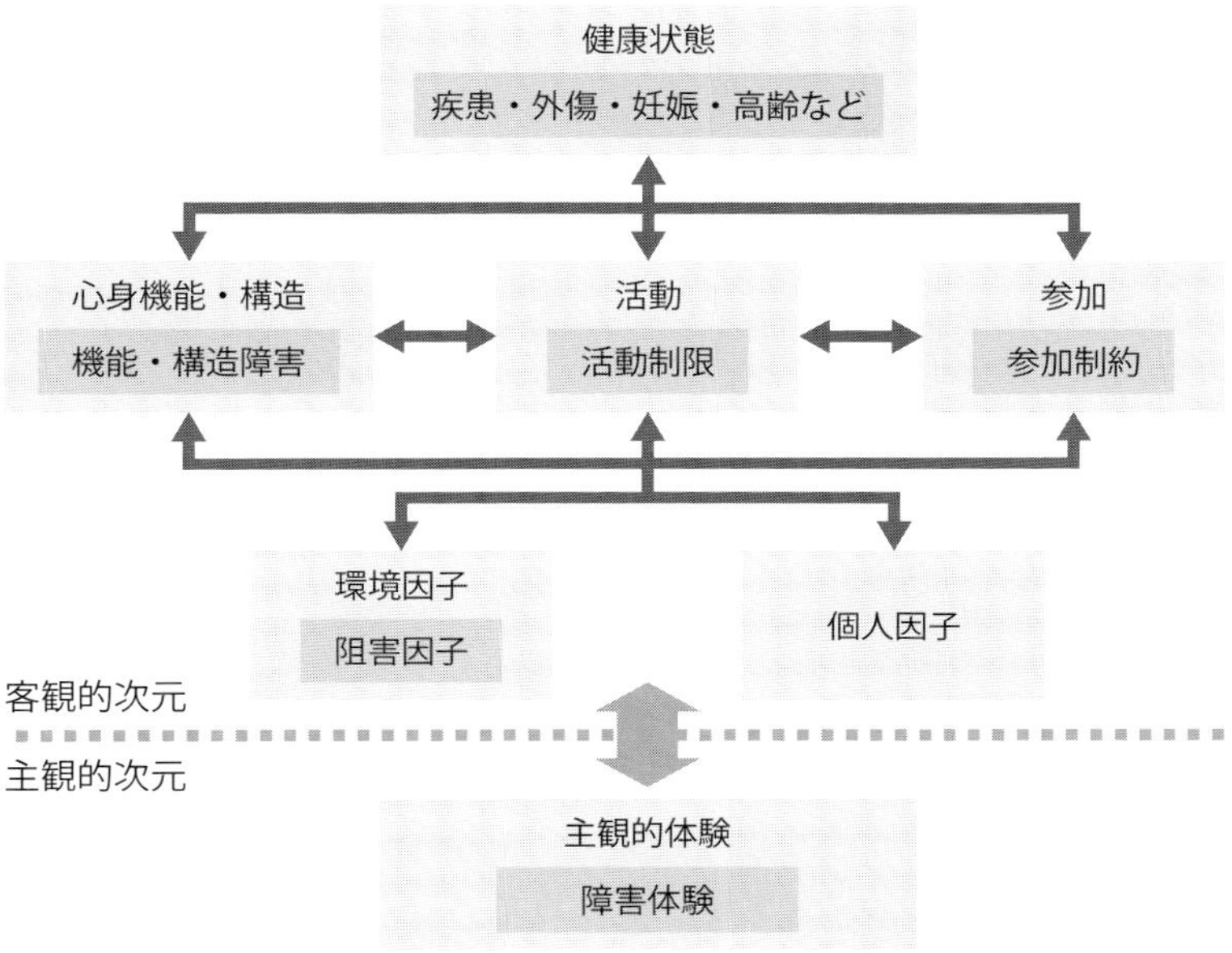

図 6-3　生活機能（プラス）の中への障害（マイナス）の位置づけ
〔上田, 2005 年より〕

二つのモデルの違いと受け継がれたもの

①「マイナスの分類」から「プラスの分類」へと根本的な視点が180度転換した。

②しかし、マイナス面は決して無視されたのではなく、「プラスの中にマイナスを位置づける（プラスの大きな四角である生活機能全体の中に小さな四角である障害（生活機能の困難）を位置づける）」という形でちゃんととらえられている（**図6―3**）。

これは実践的には、「マイナス面だけをみるのではなく必ずプラス面をみて、マイナスとプラスの関係をとらえる」ことが重要であることを示している。

実はリハビリテーションは、「マイナスを減らす」だけのものではなく、むしろ「プラスを増やす」もの、それも現存するプラスだけではなく、潜在性の〈隠れている〉プラス〔隠れた能力や、有利な環境や、可能な参加の形態〕、鶴見和子氏の巧みな表現では「埋蔵資源」〔鶴見・上田 1998年、2007年〕を発見し、引き出し、発展させることを重視するものである〔上田 1994年a〕。

なお**図6—3**では、ＩＣＦそのものは点線の上の「客観的次元」に属するものとして示され、点線の下に「主観的次元」として、プラスである「主観的体験」のなかにマイナスである「障害体験」があり、これらの客観と主観の二つの次元は相互作用することが上下方向の矢印で示されている。生活機能にはこのように主観的次元もあることは、筆者がＩＣＩＤＨ発表直後の１９８１年から提唱していたことで〔上田 1981年、84年〕、その点については後述する。

③「障害の三つのレベル（機能形態障害—能力障害—社会的不利）」は、マイナスをプラスに変化させて、「生活機能の三つのレベル（心身機能・構造—活動—参加）」に受け継がれた。これは「生物レベル」—「個人レベル」—「社会レベル」の「階層構造」が、重要な「遺産」として受け継がれたことを意味する。この三つのレベルは、「生命レベル」「生活レベル」「人生レベル」と言い換えることもできる（**図6—3、4**）。

人が「生きること」（生活機能）と「生きることの困難」（障害）がこのように、生命・生活・人生の三つのレベルから成り立っているということは、リハビリテーション（総合リハビリテーションは当然としてリハビリテーション医学に限っても）にとって非常に重要である。

④ＩＣＩＤＨでは（日本語と違って）「障害」全体を示す包括用語はなかったが、ＩＣＦでは、「生

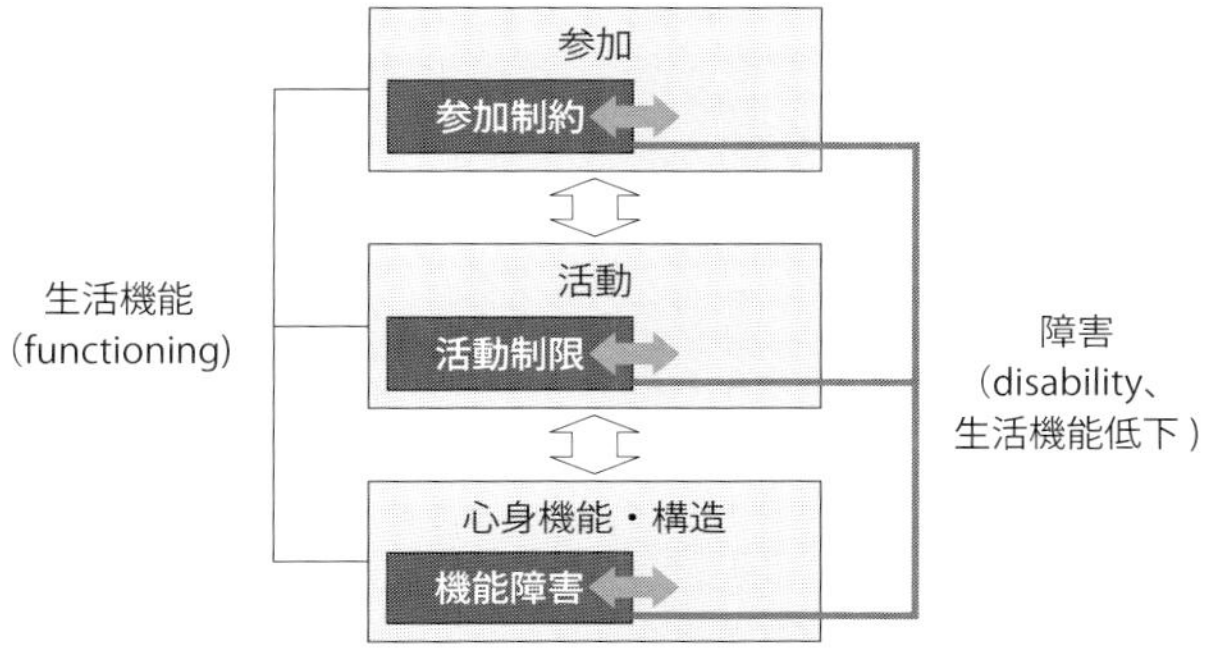

図 6-4　生活機能と障害（生活機能低下）の「階層構造」

活機能」（functioning 心身機能・構造、活動、参加の三者の（プラスの）包括用語）と「障害」（disability 機能・構造障害、活動制限、参加制約三者の（マイナスの）包括用語）の二つの包括用語が定められた（**図6－4**）。ただ、日本語での「障害」には、どうしても（これら三者全体を示すのではなく）、「機能障害」だけを示すというニュアンスがつきまといがちなので、disabilityを「生活機能低下」と呼ぶことも多い。

⑤障害または生活機能の影響する因子は、ＩＣＩＤＨでは「疾患・変調」だけであったが、ＩＣＦでは、健康状態（疾患、妊娠、加齢など）、環境因子（物的環境、人的環境、社会的環境）、個人因子（生得的な特徴とこれまでの人生で獲得した特徴。価値観・ライフスタイルなどを含む）の三つとなった。

すなわち疾患の治療によっても生活機能は変化するし、環境の変化によっても変化する。そしてそれらのプロセスに個人因子は大きな影響を与えるのである。

⑥矢印はＩＣＩＤＨでは一方向的であった（序論では「逆方

向の影響もある」と書かれていたが）ため、「運命論的だ」という誤った批判を受けた。それがＩＣＦでは両方向の矢印となり、「すべての要素が他のすべての要素と関係しあう「相互作用モデル」となった。なお、技術的に無理なため図6—2には描かれていないが、実は健康状態と環境因子・個人因子との間にも相互作用がある（序論にはそう述べられている）。「ＩＣＦでは「生活機能の三つのレベルとそれに影響する三つの要因は重要だが、それらを結びつけている（影響を与え合っている）矢印もそれに劣らず重要だ」ということを強調しておきたい。

以上はいずれもリハビリテーション（医学だけでなく他の分野でも）に対して重要な示唆を与えるものである。

生活機能と障害の主観的次元

筆者は１９８１年の論文で、障害の主観的次元として「体験としての障害」という概念を提起し、それを「実存のレベルにおいてとらえた疾患・障害（三つのレベルにわたる）」と定義した。その際、それは客観的な現実である疾患・障害の反映ではあるが、それによって規定され尽くされるものではなく、それに対してどのような意味・価値を付与するかという点に主観の能動性による選択の余地が残されている」と述べた。すなわち「体験としての障害」といってもマイナスだけのものとは考えず、プラスの面をもっているものと考えていたのである。（上田 1981，84年，上田 1983年a）

ＩＣＦに接するに及んで、この点はより正確に表現できるものとなった。すなわち図6—3の下部に示すように大きな四角で示した「主観的体験」の中に小さな四角で示した「障害体験」を置くことで、プラスの主観的体験の中にマイナス面としての障害体験（体験としての障害）を位置づけて、マイナス面だけでなくそれを克服する可能性をもつプラスの面（精神面な力）をも適切に位置づけることが可能になったのである。

これはリハビリテーションの目標を考えるうえで非常に重要な視点である。先ほど述べた「自己決定に立った精神的自立」とは、まさに主観的次元におけるプラスが高い水準で発揮されている状態である。また、リハビリテーションの新しい目標とされる「QOL」とは、あとにも述べるように客観的生活機能（特に「参加」）が高い水準にあるだけでなく、同時に主観的体験の面のプラスが高い状態にあることでなければならないからである。

なお筆者はこの「生活機能と障害の主観的次元」の定義案と、全9章の分類試案を提案しているので、詳しくは文献をご参照いただきたい〔Ueda et al 2002年、上田 2005年〕。

◎「医学モデル」「社会モデル」から「統合モデル」へ

障害者運動の側からは、障害のとらえ方について、従来の医学のあり方は誤った「医学モデル」に立っている、すなわち、障害を個人の問題としてしかとらえず、疾患から直接に生じるものと考え、対応は個人の社会への適応と行動変容（医療やリハビリテーションを含む）が中心と考えるものである、との強い批判がある。

そして正しいのは「社会モデル」であり、これは障害を個人に属するものではなく、社会環境（制度的・意識的・物的）によって作られるものだと考え、対応は社会環境を変える政治行動（差別禁止法制定など）が中心だとしている（以上、ＩＣＦ序論から）。

　これは1冊の本を書くに値するほどの重要なテーマであり、私も時間と能力が許せばぜひ検討したい課題であると考えている。しかしここでは、ＩＣＦ序論を引用して、以上二つのモデルと関連してＩＣＦの理論的立場は何かを、結論だけ述べるにとどめたい。すなわち「ＩＣＦモデル」はこれら二つの対立するモデルの弁証法的（dialectical）な統合であり、「生物・心理・社会的アプローチ」（bio-psycho-social approach）に立つものである（ＩＣＦ序論）。すなわちＩＣＦは「統合モデル」であるということである。

　ここで「弁証法的」ということを少し説明すると、これは相対立し、互いに相手を否定しようとし、相容れない二つのものを、同一平面状で「妥協的」「折衷的」に一緒にしようとするのではなく、より高い水準で「統一」する（二つのもののうち、正しい要素は生かし、誤った要素は除き、さらに両者にない新しい要素を加え、全体を組織する）ことである。この意味でＩＣＦの「生活機能と障害のモデル」は、「医学モデル」と「社会モデル」の両者をより高いレベルで弁証法的に統合した「統合モデル」といってよいものである。さらに「医学モデル」と「社会モデル」は両者ともに人が「生きる」ことのマイナス面にしか注目していないが、ＩＣＦの「統合モデル」はプラス面を主とすることで視点を１８０度転換し、プラス面とマイナス面の両方を構造的にとらえることを可能にしているということも根本的な違いである。

◎生活機能と障害の階層構造

もう一度図6―4をみていただきたい。ここで生活機能と障害の三つのレベルが左右にではなく上下に重なって示されているのはなぜであろうか。

「参加」が最高の階層

これは実は、人が「生きること」（生活機能）と「生きることの困難」（障害）が「社会レベル」「個人レベル」「心身機能・構造レベル」（あるいは人生・生活・生命レベル）の三つのレベル（階層）からなることを、ごく素直に示した図である。「レベルが高い、低い」という表現をするように、「レベル」とは上下にあるべきものである。この図はまた、人が生きることにとって一番重要なのは「参加」であり、それが最高のレベルであることをも示している。

「目的」―「手段」―「要素」の関係としてとらえることで得られる思考の柔軟性

もう一つ、この「参加」―「活動」―「心身機能・構造」の三つのレベルは、人が生きることの「目的」―「手段」―「要素」の関係にあるということが重要である。「参加」という「目的」を達成するための「手段」が「活動」なのである。つけ加えれば、これは一対一の関係ではなく、ふつう一つの参加を実現するには多数の活動が手段として必要である。

それと同様に、ある一つの「活動」を実行するためには多数の「心身機能・構造」という複数の「要素」を組み合わせて使う必要がある。

このように考えることの利点は、「ある目的は、通常と異なった手段によっても達することができる」こと、そして同様に「ある手段は、通常と異なった要素の組み合わせによっても役立つものとすることができる」ということである。これはまさにリハビリテーションがもっとも得意とすることである。

たとえば、「働く」という「参加」の目的の達成のためには、たとえば（他にもたくさんあるが）「移動する」という「活動」が手段として必要である。しかしこの「移動」は「歩く」ことでなければ絶対にいけないのではなく、車椅子移動という「活動」によっても（職場や台所という物的環境の調整も必要かもしれないが）実現することができる。これは手段としての活動の変更による目的の達成である。

同様に「歩く」という「活動」を考えても、ふつうの心身機能（要素）の組み合わせでなくとも、義足を使う、杖を使う、装具を使う（以上はすべてさまざまな「物的環境因子」）こと、そしてそれに伴う通常とは違う心身機能の使い方（要素の変更）によって「歩く」ことを実現することができるのである。

◎ＩＣＦの生活機能モデルがリハビリテーション医学に与える示唆

以上のように考えてくると、ＩＣＦの「生活機能モデル」（図６―２）がリハビリテーションのあり方に非常に深い示唆を与えることがおわかりいただけるのではあるまいか。

要するに、リハビリテーションが解決しようとするのは単なる手足の不自由（心身機能・構造レベル

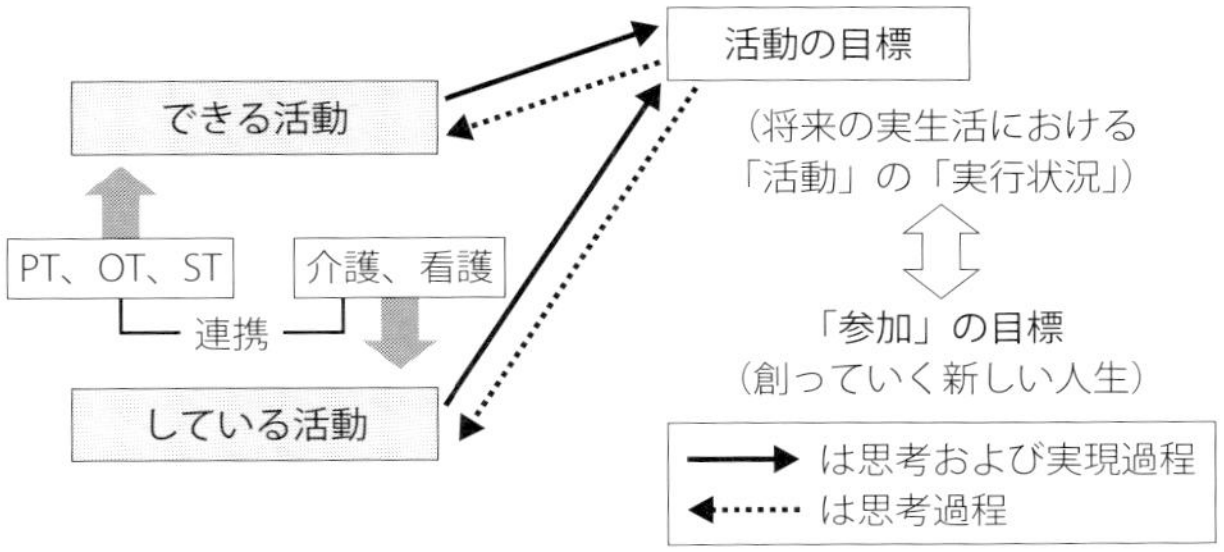

図 6-5　目標指向的活動向上プログラム

の問題）だけでなく、それが引き起こした生活上の問題（活動制限）であり、究極的にはそれが引き起こす参加制約である。大事なのは、参加制約の解決のためには原因的治療、すなわち原因となった心身機能の障害（機能障害）を回復させるしか方法がないとばかりは考えず（もちろん回復の可能性があれば、それを一定程度追求するのは当然だが）、要素の組み合わせの変更、手段の変更、そして環境因子や個人因子の活用によって、解釈することができるのだという、柔軟な、「複線的」な思考法を身につけることである。

改めて「ＱＯＬ向上のためのＡＤＬ向上」を考える

リハビリテーションの新しい目標である「ＱＯＬ向上のためのＡＤＬ向上」とは、ＩＣＦ的にいえば、「『参加』と『主観的体験』が高い水準にある状態を実現するために『活動』を向上させること」と言い換えることができる。

１９８０年代半ばからわれわれは、この目的を実現するための「『目標指向的アプローチ』に立った『活動向上プログラム』」作りに努力し、１９９０年代の初めにはそれ（「目標指向的活動向上プログラム」、**図６－５**）を一応完成し、その成果を一書にまとめることができた〔上田 1994年a〕。さらにその後ＩＣＦの枠組みに準拠することで、一層正確にその趣旨を表現することができるようになった。

また、ＩＣＦとほぼ同時期に介護保険が開始されるとともに、「過剰な介護」「自立性を損なう介護」という介護のマイナス面が痛感されるようになった。そしてこのような「代行的・補完的支援」でなく、目標指向的で活動向上に重点をおいた支援を通じて自立性を向上させ、参加を向上させる「よくする介護」（目標指向的介護）の方向が示されるようになった〔大川 2004年b、2009年〕。

目標指向的アプローチ

目標指向的アプローチとは、はっきりした目標（特に「参加」レベルの目標）をリハビリテーション・チームのメンバーたちと当事者とが共有して、そこに向けてもっとも効果的にプログラムを進めていこうという、いわば当然のことをいっている。この当然のことを改めて強調しなければならないのは、現実は必ずしもそうではないからである。残念ながらリハビリテーションの現場では、「どこまでよくなるかはやってみなければわからない」「やってみるだけだ」、もっと極端な場合には「どこまでよくなるかは本人の努力次第だ」といった、見通しのないやりかたがまだみられ、これでは到底科学的な医療とはいえないからである。

目標指向的アプローチとは、次のようなステップから成り立っている。詳しくは文献を参照いただきたい〔上田 1994年a、大川 2004年b、2009年〕。

①生活機能と障害の「予後」（どこまでプラスを増やせるか）に立って、

②「参加レベルの目標」を当事者（患者・障害者）参加で確定する（具体的には専門家チームが目標の選択肢（複数）を提示し、当事者が熟慮のうえでそのうちの一つを選ぶ）。その際、その「参加レベルの目標」の目的を達成するための手段である「活動レベルの目標」も同時に、「セット」（参加の目標と活動の目標との）として提示され、選択される。

③それに伴って、「それら（参加の目標と活動の目標）を実現するための活動向上プログラム」も決定される（あらかじめ「活動レベルの目標」と、プログラムとがペアになって考えられている）。

④リハビリテーション・チームは「協業」に立ってその目標（参加と活動のペア）を、（目標にあらかじめ含まれていた到達時点までに）実現する。

目標指向的活動向上プログラム

「目標指向的活動向上プログラム」とは、**図6—5**に示したように、前記の目標指向的アプローチで決定された「活動の目標」を実現するためのもので、次のようなステップから成り立っている。

①「している活動」（病棟・居室棟・自宅などにおける現実の「活動」の「実行状況」）の精密な把握（看護・介護職による）

②それと並行しての「できる活動」の把握（理学療法士、作業療法士、言語聴覚士などによるが、訓練室での「模擬動作」的なものではなく、病棟・居室棟・自宅などの現実の生活環境での訓練・評価時の能力をいう）

③それらに基づいた「活動の目標」の決定——これは実は先に述べた「目標指向的アプローチ」に

おける参加・活動の目標決定の一部をなすもので、当事者の自己決定（選択）を経て決定される「参加の目標」とセットで決定される（**図6－5**の斜め右上向きの実線で示される「思考過程」）。

④「活動の目標」に向けた活動向上――③で定められた「活動の目標」によってプログラムを決定し（**図6－5**の斜め左下向きの破線によって示される「思考過程」）、その実現に向けた働きかけを行う。これは理学療法士、作業療法士、言語聴覚士などによる、病棟・居室棟・自宅などの現実の生活環境での「できる活動」向上に向けた働きかけと、看護・介護職による、日常の介護を通しての「している活動」の向上への働きかけとを、十分な連携（「協業」）のもとに行うものである。

⑤「活動の目標」の実現――その結果として「活動」の目標が達成され（**図6－5**の斜め右上向きの実線で示される「実現過程」）、それによって「参加の目標」も実現される。

以上「目標指向的アプローチ」についても「活動向上プログラム」についても概略を述べるにとどめざるをえなかったが、詳細については、文献をご参照いただければ幸いである〔上田1992年、94年a、大川2000年、2004年a、c〕。ちなみに、第5章で「高齢者リハビリテーション研究会報告書」で述べた、「断続的リハビリテーション」（**図5－1**➡192頁）、すなわち生活機能（主として「活動」）が比較的急激に低下した際に、それを早期に発見し、早期に対応することでそれを回復させることについて述べたが、その際の主要なアプローチはこの「目標指向的活動向上プログラム」である。

なお、そのようなプログラムによる成功例を患者と治療者がともに語り合った記録も、このようなプログラムを理解するための貴重なケース・レポートとして役立つ〔鶴見・他1998年、2007年〕。

◎本章のおわりに――リハビリテーション専門職の倫理

本書もようやく最終点に達した。ここではこれまで触れる機会がなかった、しかし本書の読者の多くがそうであるような、リハビリテーション医学の専門職、すなわち医師、理学療法士、作業療法士、言語聴覚士、義肢装具士、看護師、保健師、ソーシャルワーカー、臨床心理士、ケアマネージャー、介護福祉士などなどの皆さん、それに願わくは教育（特別支援教育、普通教育）、職業リハビリテーション、社会リハビリテーションなど、あるべき総合リハビリテーションの各分野で活躍しておられる皆さんにぜひ大切にしていただきたいと私が願うものについて簡単に述べたい。

それはほかでもない、「リハビリテーション専門職としての倫理」である。

専門職の倫理

私は専門職（プロフェッショナル）の倫理の根幹は、単純な一言に要約できると思っている。それは、

「専門職の任務は、クライエントの〝最良の利益〟の実現である」

ということである。ここでクライエントとは、いうまでもなく、患者、障害児・者、利用者、来談者、（教育なら）生徒・学生などである。この言葉は、あるアメリカの弁護士が自分の信念として述べたものであるが、私はすべての専門職に通用する名言だと思っている。

特にリハビリテーションでは、この言葉をＩＣＦに翻訳すれば、「最良の『参加』の実現」ということができよう。

私自身についていえば、いつもそれを実現できたという自信は到底ないが、少なくとも、いつもそれをめざしてきたとはいえるのではないかと思っている。

どうか皆さんも（総合リハビリテーションの一員であるという自覚とともに）できればこれを座右の銘として、クライエントに接していただきたい。これが「実現できた」と思える瞬間が、専門職にとって、それまでのどんな苦労も報われる「至福のひととき」である。ぜひそれを味わっていただきたい。

おわりに

タイムマシンに乗って（現実には本と資料の山に埋もれて）の、私の「リハビリテーション１００年の旅」もやっと終わった。本書の構想が生まれたのは２０１２年の春ごろであった。そのきっかけの一つには、２０１３年の日本リハビリテーション医学会第50回学術集会で記念講演をさせていただくようになったこともあった。しかし、実はそれ以前からの、「改めてリハビリテーション医学の、日本と世界における誕生と成長・発達の過程を、もう一度自分の納得がいくように見直してみたい」という気持ちが、「日本のリハビリテーション医学の臨床・教育・研究の50周年」という記念すべき年を一冊の本で祝おう、という具体的な計画として結実したのだと思われる。

医学書院専務・編集長の七尾 清氏にもそのような企画に全面的にご賛同をいただき、第一次プランを作って送ったのが２０１２年6月初めであった。しかし改めて本や資料を読み直してみると、読めば読むほど疑問がかえって湧いてきて、外国から本を取り寄せてまた読みふけるなど、準備期間が意外にかかり、やっと本格的な執筆にかかったのは10月末になってであった。

さいわい、昔のメモ（肝心の１９６３年のものがかなり残っていた！）や日記帳が非常に役に立って、かなり正確な事実を確認することができた。この間、編集担当の坂口順一課長には資料の収集・作表・作図を含め大変お世話になった。制作担当の岡田幸子さんともども非常に感謝している。二木 立氏をはじめ、疑問に答えていただいたり、内容についての有益なご意見をいただいた方々にも心から感謝したい。

なお本のタイトルについては、内容の90％以上がリハビリテーション医学に関することなので、「リハビリテーション」でなく「リハビリテーション医学」とすべきではないかとも考えたが、第6章第2節で、「リハビリテーションとは総合リハビリテーションの意味だ」といってあるので、それに免じて簡潔を重んじて「リハビリテーション」とさせていただいた。

この本は、総合リハビリテーションに携わる、すべての人に読んでいただきたいと願い、読みやすいものにするように努めたつもりである。読者の中には20代、30代の人もいるだろうが、私との年齢差（私は今年81歳である）を考えると、それらの人にとっての第二次世界大戦は、私にとっての日清戦争以前の話になる。今の自分とは全く関係がないと思えるような、遠い遠い昔の話である。１９６３年にしてからが、若い人にとっては私にとっての大正初年に当たるような昔である。よほどうまく説明しないと、時代背景を理解してもらうのは難しい。そのため極力時代というものを詳しく説明するように心掛けた。年上の世代の方にとっては、わずらわしく感じられることもあるであろうが、ご理解いただければ幸いである。

最後に本書を父母の霊前に捧げ、順不同だが、水野祥太郎先生、冲中重雄先生、小池文英先生、砂原茂一先生、服部一郎先生、H.A.ラスク、G.G.ディーヴァー、その他多くの親しくお教えを受けた先生方、また大川嗣雄君をはじめとする、ともに新しい医学の建設のために働いた亡き仲間たち、また鶴見和子さんをはじめとする忘れがたい患者さんたちの霊前に捧げる。
また妻礼子、長男宏、長女原弥生子とその家族たちに感謝する。

２０１３年４月　東京都清瀬市の自宅にて

上田　敏

House, New York.〔日本語訳 石沢英司（訳）（2004年）：リハビリテーション医学の父，ハワード・ラスク自叙伝．筒井書房.〕

- Scotch RK（1984年）: From Good Will to Civil Rights – Transforming Federal Disability Policy, Temple University Press.〔竹前栄治（監訳）（2000年）：アメリカ初の障害者差別禁止法はこうして生まれた．明石書店.〕
- Ueda S, Okawa Y（2002年）: The subjective dimension of functioning and disability: What is it and what is it for? Disabil & Rehabil 25: 596-601.
- Verville R（2009年）: War, Politics, and Philanthropy: The History of Rehabilitation Medicine. University Press of America.
- Walker ML（1985年）: Beyond Bureaucracy - Mary Elizabeth Switzer and Rehabilitation. Lanham.
- WHO（1958年）: Technical Report Series N0. 158, Expert Committee on Medical Rehabilitation: First Report, WHO（http://whqlibdoc.who.int/trs/WHO_TRS_158.pdf）
- WHO（1969年）: Technical Report Series N0. 419, Expert Committee on Medical Rehabilitation: Second Report, WHO（http://whqlibdoc.who.int/trs/WHO_TRS_419.pdf）

文献は321頁から，資料は333頁からご覧ください.

- リハ学会（1994 年）：リハビリテーション白書 21 世紀をめざして（第 2 版）．医歯薬出版.
- リハ学会（2003 年）：リハビリテーション医学白書．リハ学会.
- リハ協（日本障害者リハビリテーション協会）編・発行（1982 年）：国際リハビリテーション交流セミナー報告書.
- リハ協 編（1997 年）：リハビリテーションの理念と実践−21 世紀へのメッセージ．エンパワメント研究所.
- リハ・セミナー（リハビリテーション教育・研究セミナー）（1973 年）：統合リハ 1：373-384，494-508，675-684.
- 渡邊 允《まこと》（2013 年）：若き日の両陛下と東京パラリンピック．文芸春秋 91（2）：442-451.

【英語】（アルファベット順）

- Anderson TP（1982 年）: Quality of life of the individual with a disability. Arch Phys Med Rehabil 63: 55.
- Anonymous（1968 年）: Special Award（G. G. Deaver）. APMR（Archives of Physical Medicine and Rehabilitation）49: 110-101.
- Baruch BM（1957 年）: BARUCH: My own Story. Buccaneer Books.
- Ford JR, Duckworth B（1974 年）: Physical Management for the Quadriplegic Patient. FA Davis Co.
- Gritzer G, Arluke A（1985 年）: The Making of Rehabilitation: A Political Economy of Medical Specialization, 1890-1980. University of California Press.
- Krusen FH, ed.（1968 年）: Current News in Review. APMR 49: 112.
- Lawton EG（1963 年）: Activities of Daily Living for Physical Rehabilitation. McGraw-Hill Book Co.
- Leithauser DJ（1947 年）: Early ambulation after operation. J Mich State Med Soc 46: 814.
- Leithauser DJ（1948 年）: Value of early ambulation in industrial surgical treatment. Occup Med（Chicago）5: 1-10.
- Mock HE（1943 年）: Rehabilitation. Arch Phys Ther 24: 676-677（reprinted in Arch Phys Med Rehabil 50: 474-475, 1969）.
- Okawa Y, Nakamura S, et al（2009 年）: An evidence-based construction of the models of decline of functioning: Part 1. Two major models of decline of functioning. Int J Rehabil Res 32: 189-192.
- Opitz JL, Folz TJ, et al（1997 年）: The history of physical medicine and rehabilitation as recorded in the diary of Dr. Frank Krusen, Part I-IV. Arch Phys Med Rehabil 78: 442-445, 446-450, 556-561, 562-565.
- Rusk HA（1969 年）: The growth and development of rehabilitation medicine. Arch Phys Med Rehabil 50: 463-466.
- Rusk HA（1972 年）: A World to care for: A Reader's Digest Press Book, Random

年）：15 周年記念誌.
- 永井昌夫（1974 年）：リハビリテーション心理学. 記録社リハビリ出版.
- 中村秀一・上田 敏（2004 年）：リハビリテーションの総検証. 医学界新聞 2004 年 4 月 5 日号（http://www.igaku-shoin.co.jp/nwsppr/n2004dir/n2579dir/n2579_01.htm）
- 二木 立・上田 敏（1980 年）：世界のリハビリテーション－リハビリテーションと障害者福祉の国際比較. 医歯薬出版.
- 二木 立・上田 敏（1987, 1992 年）：脳卒中の早期リハビリテーション（初版, 第 2 版）. 医学書院.
- 二木 立・三島博信（1994 年）：リハビリテーション医療費の現状と問題点. pp113-137, リハ学会.
- 日本肢体不自由児協会 編・発行（1967 年）：高木憲次, 人と業績.
- 日本脳外傷友の会 編（2011 年）：高次脳機能障害脳機能障害とともに－制度の谷間から声をあげた 10 年の軌跡. せせらぎ出版.
- 芳賀敏彦（1977 年）：理学療法士・作業療法士の進む道. 理療と作療 11：645-646.
- 橋本龍太郎（1997 年）：わが国福祉の進む道. p265, リハ協.
- 松井亮輔・川島 聡（2010 年）：概説 障害者権利条約. 法律文化社.
- 丸山一郎（1998 年）：障害者施策の発展－身体障害者福祉法の半世紀 リハビリテーションから市町村障害者計画まで. 中央法規出版.
- 丸山一郎（2006 年）：ミクラウツ氏来日記念 ①わが国最初のリハビリテーション講義, ②身体障害者福祉法制定準備の動きから（米国公文書館資料）, ③ミクラウツ氏インタビュー・メモ
- 水野祥太郎（1965 年）：大阪におけるリハビリテーション活動－1935 年～64 年の 25 年間. リハ医学 2：97－101.
- 水野祥太郎（1983 年）：リハビリテーション医学の歴史について. リハ医 20：47-52.
- 武藤正樹（1992 年）：QOL の構造とその評価について. 医学界新聞, 1992 号.
- 八代英太・富安芳和 編（1991 年）：ADA（障害を持つアメリカ人法）の衝撃. 学苑社.
- 米本恭三（1997 年）：リハビリテーション医学卒前教育・診療に関するアンケート調査報告（1996）. リハ医 34：247-254.
- 里宇明元（2003 年）：リハビリテーション医学研究の動向. pp49-57, リハビリテーション医学白書.
- 理学療法協会（日本理学療法士協会）編・発行（1998 年）：日本理学療法士協会 30 年史.
- リハ学会（日本リハビリテーション医学会）（1979 年）：リハビリテーション白書－リハビリテーションの現状と課題. 医歯薬出版.
- リハ学会（1982 年）：増補改訂版リハビリテーション白書－リハビリテーションの現状と課題（初版増補改訂版）. 医歯薬出版.

厳を支えるケアの確立に向けて 高齢者介護研究会報告書．法研（http://www.mhlw.go.jp/topics/kaigo/kentou/15kourei/）
- 高齢者リハ研（高齢者リハビリテーション研究会）（2004 年）：高齢者リハビリテーションのあるべき方向－高齢者リハビリテーション研究会報告書．社会保険研究所（http://www.jupiter.sannet.ne.jp/to403/tokushuu/reha/houkou.html）
- 国際障害分類協力センター（WHO 国際障害分類日本協力センター）訳・発行（2000 年）：生活機能と障害の国際分類：WHO 国際障害分類第 2 版，ベータ 2 案〔International Classification of Functioning and Disability, Beta-2 Draft, Full Version〕.
- 五味重春・他（1976 年）：リハビリテーション医学医師卒後教育研修会（第 1 回記録）．リハ医 13：35-65.
- 佐浦隆一・田中一成（2010 年）：関節リウマチのリハビリテーションのエビデンスを求めて．Jpn J Rehabil Med 47：310-314.
- 作業療法協会（日本作業療法士協会）編・発行（1996 年）：30 周年記念誌.
- 澤村誠志（1994 年）：義肢装具士の教育．p207，リハ学会.
- 島尾忠男（2003 年）：結核と歩んで五十年．（財）結核予防会.
- 砂原茂一（1977 年）：理学療法士・作業療法士法成立のころ．理療と作療 11：591-597.
- 砂原茂一（1987 年）：大村潤四郎さんを悼む．リハ医 24：129.
- 砂原茂一・上田 敏（1984 年）：ある病気の運命－結核との闘いから何を学ぶか，東京大学出版会.
- 関 増爾・上田 敏（1964 年）：老年者脳卒中のリハビリテーション－臨床的ならびに若干の基礎的問題について－老年性脳血管障害の処置と訓練－1 内科的立場より．日老医誌 1：202-205.
- 大学病院リハ連絡協議会・医学教育委員会（1986 年）：リハビリテーション医学教育および大学病院におけるリハビリテーション診療に関する第 3 回調査（1983 年）．リハ医 23：150-154（リハ学会，pp366-373，1994 年に転載）.
- 大学病院リハ協議会（1991 年）：リハビリテーション医学教育および大学病院におけるリハビリテーション診療に関する第 4 回調査（1990 年）．リハ医 28：251-256（リハ学会，pp374-382，1994 年に転載）.
- 高瀬安貞 編（1959 年）：肢体不自由者更生指導の理論と実際．肢体不自由者更生後援会.
- 高橋義信（2010 年）：戦後初の日本製車いすと箱根療養所．ノーマライゼーション．2010（9）：5.
- 竹下研三（1990 年）：疫学から見た脳性麻痺像の変貌．リハ医 27：83-84.
- 椿原彰夫（2008 年）：リハビリテーション医学卒前教育に関するアンケート結果．リハ医 45：326-329.
- 鶴見和子・上田 敏・大川弥生（1998，2007 年）：回生を生きる－本当のリハビリテーションに出会って（初版，増補版）．三輪書店.
- 東大リハ（東京大学医学部附属病院リハビリテーション科・部）編・発行（1978

（初版，第 2 版増補版）．医学書院．
- 上田 敏（1988 年）：砂原茂一先生を悼む．リハ医 25：137．
- 上田 敏（1991 年 a）：日常生活動作を再考する－QOL 向上のための ADL を目指して．総合リハ 19：69-74．
- 上田 敏（1991 年 b）：ハイリスク・体力消耗状態のリハビリテーション．リハ医 28：667-674．
- 上田 敏（1992 年）：リハビリテーション医学の世界－科学技術としての，その本質，その展開，そしてエトス．三輪書店．
- 上田 敏（1994 年 a）：目で見るリハビリテーション医学（第 2 版）．東京大学出版会．
- 上田 敏（1994 年 b）：医療言語聴覚士（仮称）の資格と教育．pp234-238，リハ学会．
- 上田 敏（2001 年）：科学としてのリハビリテーション医学．医学書院．
- 上田 敏（2005 年）：ICF（国際生活機能分類）の理解と活用－人が「生きること」「生きることの困難（障害）」をどうとらえるか．きょうされん．
- 上田 敏・大川弥生（2011 年）：障害者・高齢者支援における国際的動向－過去半世紀にわたる認識の発展と現在の到達点．国民生活研究 51：1-23．
- 江藤文夫（2003 年）：リハビリテーション医学卒後教育．pp26-33，リハ学会．
- 大川弥生（2000 年）：目標指向的介護の理論と実際－本当のリハビリテーションとともに築く介護．中央法規出版．
- 大川弥生（2004 年 a）：新しいリハビリテーション－人間「復権」への挑戦．講談社現代新書．
- 大川弥生（2004 年 b）：高齢者リハビリテーション研究会報告を読む．医学界新聞 2004 年 4 月 19 日号（http://www.igaku-shoin.co.jp/nwsppr/n2004dir/n2581dir/n2581_03.htm）
- 大川弥生（2004 年 c）：介護保険サービスとリハビリテーション－ICF に立った自立支援の理念と技法．中央法規出版．
- 大川弥生（2009 年）：「よくする介護」を実践するための ICF の理解と活用－目標指向的介護に立って．中央法規出版．
- 大川弥生（2013 年）：「動かない」と人は病む－生活不活発病とは何か．講談社現代新書．
- 大島 峻（2002 年）：回復期リハビリテーション病棟の現状と課題．リハ医 39：359-361．
- 加賀谷 一（2003 年）：結核作業療法とその時代－甦る作業療法の原点．協同医書出版社．
- 樫田良精（1978 年）：東京大学リハビリテーション・センター創設時の思い出．pp2-3，東大リハ．
- 上月正博（2011 年）：大学病院におけるリハビリテーションの教育・診療体制等に関するアンケート結果報告．リハ医 48：233-237．
- 高齢者介護研（高齢者介護研究会）（2003 年）：2015 年の高齢者介護－高齢者の尊

文献

【日本語】（50 音順）※ URL は 2013 年 4 月現在のもの

- 明石 謙・他（1976 年）：第 2 回日本リハビリテーション医学会医師卒後教育研修会記録．リハ医 13：105-141．
- 秋元波留夫・冨岡詔子（1991 年）：新 作業療法の源流．三輪書店．
- 天児民和・中村 裕（1960 年）：リハビリテーション—医学的更生指導と理学的療法．南江堂．
- 医学教育委員会（1973 年）：リハビリテーション医学教育および大学病院におけるリハビリテーション診療に関する調査（1972 年）．リハ医 10：115-117（リハ学会，pp389-395，1982 年に転載）．
- 医学教育委員会（1979 年）：リハビリテーション医学教育および大学病院におけるリハビリテーション診療に関する第 2 回調査（1978 年）．リハ医 16：57-60（リハ学会，pp396-402，1982 年に転載）．
- 石川 誠（2013 年）：回復期リハビリテーション病棟協会ホームページ，概要ならびに役員紹介（http://www.rehabili.jp/word.html）
- 伊東弘泰（1974，1985 年）：敗北を知らぬ人々—アメリカで成功した障害者の会社（初版，第 2 版）．日本アビリティーズ協会．〔原著：Viscardi H, Jr.（1959 年）: Give us the Tools. Eriksson publisher.〕
- 今田 拓（1994 年）：リハビリテーション医療制度の現状と問題点．p112，リハ学会．
- 上田早記子（2012 年）：昭和十年代の臨時陸軍病院におけるリハビリテーション—傷痍軍人の就労への道．四天王寺大学紀要 57：131-155．
- 上田 敏（1963 年）：神経疾患のリハビリテーション—脳卒中を中心に．綜合医学 20：107-120．
- 上田 敏（1970 年）：中央機能部門としてのリハビリテーション．特集：一般病院におけるリハビリテーション部門．病院 29：19-22．
- 上田 敏（1971 年）：目で見るリハビリテーション医学．東京大学出版会．
- 上田 敏・他（1976 年）：第 3 回日本リハビリテーション医学会医師卒後教育研修会記録．リハ医 13：143-184．
- 上田 敏（1981，84 年）：リハビリテーション医学の位置づけ—リハビリテーションの理念とリハビリテーション医学の特質．医学のあゆみ（1981 年）116：241-253．（再録）津山直一・他編，リハ医（1984）：1-13．医歯薬出版．
- 上田 敏（1983 年 a）：リハビリテーションを考える—障害者の全人間的復権．青木書店．
- 上田 敏（1983 年 b）：高次脳機能障害とリハビリテーション医学特集によせて．総合リハ 11：605-608．
- 上田 敏（1984 年）：ADL から QOL へ—リハビリテーションにおける目標の転換．総合リハ 12：261-266．
- 上田 敏（1987，2004 年）：リハビリテーションの思想—人間復権の医療を求めて

◎篠原　裕治
大隈　秀信，大仲　功一，
大野　重雄，奥村　元昭，
角田　　亘，正岡　　悟

関連機器委員会
担当理事：朝貝　芳美
◎高橋　紀代
江畑公仁男，加藤　　剛，
河村　顕治，近藤　健男，
鈴木　　禎，橋爪　紀子

関連専門職委員会
担当理事：朝貝　芳美
武居　光雄，竹川　　徹，
中村　純人，萩野　　浩，
堀田富士子

【総務部】
担当副理事長：才藤　栄一

会則検討委員会
担当理事：上月　正博
◎伊勢　眞樹
猪飼　哲夫，梅津　祐一，
近藤　和泉，関　　　勝

広報委員会
担当理事：安保　雅博
◎阿部　和夫
安倍　基幸，伊藤　倫之，
緒方　敦子，數田　俊成，
佐々木信幸，長谷川千恵子

国際委員会
担当理事：佐浦　隆一
◎花山　耕三
青木　隆明，池田　　聡，
志波　直人，松永　俊樹

データマネジメント委員会
担当理事：赤居　正美
◎近藤　克則
菊地　尚久，近藤　和泉，
佐浦　隆一，佐伯　　覚，
田中宏太佳，藤原　俊之，
宮井　一郎，宮越　浩一

【特別委員会】
担当理事：水間　正澄

システム委員会
担当理事：赤居　正美
◎船越　政範
青柳陽一郎，伊藤　倫之，
佐伯　　覚，羽田　康司，
横山　　修
特別委員：園田　　茂，
　　　　　山田　　深，
　　　　　笠井　史人

【その他】

倫理委員会
担当副理事長：椿原　彰夫
赤居　正美，伊藤　利之，
住田　幹男（監事），
立野　勝彦，土肥　信之，
山内　　繁

研究倫理審査会
担当副理事長：椿原　彰夫
赤居　正美，
浅見　豊子（理事），
長岡　正範，芳賀　信彦，
佐藤　裕史，岩瀬　　光，
鈴木　紀郎

危機管理委員会
担当副理事長：才藤　栄一

利益相反委員会
担当副理事長：椿原　彰夫
赤居　正美，出江　紳一，
川平　和美，生駒　一憲

●専門医会幹事会
担当理事：椿原　彰夫
幹事長：菊地　尚久
副幹事長：近藤　和泉，
　　　　　佐伯　　覚
幹事：
青柳陽一郎，池田　　聡，
石合　純夫，大串　　幹，
大田　哲夫，笠井　史人，
八幡徹太郎
特別委員：菅原　英和，
　　　　　中馬　孝容，
　　　　　水尻　強志

◎は委員長

［2］2012年

【学術部】

担当副理事長：出江　紳一

編集委員会

担当理事：川平　和美
◎橋本　圭司
青柳陽一郎，伊佐地　隆，
荏原実千代，鈴木　康司，
馬場　　尊，原　　寛美，
原　　行弘，馬庭　壯吉，
渡邉　　修

評価・用語委員会

担当理事：志波　直人
◎太田喜久夫
石合　純夫，泉　　從道，
殷　　祥洙，大沢　愛子，
高倉　朋和，水尻　強志

教育委員会

担当理事：石合　純夫，
正門　由久
◎羽田　康司
池田　　聡，石井　雅之，
大塚　友吉，川上　寿一，
小林　一成，高田信二郎，
高橋　博達，野々垣　学，
芳賀　信彦

資格認定委員会

担当理事：浅見　豊子
◎佐伯　　覚
浅野　由美，岡本さやか，
下堂薗　恵，永野　靖典，
横山　　修

施設認定委員会

担当理事：田島　文博
◎尾花　正義
小口　和代，船越　政範，
美津島　隆，和田恵美子

試験委員会

担当理事：白倉　賢二，
芳賀　信彦
◎中馬　孝容
江口　　清，加賀谷　斉，
笠原　　隆，菊地　尚久，
小林　宏高，佐藤　新介，
新藤恵一郎，関　　　勝，
田中　一成，中島　英樹，
長谷　公隆，松本真以子，
山中　義崇，横井　　剛

診療ガイドラインコア委員会

担当理事：生駒　一憲
◎辻　　哲也
上月　正博，高橋　秀寿，
橋本　茂樹，花山　耕三，
藤原　俊之，古澤　一成

脳卒中治療ガイドライン策定委員会

担当理事：生駒　一憲
◎藤原　俊之
児玉　三彦，下堂薗　恵，
田中　尚文，羽田　康司，
美津島　隆

脳性麻痺リハビリテーションガイドライン策定委員会

担当理事：生駒　一憲
◎高橋　秀寿
近藤　和泉，瀬下　　崇，
中寺　尚志，則竹　耕治，
半澤　直美
アドバイザー：佐伯　　満

呼吸リハビリテーションガイドライン策定委員会

担当理事：生駒　一憲
◎委員長：上月　正博
松本真以子，宮﨑　博子，
里宇　明元

連携パス策定委員会

担当理事：生駒　一憲
◎橋本　茂樹
逢坂　悟郎，數田　俊成，
川上　純範，隅谷　　政，
藤本俊一郎，森　　英二，
渡辺　　進

障害者の体力評価ガイドライン策定委員会

担当理事：生駒　一憲
◎古澤　一成
伊佐地　隆，伊藤　倫之，
大隈　秀信，高岡　　徹

神経筋疾患・脊髄損傷の呼吸リハビリテーションガイドライン策定委員会

担当理事：生駒　一憲
◎花山　耕三
石川　悠加，笠井　史人，
新藤恵一郎，土岐　明子

がんのリハビリテーションガイドライン策定委員会

担当理事：生駒　一憲
◎辻　　哲也
佐浦　隆一，田沼　　明，
鶴川　俊洋，水落　和也，
水間　正澄，宮越　浩一，
村岡　香織

【社会保障部】

担当副理事長：椿原　彰夫

社会保険等委員会

担当理事：石川　　誠，
水落　和也
◎川手　信行
赤澤　啓史，赤星　和人，
稲川　利光，大串　　幹，
木村　浩彰，小山　照幸，
近藤　国嗣，斉藤　正身，
菅原　英和，杉原　勝宣，
田中宏太佳，藤谷　順子

障害保健福祉委員会

担当理事：水落　和也

資料3 学会各種委員会および委員

[1] 1989年

評価基準委員会
担当理事：米本　恭三
◎石神　重信
伊藤　利之，鈴木　堅二，
西村　尚志，畑野　栄治，
蜂須賀研二，博田　節夫，
真柄　　彰，三上　真弘，
宮野　佐年

学術用語委員会
担当理事：緒方　　甫
◎大橋　正洋
石田　　暉，江藤　文夫，
斉藤　　宏，才藤　栄一，
吉村　　理

社会保険等委員会
担当理事：横山　　巖，
今田　　拓
◎三島　博信
伊藤　良介，斉藤　正也，
高柳慎八郎，立野　勝彦，
二木　　立，藤田　　勉，
渡辺　　淳

リハビリテーション機器委員会
担当理事：沢村　誠志
◎加倉井周一
岩谷　　力，川村　次郎，
首藤　　貴，末田　　統，
田沢　英二，田中　　理，
中島　咲哉，野村　　歓，
古川　　宏，森本　正治
山崎　裕功

編集委員会
担当理事：上田　　敏
◎安藤　徳彦
大橋　正洋，木村　彰男，
窪田　俊夫，児玉　和夫，
土肥　信之，真野　行生，
綿森　淑子

医学教育委員会
担当理事：明石　　謙，
米本　恭三
◎長尾　竜郎
浅山　　滉，石田　　暉，
今村　義典，栢森　良二，
窪田　俊夫，千田　富義，
長島　弘明，福田　道隆，
藤原　　誠

会則検討委員会
担当理事：佐々木智也
◎土肥　信之
伊藤　利之，岩谷　　力，
坂口　　亮

リハビリテーション医学専門医・認定医認定委員会
担当理事(取扱)：千野　直一
◎福田　道隆
明石　　謙，石神　重信，
石田　　暉，伊藤　利之，
江口寿榮夫，大井　淑雄，
大橋　正洋，佐藤　　豊，
首藤　　貴，高橋　　勇，
竹内　孝仁，土肥　信之，
中村　隆一，藤原　　誠，
吉村　　理，米本　恭三

関係職委員会
担当理事：上田　　敏，
澤村　誠志
◎立野　勝彦
古賀　良平，島津　寿秀，
田村美枝子，西村　尚志，
芳賀　敏彦，吉田　尚美，
鷲田　孝保，川村　一郎

白書委員会
担当理事：上田　　敏
◎二木　　立
今田　　拓，大川　嗣雄，
五味　重春，澤村　誠志，
博田　節夫，横山　　巌

システム委員会
担当理事：今田　　拓，
高橋　　勇
◎江口寿榮夫
梶原　敏夫，佐藤　　豊，
首藤　　貴，芳賀　敏彦，
堀尾　慎彌，間嶋　　満，
三島　博信

◎は委員長

[5] 2004年

理事長 江藤　文夫

常任理事 石神　重信／伊藤　利之／木村　彰男

理事 赤居　正美／石田　　暉／君塚　　葵／才藤　栄一／住田　幹男／立野　勝彦／田中　信行／椿原　彰夫／土肥　信之／蜂須賀研二／眞野　行生／宮野　佐年

監事 千野　直一／平澤　泰介

幹事 三宅　直之／染矢富士子／猪飼　哲夫／佐浦　隆一

[6] 2012年

理事長 水間　正澄

副理事長 出江　紳一／才藤　栄一／椿原　彰夫

理事 赤居　正美／朝貝　芳美／浅見　豊子／安保　雅博／生駒　一憲／石合　純夫／石川　　誠／川平　和美／上月　正博／佐浦　隆一／志波　直人／白倉　賢二／田島　文博／芳賀　信彦／正門　由久／水落　和也

監事 木村　彰男／久保　俊一／住田　幹男

幹事 川手　信行／笠井　史人／加賀谷　斉／近藤　和泉

資料2 日本リハビリテーション医学会　役員名簿

［1］1964年

会長
水野祥太郎（阪大教授）
常任理事
小林太刀夫（東大教授）
小池　文英（整肢療護園）
理事
大島　良雄（東大教授）
冲中　重雄（虎の門病院）
勝木司馬之助（九大教授）
砂原　茂一（国療東京病院「リ」学院）
多田富士夫（整育園）
稗田　正虎（身障者更生指導所）
水町　四郎（関東労災病院）
監事
相沢　豊三（慶大教授）
天児　民和（九大教授）
幹事
津山　直一
松本　淳
佐々木智也
石川　中
上田　敏

［2］1974年

会長　柏木　大治
常任理事　小池　文英
小林太刀夫
理事　相沢　豊三
大島　良雄
河邨文一郎
木村　登
杉山　尚
津山　直一
土屋　弘吉
水野祥太郎
監事　天児　民和
砂原　茂一
幹事　上田　敏
大井　淑雄
大川　嗣雄
萱場　倫夫
坂口　亮
沢村　誠志
高橋　勇
野島　元雄
村上　恵一

［3］1983年

会長　野島　元雄
常任理事　小池　文英
横山　巌
理事　明石　謙
河邨文一郎
佐々木智也
佐藤　孝三
杉山　尚
高橋　勇
土屋　弘吉
監事　祖父江逸郎
津山　直一
幹事　上田　敏
坂口　亮
首藤　貴
真野　行生

［4］1994年

理事長　米本　恭三
常任理事　上田　敏
明石　謙
千野　直一
理事　安藤　徳彦
石神　重信
緒方　甫
加倉井周一
近藤　徹
竹内　孝仁
田中　信行
土肥　信之
中村　隆一
福田　道隆
藤原　誠
村上　恵一
監事　江口壽榮夫
横山　巌

47	開催日：2010 年 5 月 20～22 日　会場：鹿児島市民文化ホール・鹿児島サンロイヤルホテル・みなみホール（鹿児島市） 会長：川平和美〔鹿児島大学・リハビリテーション医学〕 ［テ］今日の先端科学を明日のリハビリテーションへ
48	開催日：2011 年 11 月 2～3 日　会場：幕張メッセ（千葉市） 会長：赤居正美〔国立障害者リハビリテーションセンター〕 ［テ］Impairment に切り込むリハを目指して
49	開催日：2012 年 5 月 31 日～6 月 2 日　会場：福岡国際会議場・福岡サンパレス（福岡市） 会長：蜂須賀研二〔産業医科大学・リハビリテーション医学講座〕 ［テ］社会参加・職場復帰をめざして
50	開催日：2013 年 6 月 13～15 日　会場：東京フォーラム（東京都） 会長：水間正澄［昭和大学・リハビリテーション医学教室］ ［テ］こころと科学の調和－リハ医学が築いてきたもの－

［テ］テーマ

39	開催日：2002 年 5 月 9～11 日　会場：東京国際フォーラム（東京都） 会長：三上真弘〔帝京大学・リハビリテーション科〕 ［テ］リハビリテーション医学の実証と発展
40	開催日：2003 年 6 月 18～20 日　会場：札幌コンベンションセンター（札幌市） 会長：眞野行生〔北海道大学・リハビリテーション医学分野〕 ［テ］リハ医学の挑戦的な研究とリハ医療の積極的な展開
41	開催日：2004 年 6 月 3～5 日　会場：京王プラザホテル（東京都） 会長：江藤文夫〔東京大学・リハビリテーション医学〕 ［テ］リハビリテーション医療のさらなる展開に向けて－リハビリテーション医学教育の充実と普及－
42	開催日：2005 年 6 月 16～18 日　会場：石川県立音楽堂・ホテル日航金沢・金沢全日空ホテル（金沢市） 会長：立野勝彦〔金沢大学・保健学科〕 ［テ］リハビリテーション医学における専門性の追求と連携
43	開催日：2006 年 6 月 1～3 日　会場：東京プリンスホテルパークタワー（東京都） 会長：宮野佐年〔東京慈恵会医科大学・リハビリテーション医学講座〕 ［テ］リハビリテーション医学の進歩と実践
44	開催日：2007 年 6 月 6～8 日　会場：神戸国際会議場・神戸国際展示場 会長：住田幹男〔関西労災病院・リハビリテーション診療科〕 ［テ］実学としてのリハビリテーションの継承と発展
45	開催日：2008 年 6 月 4～6 日　会場：パシフィコ横浜（横浜市） 会長：江藤文夫〔日本リハビリテーション医学会・理事長〕 ［テ］リハビリテーション医学の進歩“評価から治療介入へ”
46	開催日：2009 年 6 月 4～6 日　会場：静岡グランシップ（静岡市） 会長：木村彰男〔慶應義塾大学・月が瀬リハビリテーションセンター〕 ［テ］リハビリテーション医学－夢と希望への挑戦－

［会］会長講演／［特］特別講演／［テ］テーマ

（つづく）

31	開催日：1994年6月28〜30日　会場：幕張メッセ国際会議場，幕張イベントホール（千葉市） 会長：千野直一〔慶應義塾大学・リハビリテーション科〕 ［会］Stroke Impairment Assessment Set（SIAS）—新しい脳卒中機能評価法について—
32	開催日：1995年6月2〜4日　会場：名古屋国際会議場（名古屋市） 会長：土肥信之〔藤田保健衛生大学・リハビリテーション医学教室〕 ［テ］障害医学の進歩
33	開催日：1996年5月30〜6月1日　会場：パシフィコ横浜（横浜市） 会長：村上恵一〔東海大学・リハビリテーション医学教室〕 ［テ］Intensive Rehabilitation
34	開催日：1997年8月31〜9月2日　会場：国立京都国際会館（京都市） 会長：近藤　徹〔埼玉医科大学・リハビリテーション医学教室〕 ［テ］人間の機能の科学としてのリハビリテーション医学
35	開催日：1998年5月28〜30日　会場：青森市文化会館・ホテル青森・青森厚生年金会館（青森市） 会長：福田道隆 〔弘前大学医学部附属脳神経疾患研究施設リハビリテーション部門〕 ［テ］21世紀におけるリハビリテーション医療の位置づけ
36	開催日：1999年5月20〜22日　会場：鹿児島市民文化ホール・サンロイヤルホテル・ベイサイドガーデン（鹿児島市） 会長：田中信行〔鹿児島大学・リハビリテーション医学講座〕 ［テ］21世紀への飛翔—共生のための科学と文化を求めて—
37	開催日：2000年6月22〜24日　会場：東京ビッグサイト（東京都） 会長：石神重信〔防衛医科大学校病院・リハビリテーション部〕 ［テ］リハ医学の確立と展開—リハ医療の有効性—
38	開催日：2001年6月14〜16日　会場：パシフィコ横浜（横浜市） 会長：安藤徳彦〔横浜市立大学・リハビリテーション科〕 ［テ］21世紀への船出—リハ医学の充実と普及—

24	開催日：1987 年 6 月 27～28 日　会場：国立教育会館（東京都） 会長：上田　敏〔東京大学・リハビリテーション部〕 ［会］脳卒中片麻痺の障害学
25	開催日：1988 年 6 月 2～4 日　会場：神奈川県民ホール・産業貿易センター（横浜市） 会長：大川嗣雄〔横浜市立大学・リハビリテーション科〕 ［会］臨床医学としてのリハビリテーション医学の Identity を求めて
26	開催日：1989 年 5 月 31 日～6 月 2 日　会場：仙台市泉文化創造センター・仙台市泉区役所（仙台市） 会長：今田　拓〔宮城県拓杏園〕 ［会］リハビリテーション医学からみた身体障害者福祉
27	開催日：1990 年 6 月 28～30 日　会場：福岡サンパレス（福岡市） 会長：緒方　甫（産業医科大学・リハビリテーション医学教室〕 ［会］車椅子スポーツからみたリハビリテーション医学
28	開催日：1991 年 5 月 31 日～6 月 2 日　会場：国立教育会館・新霞ヶ関ビル・霞ヶ関ビル（東京都） 会長：米本恭三〔東京慈恵会医科大学・リハビリテーション医学教室〕 ［会］筋の病態生理とリハビリテーション
29	開催日：1992 年 5 月 28～30 日　会場：神戸コンベンションセンター（神戸市） 会長：澤村誠志〔兵庫県立総合リハビリテーションセンター〕 ［会］わが国における地域リハシステムの展望
30	開催日：1993 年 5 月 20～22 日　会場：仙台国際センター・東北大学記念講堂・松下会館（仙台市） 会長：中村隆一〔東北大学医学部附属リハビリテーション医学研究施設〕 ［テ］障害発生予防と機能回復医学

［会］会長講演／［特］特別講演

（つづく）

16	開催日：1979 年 5 月 10～11 日　会場：日本都市センター（東京都） 会長：佐藤孝三〔日本大学・整形外科〕 ［特］ I Electronic aids for severely handicapped people II A new look at the physiological management of rheumatoid arthritis
17	開催日：1980 年 6 月 10～11 日　会場：国立教育会館（東京都） 会長：佐々木智也〔東京大学保健センター〕 ［特］The psychosocial care of the rheumatic patient
18	開催日：1981 年 5 月 4～5 日　会場：川崎医科大学（倉敷市） 会長：明石 謙〔川崎医科大学・リハビリテーション医学教室〕 ［特］ I Rehabilitation Medicine, Past, Present and Future II 国際障害者年の意義
19	開催日：1982 年 6 月 11～12 日　会場：国立教育会館（東京都） 会長：津山直一〔東京大学・整形外科〕 ［会］神経支配機構の可塑性－末梢神経・筋機能の転換
20	開催日：1983 年 6 月 10～11 日　会場：愛知県中小企業センター（名古屋市） 会長：祖父江逸郎〔名古屋大学・第 1 内科〕 ［会］リハビリテーションと空間感覚
21	開催日：1984 年 7 月 6～7 日　会場：松山市民会館・愛媛県民館（松山市） 会長：野島元雄〔愛媛大学・整形外科〕 ［特］ I Technical aids for severely handicapped persons II The clinical management of muscular dystrophy and associated neuromuscular diseases III 中国のリハビリテーションの現状
22	開催日：1985 年 6 月 7～8 日　会場：宇都宮市文化会館（宇都宮市） 会長：高橋　勇〔獨協医科大学・リハビリテーション科〕 ［特］筋収縮に関する基礎的研究
23	開催日：1986 年 6 月 5～6 日　会場：長崎市公会堂・長崎市民会館・長崎県福祉会館（長崎市） 会長：鈴木良平〔長崎大学・整形外科〕 ［会］私の歩行研究

9	開催日：1972年5月25〜26日　会場：神奈川県立音楽堂・横浜市教育会館（横浜市） 会長：土屋弘吉〔横浜市立大学・整形外科〕 ［シ］ Ⅰ二分脊椎のリハビリテーション 　　　Ⅱリハビリテーションにおける医師の役割
10	開催日：1973年5月24〜25日　会場：東北大学記念講堂・松下会館（仙台市） 会長：杉山　尚〔東北大学・温研物療内科〕 ［会］ リハビリテーションの立場からみた脳卒中後遺症患者7年間のfollow up
11	開催日：1974年5月25〜26日　会場：徳島県郷土文化会館（徳島市） 会長：山田憲吾〔徳島大学・整形外科〕 ［シ］ Ⅰリハビリテーションと人間工学 　　　Ⅱ脳血管障害の障害部位とリハビリテーションの予後 　　　Ⅲミオパチー特に筋ジストロフィー症のリハビリテーション 　　　Ⅳ老人のリハビリテーション特に寝たきり老人の問題
12	開催日：1975年5月28〜29日　会場：神戸文化ホール（神戸市） 会長：柏木大治〔神戸大学・整形外科〕 ［特］ 義肢装具の教育における世界的傾向
13	開催日：1976年6月3〜4日　会場：神奈川県立県民ホール・横浜産貿ホール（横浜市） 会長：横山　巌〔神奈川県総合リハビリテーションセンター七沢病院〕 ［シ］ Ⅰ片麻痺のリハビリテーションと合併症 　　　Ⅱリハビリテーションにおけるいたみ
14	開催日：1977年5月19〜20日　会場：岡山市民会館・岡山県総合福祉会館（岡山市） 会長：児玉俊夫〔岡山大学・整形外科〕 ［会］ わが国の慢性関節リウマチの実態
15	開催日：1978年5月25〜26日　会場：別府市杉の井ホテル（別府市） 会長：木村　登〔佐賀医科大学〕 ［会］ 虚血性心臓病のリハビリテーション

［会］会長講演／［特］特別講演／［シ］シンポジウム

（つづく）

資料1 学会総会（学術集会）開催一覧

1	開催日：1964年7月21日　会場：大阪府医師会館（大阪市） 会長：水野祥太郎〔大阪大学・整形外科〕 ［会］リハビリテーション医学の地域社会における諸活動（映画供覧）
2	開催日：1965年4月11～12日　会場：国立教育会館虎ノ門ホール（東京都） 会長：大島良雄〔東京大学・物療内科〕 ［特］Ⅰ眼科領域のリハビリテーション Ⅱ精神医療におけるリハビリテーション活動の現況 Ⅲ耳鼻咽喉科領域におけるリハビリテーション
3	開催日：1966年4月5～6日　会場：九州大学医学部中央講堂（福岡市） 会長：天児民和〔九州大学・整形外科〕 ［特］最近の義肢の進歩
4	開催日：1967年5月27～28日　会場：東京厚生年金会館（東京都） 会長：砂原茂一〔国立療養所東京病院〕 ［特］神経筋系生理の新しい課題
5	開催日：1968年6月1～2日　会場：国立教育会館（東京都） 会長：小池文英〔整肢療護園〕 ［特］筋疲労の生理学
6	開催日：1969年5月24～25日　会場：日本都市センター（東京都） 会長：相沢豊三〔慶應義塾大学・内科〕 ［会］日本リハビリテーション医学会の歩み
7	開催日：1970年7月22～23日　会場：札幌市民会館（札幌市） 会長：河邨文一郎〔札幌医科大学・整形外科〕 ［会］北海道における地域的リハビリテーションの進展
8	開催日：1971年5月14～15日　会場：国立教育会館虎ノ門ホール（東京都） 会長：小林太刀夫〔東京大学・内科〕 ［特］筋力増強の理論

リハビリテーションの歩み―その源流とこれから
発　行　2013年6月1日　第1版第1刷©
著　者　上田《うえだ》　敏《さとし》
発行者　株式会社　医学書院
代表取締役　金原　優
〒113-8719　東京都文京区本郷1-28-23
電話　03-3817-5600(社内案内)
印刷・製本　大日本法令印刷

ISBN978-4-260-01834-0